Dimitrije Panfilov · Schönheitschirurgie

Dr. med. Dimitrije Panfilov

SCHÖNHEITSCHIRURGIE

Fakten und Faszination
Möglichkeiten und Grenzen

Verlag Gesundheit

Lesen Sie sich schön!

Im Verlag Gesundheit sind bereits folgende Bücher zu Schönheit und Wohlbefinden erschienen:

Benita Cantieni, Tiger Feeling
Das sinnliche Beckenbodentraining
ISBN 3-333-01002-X

Benita Cantieni, Faceforming
Das Antifaltenprogramm für Ihr Gesicht
ISBN 3-333-01013-5
Auch als Video erhältlich
ISBN 3-333-01020-8

René Koch, Camouflage
Make-up für Körper und Seele
ISBN 3-333-01001-1

Die Deutsche Bibliothek – CIP-Einheitsaufnahme
Panfilov, Dimitrije:
Schönheitschirurgie : Fakten und Faszination ; Möglichkeiten und Grenzen / Dimitrije Panfilov. - Berlin : Verl. Gesundheit, 1998
ISBN 3-333-01026-7

Dieses Buch ist meinen Lehrern gewidmet,
die mir ihr Wissen gaben,
und meinen Patienten,
die mir ihr Vertrauen geschenkt haben.

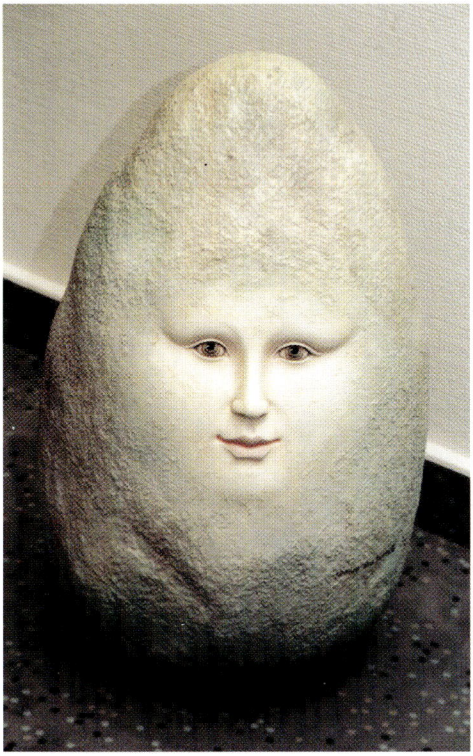

Abb. 1
Aus dieser Skulptur des mexikanischen Bildhauers Bustamante sprechen die Verse des irischen Dichters Yeats: »Ich suche nach dem Gesicht, das ich hatte, bevor die Welt geschaffen wurde.«

Inhaltsverzeichnis

Geleitwort

Chirurgen (griech.: Handwerker) reden im allgemeinen wenig und schreiben ungern. Nicht so Herr Dr. Panfilov. Im vorliegenden Buch beweist der bekannte plastische Chirurg sein Multitalent. Er entpuppt sich als ein feinfühliger und denkender Chirurg, der das gesamte Gebiet der ästhetischen Chirurgie pointiert und mit dem ihm eigenen hintergründigen Humor umreißt. Er muß Hunderte von Büchern gelesen haben, um einen derart kondensierten Stoff anbieten zu können. Es bedarf eben Tonnen von Erz, um ein Gramm Radium zu gewinnen.

Dieses Buch gibt hieb- und stichfeste Antworten auf die häufigsten Fragen, die an den plastischen Chirurgen gestellt werden. Der Leser wird in die Geheimnisse der ästhetischen Chirurgie eingeweiht, die intimsten Winkel des ärztlichen Berufes werden beleuchtet, und das Buch ist voller Leckerbissen, die den Menschen mit der Thematik der Schönheit verbinden. Einen solchen Zugang zu diesem umstrittenen Metier gibt es im deutschsprachigen Schrifttum nicht.

Patienten und Ärzte, aber auch Journalisten und Moderatoren sind gut beraten, zuerst dieses Buch zu Rate zu ziehen, bevor sie sich an dieses Thema oder an eine ästhetische Operation heranwagen. Das Buch ist spannend geschrieben und kurzweilig zu lesen. Es beschreibt den Umgang und die gegenseitige Achtung und Liebe zwischen Arzt und Patienten. Es analysiert das heute immer diffizilere Patienten-Arzt-Verhältnis, erläutert die ästhetischen Operationen, gibt praktische Hinweise und untermauert das Wichtigste mit vielen Fotos und äußerst originellen Zeichnungen vom Sohn des Autors, Denis Panfilov. Diese Grafiken allein sind schon ein Buch wert, sie werden noch in Jahrzehnten von Kollegen zum Thema ästhetische Chirurgie auf Kongressen gezeigt werden.

Herr Dr. Panfilov ist ein begeisterter, engagierter und neugieriger Arzt. Nicht nur der Umfang des Buches, sondern auch die Tiefenschärfe, mit der er unser Fachgebiet beleuchtet, stellt den Wert seines Lebenswerkes dar. Ich habe es mit Interesse gelesen und kann es nur jedem an der plastischen Chirurgie Interessierten empfehlen.

Frankfurt, im Juni 1998
PROF. DR. MED. GOTTFRIED LEMPERLE

Vorwort

Herrn Dr. Dmitrije Panfilov lernte ich beim letzten Weltkongreß der Internationalen Konföderation für Plastische Chirurgie in Yokohama 1995 kennen. Dort erwähnte er, daß er dabei sei, ein Buch über ästhetische Chirurgie zu schreiben, und bat mich um ein Vorwort.

Inzwischen habe ich an seinem Internationalen Symposium für Plastische Chirurgen in Bonn-Bad Godesberg teilgenommen. Sowohl das wissenschaftliche als auch das gesellschaftliche Programm wurde allen Ansprüchen gerecht. Hier lernte ich auch den Menschen Dr. Panfilov näher kennen und schätzen.

Jetzt liegt mir sein Buch vor. Es gibt Antworten auf alle grundlegenden Fragen aus dem Bereich der ästhetischen Chirurgie, insbesondere hinsichtlich der Indikationsstellung, der Techniken und aller wesentlichen Komplikationen der jeweiligen Eingriffe.

Der Patient, der sich einer ästhetischen Operation unterzieht, wünscht sein Selbstvertrauen und seine Selbstsicherheit zu festigen, um eine bessere Anpassung an das Leben zu erreichen, wenn sein Körperbild und seine Vitalität in der familiären, beruflichen und sozialen Umgebung nicht den gestellten Ansprüchen entsprechen. Ästhetische Chirurgie ist daher nicht nur ein technisches Fachgebiet, sondern darüber hinaus eine Wissenschaft, die eng mit Psychotherapie und mit der Kunst zusammenhängt. Letzten Endes ist »chirurgische Psychotherapie« die wesentliche ethische Berechtigung ästhetischer Operationen.

Dies spiegelt sich in allem, was Herr Dr. Panfilov schreibt, wider, insbesondere in den Bemerkungen zum Arztgespräch, zur Beurteilung der Indikationsstellung und in den Ratschlägen zur prä- und postoperativen Fürsorge. Ein wichtiger Faktor ist die Aufklärung des Patienten. Vorurteile, die von den Medien verbreitet werden, werden berichtigt.

Ein weiterer Punkt, den Herr Dr. Panfilov besonders hervorhebt, ist die Wahl des Chirurgen. Ästhetische Chirurgie sollte nicht von Ärzten ohne plastisch-chirurgische Ausbildung vorgenommen werden. Nur bei qualifizierter Ausbildung können evtl. auftretende Komplikationen auch richtig und erfolgreich behandelt werden. Eine ungenügende Ausbildung wird häufig durch Werbung auf Kosten des Patienten ersetzt.

Für Herrn Dr. Panfilov ist jeder neue Patient eine Premiere; Wiederholungen gibt es nicht. Man muß sich daher auf jeden neuen Patienten neu einstellen und konzentrieren. Er sieht den Patienten als Partner am Erfolg, so daß die durchzuführende Behandlung zusammen erarbeitet werden muß. Das Angebot, den Patienten mit entscheiden zu lassen, hat das gegenseitige Vertrauen gefördert. »Ich halte eben nicht viel vom Spiel des Halbgottes in Weiß«, so seine Devise. Ärzte, die sich besonders über das Schicksal ihrer Patienten Sorgen machen, haben auch besonders viel Erfolg beim Heilen.

Das Buch deutet auf eine Liebe zum Beruf, die sich in Bescheidenheit und Menschlichkeit gegenüber den Patienten widerspiegelt. Es ist zweifellos ein Buch, das bei der Entscheidungsfindung helfen kann, mit Zweifeln fertig zu werden. Nach getroffener Wahl sollte sich der Patient dem Chirurgen voll anvertrauen, um mit ihm die gewünschte Operation zum Erfolg werden zu lassen.

Madrid, im Juni 1998
PROF. DR. DR. MED. ULRICH HINDERER
Generalsekretär der Weltkonföderation
für Plastische, Rekonstruktive und
Ästhetische Chirurgie (IPRAS)

Einleitung

Die ästhetisch-plastische Chirurgie ist aus ihrem Schattendasein als Chirurgie für Privilegierte herausgetreten und findet in der Öffentlichkeit und in den Medien zunehmend Beachtung. Das hat mehrere Gründe. Zwar ist die »tiefe« Anatomie für Laien auch weiterhin unbekannt, die »oberflächliche« Anatomie ist es dagegen nicht. Die Körperregionen, die wir als Chirurgen auf diesem Gebiet behandeln, sind sichtbar und soziokulturellen Wertvorstellungen, ihren Veränderungen und Modeerscheinungen, aber auch Vorurteilen unterworfen. Schließlich ist der Begriff der Schönheit sehr subjektiv: Sie liegt im Auge des Betrachters bzw. der Betrachterin. Hinzu kommt ein ethisches Dilemma: Darf man das »Werk des Schöpfers« umgestalten, ändern? Dürfen wir uns als Chirurgen in »Göttliches« einmischen? Altern ist natürlich, ist demnach das Beseitigen äußerer Merkmale des Alterns widernatürlich? Weitere, eher unliebsame Ursachen für die Publizität der ästhetisch-plastischen Chirurgie liegen darin, daß einige im Grunde tabuisierte Körperregionen, wie z. B. die weibliche Brust, immer wieder ein beliebtes Thema pseudowissenschaftlicher Berichte in bestimmten Medien sind. Auch die Problematik einer Geschlechtsumwandlung erregt immer wieder öffentliches Interesse, und unseriöse »Schönheitschirurgen« sorgen für Gesprächsstoff und bringen manchmal den Berufsstand als Ganzes in Verruf. Der zunehmende Körperkult in unserer Gesellschaft bietet zusätzlich Anlaß, die ästhetisch-plastische Chirurgie zum Thema im Spannungsfeld zwischen Zauberei und Teufelswerk zu machen.

Zwischen Zauberei und Teufelswerk

In den 25 Jahren, in denen ich beinahe täglich Menschen mit dem Skalpell zu helfen versuche und dabei auch mit diesen Fragen und Aspekten meines Fachs konfrontiert bin, hatte ich reichlich Zeit und Gelegenheit, Antworten zu suchen und Stellung zu beziehen. Das erste Kapitel dieses Buches ist zunächst allgemeinen Fragen und Zusammenhängen gewidmet, die in der Praxis am häufigsten vorkommen. Es soll, wie auch die übrigen Kapitel, als Orientierungshilfe für diejenigen dienen, die sich einer solchen Operation unterziehen möchten oder müssen. Das zweite und dritte Kapitel ist ästhetischen bzw. plastischen Eingriffen gewidmet. Dabei vermitteln graphische Darstellungen vertrauter Vorbilder aus der Kunstgeschichte auf einfache Weise Operationstechniken und die Lage postoperativer Narben. Im vierten Kapitel geht es vorwiegend um das Verhältnis zwischen Patient und Arzt und darum, was einen Menschen dazu bringt, Arzt oder Chirurg zu werden. Im fünften Kapitel schließlich wird der ebenso vielschichtige wie schwer zu definierende Begriff der Schönheit beleuchtet, in dem sich Psychologie, Anthropologie, Soziologie, Mythologie, Religion, Philosophie, Ethologie, Semiotik, Erotik, Sexualität, Biologie, Liebe, Kunst, Mode, Diät, Kosmetik und viele andere komplexe Bereiche vereinen.

Das Buch kann und will nicht das Gespräch des Patienten mit dem Chirurgen vor der Operation ersetzen, es kann jedoch helfen, Zweifel und Fragen schon im Vorfeld zu klären.

Bonn, im Juni 1998
DIMITRIJE E. PANFILOV

Allgemeiner Teil

Was bedeuten Plastik und Ästhetik – Begriffsdefinitionen

Die Gleichsetzung der Begriffe »plastisch« und »ästhetisch« ist einer der häufigsten Irrtümer von Laien auf diesem Gebiet. Was aber bedeuten die Begriffe »plastisch« und »ästhetisch«? Und was ist »kosmetische Chirurgie«?

Der Begriff »Plastik« stammt von dem altgriechischen Verb »plásso« (formen, umgestalten) ab. Eine plastische Operation ist die Wiederherstellung oder Verbesserung von Formen oder Funktionen durch Resektion, Transplantation oder Implantation. Die plastische Chirurgie umfaßt also die Wiederherstellung bei Defekten, z. B. nach Unfällen, Tumoroperationen und Druckgeschwüren. Sie dient der Verbesserung von Form und Funktion bei angeborenen Fehlbildungen, z. B. im Schädel- und Gesichtsbereich, bei Verletzungen der Hand und bei Verbrennungen. Die plastische Chirurgie ist ein breitgefächertes Gebiet, und die ästhetisch-plastische Chirurgie ist ein Teil davon.

Der Begriff »Ästhetik« leitet sich aus dem altgriechischen Verb »aisthánomai« (fühlen, wahrnehmen) her. Dabei lag die ursprünglich philosophische Bedeutung auf der Wahrnehmung. Heute wird der Begriff »Ästhetik« mehr als Gefühl für das Schöne, besonders in der Kunst, gedeutet.

Der weitverbreitete Begriff »Schönheitschirurgie« wird mit verschiedenen Synonymen belegt:
- ästhetische Chirurgie,
- anaplastische Chirurgie,
- kosmetische Chirurgie.

Von den Teilnehmern des Klinischen Kongresses der Amerikanischen Ärztevereinigung (American Medical Association) 1974 in Portland wurde der Begriff »kosmetische Chirurgie« durch Beschluß Nr. 78 wie folgt definiert:

Wissenschaftliche Definitionen

»Kosmetische Chirurgie soll festgelegt werden als Bezeichnung für solche Operationen, die der Verbesserung oder Veränderung einer Struktur, eines Aufbaus bzw. einer Beschaffenheit dienen, wobei die Konfiguration oder das Verhältnis benachbarter, für den menschlichen Körper charakteristischer Strukturen in einer solchen Weise verändert wird, daß sie von einem durchschnittlichen Beobachter innerhalb eines breiten Spektrums als »normale« und annehmbare Variante eines bestimmten Alters und einer ethnischen Herkunft betrachtet werden kann. Kosmetische Chirurgie wird ferner unter der Bedingung durchgeführt, daß ein Eingriff nach kompetentem medizinischem Ermessen beurteilt wird, ohne eine potentielle Gefahr für die physische oder psychische Gesundheit zu bilden.«

Diese Formulierung ist kompliziert, umständlich und nach dem Wortlaut eigentlich unpräzise, denn: Nur diejenigen kosmetischen Eingriffe kann man nahezu beliebig oft wiederholen und auch rückgängig machen, die sich ausschließlich auf die Hautoberfläche beziehen, nicht jedoch Operationen.

In Europa wird der Begriff »ästhetisch-plastische Chirurgie« verwendet, und es ist davon auszugehen, daß er auch weltweit immer mehr Akzeptanz finden wird. Im Rahmen der Europäischen Union haben zwei Kommissionen (U.E.M.S., European Union of Medical Specialists, und C.D., Committee of European Doctors) folgende Definition ausgearbeitet: *»Plastische, Rekonstruktive und Ästhetische Chirurgie ist die Fachrichtung, die sich auf akute und nichtakute Zustände bezieht, die angeboren oder entweder durch Unfall, Krankheit, Degeneration oder durch Alterungsprozesse bei beiden Geschlechtern in allen Altersstufen erworben sein können. Ihr Ziel ist die Wiederherstellung und Verbesserung der Funktion und die Normalisierung des äußeren Erscheinungsbildes und des Wohlbefindens.«*

Der Mensch als emotionale Skulptur

Der Mensch ist eine emotionale Skulptur, und Menschen, bei denen Komplexe durch körperliche Mängel hervorgerufen werden, sind, wenn sie in den Spiegel blicken, außerordentlich selbstkritisch. Allein die Tatsache, daß ein Patient bereit ist, sich auf den Operationstisch zu legen, zeigt, daß ihn sein körperlicher Mangel bedrückt und er psychisch darunter leidet. Kaum jemand wird sich zu einer Operation entschließen, nur weil er zuviel Zeit und Geld hat. Körperliche Mängel als Auslöser seelischer Störungen können ganz oder teilweise chirurgisch beseitigt werden – natürlich unter der Bedingung, daß die psychische Verfassung des Patienten keinen Schaden nimmt.

Ästhetische Operationen werden mit dem Ziel durchgeführt, einen oder mehrere Körperteile harmonischer zu gestalten, um bezüglich der Proportionen eine gewisse Angleichung an Vorstellungen der Umwelt zu erreichen und dadurch wiederum die psychische Stabilität des Patienten zu erhöhen.

Kleine Geschichte der plastischen Chirurgie

Die plastische Chirurgie gehört zu den ältesten Gebieten der Medizin. Schon im 7. bzw. 6. Jahrhundert v. Chr. beschreibt der indische Arzt Sušhruta – der Hippokrates Altindiens – in seinem Buch »Suśruta-Samhitā« die Rekonstruktion der Nase und Ohrmuschel mittels eines gestielten Lappens von der Stirn. Sein Werk ist wohl das erste in der Geschichte bekannte Buch, in dem von plastischer Chirurgie die Rede ist. Damals war es üblich, Diebe, untreue Ehepartner und bezwungene Gegner durch Abschlagen der Nase zu bestrafen. Die operative Rekonstruktion der Nase wurde von den niederen Priestern der Kaste der Koomas ausgeübt.

Tatsächlich ist die Geschichte der plastischen Chirurgie bis zum 19. Jahrhundert, d. h. während der Zeit, als man Kämpfe größtenteils noch mit Hieb- und Stichwaffen austrug, sehr eng mit der Geschichte der operativen Nasenrekonstruktion verknüpft. Diese Kunst gelangte aus Indien über Persien, Griechenland und jüdische Gelehrte nach Europa. Der antike Autor Celsus (25 v. Chr. – 50 n. Chr.) war der erste, der einen Insellappen im Gesicht angewandt hat.

Mit der Nase fing es an

Im 15. Jahrhundert war Sizilien Schnittpunkt verschiedener Handelswege zwischen der arabischen, griechischen und westlichen Welt, und so wird vermutet, daß die Kenntnis von der altindischen Methode der Nasenrekonstruktion auf diesen Wegen nach Sizilien gelangte. Hier war die Familie Branca wundärztlich tätig. Man nimmt an, daß Vater Branca Nasen aus Wangengewebe rekonstruiert hat, während sein Sohn Antonio Branca zum ersten Mal den Oberarm zur Anlage eines gestielten Nasenlappens benutzt zu haben scheint. Daher wurde diese Methode als »italienische« im Gegensatz zu Suśrutas »indischem« Verfahren bezeichnet. Im 16. Jahrhundert führte die Familie Vianeo in Calabrien die Methode der Familie Branca fort.

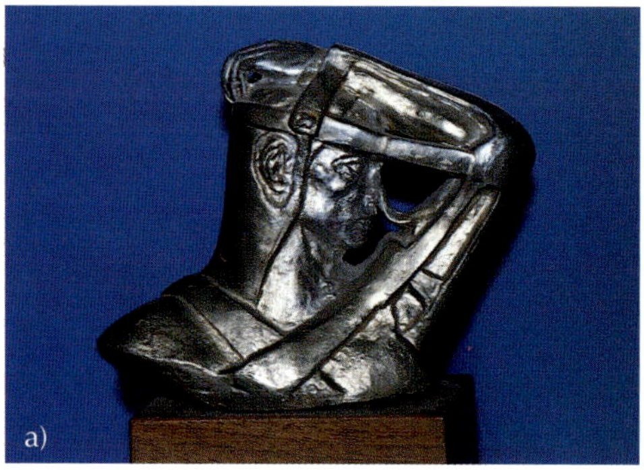

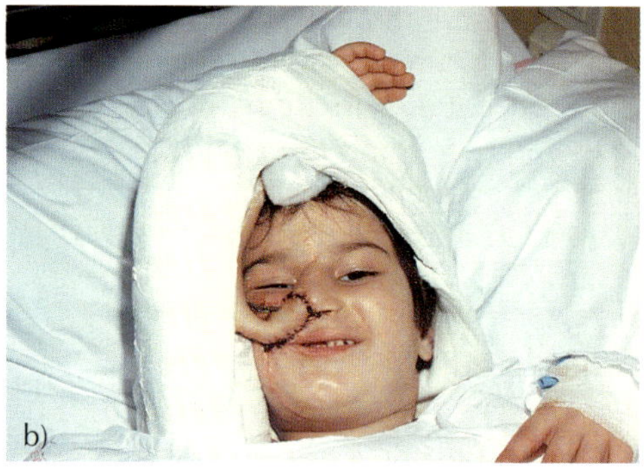

Abb. 2
Die »italienische« Methode der Nasenrekonstruktion aus dem 16. Jahrhundert
a) Seitenansicht einer Skulptur;
b) aus dem Leben gegriffen: Beim Spielen mit einer geladenen Pistole hatte sich ein Schuß gelöst und zu einer großen Verletzung an der rechten Wange und am rechten Nasenflügel geführt.

In Bologna wurde – urkundlich nicht belegt, aber einer Quellenangabe zufolge – am 19. 1. 1545 Gaspare Tagliacozzi geboren, der als Vater der plastischen Chirurgie in Europa gilt. Er war Doktor der Medizin und der Philosophie und hat unter dem Titel »De Curtorum Chirurgia Per Insitionem« das erste Buch über plastische Chirurgie in Europa verfaßt, das 2 Jahre vor seinem Tod, 1597, veröffentlicht wurde. Es ist eine klare Darstellung der »italienischen« Methode der Nasenrekonstruktion anhand von Beschreibungen und grafischen Darstellungen. Unter anderem schreibt Tagliacozzi: »*Wir bauen auf und stellen wieder her und machen ganze Teile des Gesichts, die die Natur gegeben und das Schicksal fortgenommen hat, nicht nur zur Freude des Auges, sondern um den Geist aufzurichten und der Seele des Betroffenen zu helfen.*« Man kann sich nicht genug wundern, wie aktuell diese Feststellung nach 400 Jahren noch immer ist (Abb. 2).

Auch Heinrich von Pfohlspeundt, ein deutscher Feldarzt, wandte Mitte des 15. Jahrhunderts die »italienische« Methode der Nasenrekonstruktion an.

In der finsteren Zeit der Inquisition versank dann die gesamte plastische Chirurgie für mehr als 2 Jahrhunderte in Vergessenheit.

Um 1784 las der englische Chirurg Joseph C. Carpue von erfolgreichen Operationen an englischen Soldaten, die in Indien ihre Nase verloren hatten. Der Zufall wollte es, daß sich ein Soldat an ihn wandte, der in Ägypten mit Quecksilber gegen Gelbsucht behandelt worden war und dadurch seine Nase eingebüßt hatte. Am 23. 10. 1814 gelang Carpue die erfolgreiche Nasenrekonstruktion nach der »indischen« Methode, 30 Jahre nachdem er zum ersten Mal darüber gelesen hatte.

In Deutschland gehörte Carl Ferdinand von Graefe (1787–1840) zu den Chirurgen, die die damals vorhandene Literatur eingehend studiert hatten. In seinem Buch »Rhinoplastik« beschreibt er die »indische« und die »italienische« sowie eigene Modifikationen der Nasenoperation. Das Buch wurde 1818 veröffentlicht und war nach mehr als 220 Jahren das erste Lehrbuch der plastischen Chirurgie.

Die »indische« und die »italienische« Nasenoperation

Graefes Kollege Bünger hat 1823 als erster die Haut vom Oberschenkel auf die Nase verpflanzt. Schon 1804 hatte Baronio in Italien angefangen, bei Schafen Haut zu verpflanzen, und 1869 hatte Jacques-Louis Reverdin vorgeschlagen, kleine, oberflächliche Hautausschnitte zur Verpflanzung zu benützen. Diese noch heute sehr häufig – vor allem bei Verbrennungen – angewandte Verpflanzung oberflächlicher Spalthaut wurde zuerst von Ollier und von Karl Thiersch (1822–1895) in den Jahren 1872 bzw. 1874 erfolgreich durchgeführt. Der Franzose Guillaume Dupuytren (1777–1835) war der erste, der Verbrennungen wissenschaftlich bearbeitet hat und sie nach ihrer Tiefe unterteilte.

Eine enorme Entwicklung erfährt die plastische Chirurgie im 19. und zu Beginn des 20. Jahrhunderts in Deutschland, begleitet von weiteren großen Namen wie Eduard Zeiss und Johann Friedrich Dieffenbach (1792–1847) in Berlin sowie später Erich Lexer (1867–1937) in Königsberg und München und Jacques Joseph in Berlin.

So schreibt Dieffenbach als Begründer der modernen plastischen Chirurgie 1890 in seinem Werk »Chirurgische Erfahrungen besonders über die Wiederherstellung zerstörter Teile des menschlichen Körpers nach neuen Methoden«: »*Ein Blinder erregt Mitleid, aber ein Mensch ohne Nase Abscheu und Entsetzen. Und dazu ist die Welt noch gewohnt, diese unglückliche Entstellung als eine gerechte Strafe zu betrachten. Es ist überhaupt die Einteilung der Krankheiten oder vielmehr ihrer Folgezustände, in Verschuldete oder Unverschuldete höchst sonderbar. Der Unglückliche, welcher die Nase verloren hat, findet kein Mitleid, am wenigsten bei Frömmlern, Homöopathen und Heuchlern. Es wird von der Welt nicht weiter untersucht, ob die Nase verloren ging, weil ein Balken darauf fiel, oder ein Skrofeln oder Syphilis sie zerstörte.*«

Dieffenbach, Begründer der modernen plastischen Chirurgie

Eduard Zeiss gibt 1838 das »Handbuch der Plastischen Chirurgie« heraus. Darin schreibt er: »*Fast niemals wird die plastische Chirurgie durch solche, das Leben in Gefahr setzende Krankheiten indi-*

ziert. Deshalb ist sie der übrigen Chirurgie aber nicht untergeordnet, denn wenn jene das Leben erhält, so schafft sie das Glück wieder. Sie entläßt ihre Kranken in einem verbesserten, einem vollkommeneren Zustand, als sie sie erhielt. Sie rettet nicht das Leben als Individuum, wohl aber das einzelner Organe, und stellt die gestörten Funktionen wieder her.«

Damit nähern wir uns auch den Anfängen der ästhetisch-plastischen Chirurgie. So beschreibt Dieffenbach in seiner 1845 veröffentlichen »Operativen Chirurgie« seine Methode der »Nasenverkleinerung«, allerdings durch ausgedehnte äußere Hautschnitte. Die erste Verkleinerung der Nase durch innere Schnitte gelang dagegen dem New Yorker Arzt John Orlando Roe (1845–1915) im Jahre 1897. Ein Jahr später führte der Berliner Chirurg Jacques Joseph diesen Eingriff unabhängig davon durch. Er erfand darüber hinaus mehrere Spezialinstrumente, die auch heute noch verwendet werden, und veröffentlichte 1931 sein Hauptwerk «Nasenplastik und sonstige Gesichtsplastiken«. So wie die plastische Chirurgie vor zweieinhalb Jahrtausenden mit Nasenoperationen begann, nahm auch die ästhetische Chirurgie von diesen Operationen ihren Ausgang.

Eine Patientin hatte die Idee

Die Idee, dann auch die Gesichtshaut anzuheben, kam nicht zuerst einem Chirurgen, sondern einer alternden polnischen Adligen, die 1901 den Berliner Chirurgen Eugen Holländer mit der Bitte aufsuchte, ihr die Wangen und die Mundwinkel anzuheben – heute würden wir sagen: zu liften. Er solle ihr die Haut elliptisch um die Ohren herum ausschneiden. Es dauerte ziemlich lange, bis sich der Chirurg von der Patientin überreden ließ. Ein paar Jahre später führten auch Lexer und Joseph die gleiche Operation durch, die man damals »Meloplastik« nannte. Die Systematik eines solchen Eingriffs zeigt Abbildung 3.

Auch in den USA wurde zu Anfang dieses Jahrhunderts mit Face-Lifting-Operationen begonnen. Das erste Buch über ästhetische Operationen im Gesichtsbereich veröffentliche 1907 der Chikagoer Chirurg Charles C. Miller unter dem Titel »The Correction of Featural Imperfections« (Die Korrektur von Unvollkommenheiten des Gesichts). Klassische Hautschnitte für das Face-Lifting gab 1936 der tschechische Chirurg Burian an, und um das zweischichtige Lifting (SMAS) haben sich wiederum zwei Franzosen, Mitz und Peyroni, Verdienste erworben.

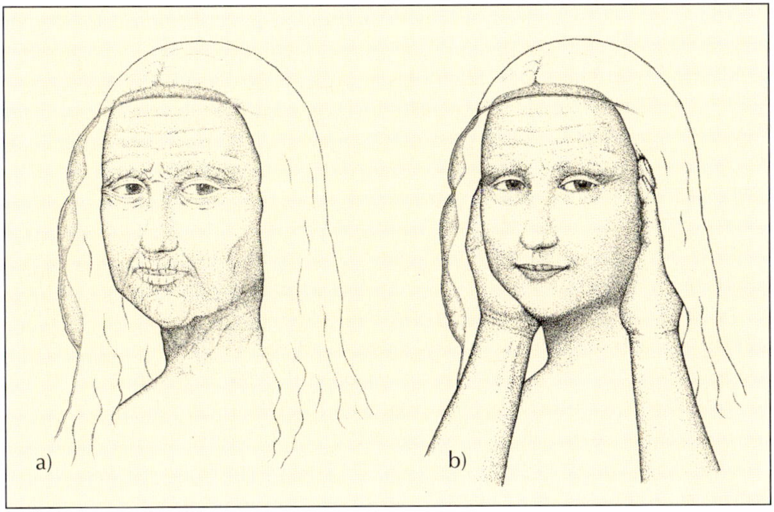

Abb. 3
Face-Lifting
a) Älteres Gesicht;
b) Simulieren der Wirkung durch den typischen »Spiegelgriff«

Lidplastiken

Die erste ästhetische Lidplastik beschrieb der Amerikaner Charles C. Miller, und die ersten Tränensäcke entfernte 1924 der Franzose Bourget. Die ersten Brustverkleinerungen schreibt man dem Amerikaner Thorek (1922) und dem Deutschen Lexer (1925) in Berlin zu. Die entscheidenden Durchbrüche in der neuesten Zeit gelangen auf diesem Gebiet dem Schweden Jan Olof Strömbeck und der Belgierin Madeleine Lejour. Die Entwicklung gelgefüllter Silikonprothesen und die erste damit durchgeführte Brustvergrößerung gelang 1963 den Texanern Gerow und Cronin.

Bauchdeckenplastiken

Die Bauchdeckenplastik wurde schon Anfang dieses Jahrhunderts als Fettschürzenentfernung durchgeführt. Einer der Pioniere auf diesem Gebiet war der Amerikaner Peters. Die Fettabsaugung mit stumpfen Kanülen etablierte Giorgio Fischer 1975, auch wenn sich die Franzosen Illouz und Fournier ebenfalls darum verdient gemacht haben. Bei den neuesten Methoden der »Fettskulpturierung« haben sich die Italiener Zocchi und Gasparotti sowie der Brasilianer Toledo große Verdienste erworben. Die Eigenfettverpflanzung unter der Bezeichnung »Fettstrukturierung« als sehr aufwendige, aber auf die Dauer erfolgreiche Methode hat der Amerikaner Coleman ausgearbeitet.

Nach der Vertreibung jüdischer Wissenschaftler wie Joseph und Aufricht in den dreißiger Jahren dieses Jahrhunderts kehrte die plastische Chirurgie erst nach dem 2. Weltkrieg wieder nach Deutschland zurück. So wurde 1962 die Deutsche Gesellschaft für Plastische und Wiederherstellungschirurgie innerhalb der chirurgischen Gesellschaft gegründet. In dieser Vereinigung sind Ärzte und Ärztinnen vieler Fachrichtungen vertreten, wie z. B. Chirurgen, Orthopäden, Gynäkologen, HNO-Ärzte usw. Die meisten von ihnen betreiben plastische Chirurgie jedoch nur am Rande.

Fachgesellschaften

Aus dieser Gesellschaft heraus gründeten die 11 »echten« plastischen Chirurgen 1968 die »Vereinigung der Deutschen Plastischen Chirurgen«. Deren Mitgliederzahl stieg bis 1998 auf über 500 Ärztinnen und Ärzte, die sich ausschließlich mit plastischer Chirurgie befassen. Diese Vereinigung wurde 1979 als offizieller Vertreter Deutschlands in die Weltkonföderation der Plastischen Chirurgen aufgenommen.

Die Deutsche Gesellschaft für Ästhetisch-Plastische Chirurgie wurde 1972 gegründet. Ihre 19 Mitglieder befassen sich ausschließlich bzw. vornehmlich mit der ästhetisch-plastischen Chirurgie.

Im Rahmen der Vereinigung der deutschen plastischen Chirurgen wurde schließlich 1995 die Deutsche Gesellschaft Ästhetisch-plastischer Chirurgen gegründet.

Ethische Aspekte in der plastischen Chirurgie

Deontologie ist die Wissenschaft von den moralischen Pflichten gegenüber Personen, die von einem Menschen abhängig sind, wie z. B. Schüler von einem Lehrer oder Patienten von ihrem Arzt. An einigen medizinischen Fakultäten, z. B. in Rumänien, wird Deontologie auch im Licht des Verhältnisses von Ärzten untereinander, zum Personal usw. gelehrt. Leider werden zum Medizinstudium meist nur die besten Schüler in bezug auf Chemie, Physik, Biologie, Mathematik, Sprache etc. zugelassen, nach der ethischen Eignung für den Arztberuf wird selten gefragt. Solche Tests sind eher die Ausnahme als die Regel.

Ein Mangel im Studium

Der Arzt steht jedoch im Berufsalltag gelegentlich vor einem Dilemma und muß bemüht sein, immer im Einklang mit dem eigenen Gewissen zu handeln. Wenn ich z. B. nicht sicher bin, ob ich eine Operation empfehlen soll, frage ich mich, ob ich sie auch einem meiner nächsten Verwandten empfohlen hätte. Wenn ich nicht klar entscheiden kann, schicke ich den Patienten zu einem Kollegen, in dessen Urteilskraft ich Vertrauen habe.

Jeder Patient ist ein eigenständiger, besonderer Mensch, und auf die Probleme eines jeden muß man individuell reagieren und nach individuellen Lösungen suchen. Bei der Aufklärung vor der Operation soll man aufrichtig und ehrlich alle Nebenwirkungen und Risiken aufzählen. Bei empfindlichen Patienten muß jedoch darauf geachtet werden, sie nicht durch übereifrige Aufklärung in Angst zu versetzen.

Nebenwirkungen und Risiken offen benennen

Andererseits soll man keinen Eingriff verharmlosen. Sprüche wie »Kein Problem«, »Machen wir gleich«, »Narkose ist wie ein Champagnerrausch« u. ä. sind unangebracht. Überhaupt soll man den Patienten nie zu einem Eingriff überreden und muß ihm immer genug Zeit zum Überlegen lassen.

Oft heißt es, die ästhetische und die plastische Chirurgie seien allmächtig, vermöchten alles, und der plastische Chirurg sei ein Zauberer. Gleichzeitig wird die ästhetische Chirurgie negativ gesehen. Man wirft ihr vor, sich den Naturgesetzen durch Betrug und willkürliches Ändern von Schicksalen zu widersetzen. Das Spektrum der Urteile über die ästhetisch-plastische Chirurgie reicht von Lobeshymnen bis zur Verdammung dieser faustoiden, alchemischen Chirurgie.

Am häufigsten wird Kritik an dem Begriff »Jungbrunnen« festgemacht: Es sei natürlich, zu altern, also sei es unnatürlich, die Spuren des Alters zu beseitigen. Nun, auch die Operation bei grauem Star oder eine Bypass-Operation bei verkalkten Herzkranzgefäßen beseitigen letztlich die Folgen des Alterns. Insofern kann ruhigen Gewissens die Straffung der Augenlider oder ein Lifting des Gesichts vereinbart werden, weil in diesem Fall eben das Äußere des Körpers dem vielleicht jüngeren seelischen Inneren angepaßt wird. Die innere Energie wird durch die mit der Zeit müde erscheinende äußere Hülle verdeckt, und wir verhelfen dieser inneren Ausstrahlung lediglich wieder zur vollen Geltung.

Ein »Jungbrunnen«?

Der ästhetisch-chirurgische Patient ist organisch gesund. Ihn ohne Aussicht auf Verbesserung zu operieren wäre glatte Körperverletzung. Doch im Gegensatz zum organisch kranken Patienten, der seine Operation oft bis zuletzt hinausschieben oder vermeiden möchte, bringt der ästhetisch-chirurgische Patient eine positive Motivation mit. Er will operiert werden und hofft, daß seine Vorstellungen realisierbar sind. Diese positive Einstellung zu dem geplanten Eingriff bedeutet für uns Operateure eine große Hilfe. Wenn dann der Patient auch noch Vertrauen zum Operateur gewinnt, sind die Erfolgsaussichten groß. Das in ihn gesetzte Vertrauen schmeichelt dem Chirurgen und belastet ihn zugleich. Ohne dieses gegenseitige Vertrauen zwischen Patient und Arzt geht jedoch nichts, es ist die unverzichtbare Voraussetzung für jede erfolgreiche Behandlung.

Häufig äußern sich Chirurgen an großen Kliniken der plastischen Chirurgie dahingehend, daß die rekonstruktiv-plastischen Operationen ca. 80% und die ästhetischen Operationen nur 20% ihrer gesamten operativen Tätigkeit ausmachen. Das klingt fast entschuldigend und mag seinen Grund darin haben, daß die Öffentlichkeit vom Arzt ernsthafte, womöglich dramatische Tätigkeit erwartet, um Schlimmstes zu verhindern. Als zweifelhaft wird seine Absicht dann angesehen, wenn er »nur« einen allgemein als erträglich betrachteten Zustand zu verbessern versucht. Ich glaube jedoch nicht, daß jemand, der ausschließlich ästhetische Operationen durchführt, sich deshalb schämen sollte.

Jede Operation ist Team-Arbeit

Jede Operation ist Team-Arbeit, deren Erfolg von den Bemühungen vieler Mitarbeiter abhängt. Der Chirurg ist jedoch – vergleichbar mit dem Dirigenten eines Orchesters – derjenige, der die Aufgaben eines jeden Mitglieds im Team kennen und darauf achten muß, daß sie alle gewissenhaft ausgeführt werden. Der Chirurg verlangt höchsten Einsatz und Konzentration von jedem seiner Mitarbeiter, aber vor allen anderen verlangt er dies von sich selbst.
Eines steht fest: »*Nur ein guter Mensch kann ein guter Arzt werden*«, so Nothnagel. Und natürlich kann wiederum nur ein guter Arzt auch ein guter Chirurg werden.

Der Dichter Eugen Roth faßt die Thematik in seinem Gedicht »Die Ärzte« einfach und humorvoll zusammen:

Der gute Arzt ist nicht zu zärtlich,
Doch ist er auch nicht eisenbärtlich.
Nicht zu besorgt und nicht zu flüchtig,
Er ist, mit einem Worte, tüchtig.
Er ist ein guter Mediziner,
Erst Menschheits-, dann erst Geldverdiener.

Gesunde fühlen sich wie Götter
Und werden leicht am Arzt zum Spötter.
Doch bricht dann eine Krankheit aus,
Dann schellen sie ihn nachts heraus
Beim allerärgsten Sudelwetter
Und sind ganz klein vor ihrem Retter.
Der kommt – nicht wegen der paar Märker,
Die Nächstenliebe treibt ihn stärker,
(Schlief er auch noch so süß und fest)
Zu kriechen aus dem warmen Nest.
Behandelt drum den Doktor gut,
Damit er euch desgleichen tut!

In einem Zeitungsinterview meinte Jean Luc Godard einmal: »*Man kann Ehrendoktor werden, nicht aber Ehrenarzt.*« Die Ehre kann einem Arzt nicht verliehen werden, er muß sie sich verdienen.

Ehrendoktor ist nicht Ehrenarzt

Fragen, die oft gestellt werden

Welche Grundvoraussetzungen hat die ästhetisch-plastische Chirurgie?

Die ästhetisch-plastische Chirurgie ist ein hochspezialisiertes Gebiet, und der Chirurg muß sehr gründlich ausgebildet und gewissenhaft sein. Die äußeren Umstände – Operationssaal, Instrumentarium und Ausrüstung sowie die Praxis- bzw. Bettenstation – müssen optimal sein. Schließlich muß auch die Patientenwahl richtig getroffen werden. Nicht jeder Patient eignet sich für eine Operation. Wenn z. B. seine Erwartungen unrealistisch und zu hoch angesetzt sind, wird ihn auch eine technisch tadellos gelungene Operation nicht glücklicher machen. Dann hätte der Eingriff das Ziel verfehlt. Da die Medien oft über die ästhetisch-plastische Chirurgie berichten, ist es kein Wunder, daß hin und wieder falsche Vorstellungen auftauchen.

Nicht jeder Patient ist geeignet

Wie gross sind die Eingriffe?

Sehr häufig denkt man, daß es sich bei ästhetisch-plastischen Eingriffen um kleine Operationen handelt. Bei der Gesichtsraffung bei-

Ein paar Stunden kann es dauern

spielsweise geht man davon aus, daß nur ein bißchen Haut weggeschnitten werden muß, und schon ist alles fertig. Das stimmt im Grunde; nur: Ein sorgfältig durchgeführtes Face-Lifting dauert ein paar Stunden. Auch wenn in der plastischen Chirurgie der Trend zum ambulanten Operieren weist, werden immer noch viele Operationen unter stationären Bedingungen durchgeführt. Allerdings wird auch dabei der Klinikaufenthalt immer kürzer.

Alles Zauberei?

Die ästhetisch-plastische Chirurgie wird häufig als »Zauberei« gepriesen. Dieses Vorurteil muß entschieden abgelehnt werden. Wie in allen anderen Bereichen der Chirurgie gelten auch hier allgemeinchirurgische Prinzipien, deren Nichtbeachtung zu Folgen führen würde, die jedermann sofort auffielen.

Bleiben Narben?

Noch gibt es keinen Zauberstab, mit dem narbenfreies Operieren möglich wäre. Wir sind sehr bemüht, unsere Schnitte so zu legen, daß sie nicht leicht sichtbar werden, z. B. möglichst in versteckte Körperregionen. Das feine Nahtmaterial und spezielle Nahttechniken führen dazu, daß Narben nach ästhetisch-plastischen Operationen meist sehr unauffällig sind. Bestehende Narben lassen sich zwar erheblich verbessern, aber nicht gänzlich beseitigen.

Ist Schönheitschirurgie nur etwas für Frauen?

Immer mehr Männer

In der allgemeinen plastischen Chirurgie sind wegen der höheren Unfallbeteiligung häufiger Männer die Patienten, in der ästhetisch-plastischen Chirurgie ist dagegen der Prozentsatz an Frauen viel höher. In letzter Zeit steigt aber auch hier die Anzahl männlicher Patienten stark an.

Handelt es sich um »Luxusmedizin«?

Sehr oft wird die ästhetisch-plastische Chirurgie als »Luxusmedizin« bezeichnet, und man sagt uns nach, wir würden nur Menschen aus der Oberschicht und Prominente operieren. Das stimmt einfach nicht. Die meisten unserer Patienten sind Menschen wie du und ich, sparen manchmal mühsam oder nehmen Kredit auf, um sich ihren Herzenswunsch erfüllen zu können. Und die Operation wird jeweils absolut identisch durchgeführt, ganz gleich, ob eine Primadonna oder eine Hausfrau auf dem Operationstisch liegt. Jeder Chirurg wird immer das Beste geben für jeden Patienten, der ihm sein Vertrauen entgegenbringt.

Gibt es Altersgrenzen?

Immer wieder wird in der Schönheitschirurgie von Altersgrenzen gesprochen. Die frühesten ästhetischen Operationen werden bei abstehenden Ohren schon im Alter von 5–6 Jahren durchgeführt. Dabei vertreten Chirurgen unterschiedliche Ansichten darüber, ob sich das Kind diese Korrekturen selbst wünschen sollte oder ob der Wunsch der Eltern ausreicht.

Sehr flexibel

Jeder Mensch ist einmalig, daher muß auch die Frage nach dem Höchstalter individuell beantwortet werden. Meine älteste Patientin mit Bruststraffung war 68 Jahre und mit Gesichtsstraffung 80 Jahre alt. Voraussetzung ist immer ein allgemein guter Gesundheitszustand.

Darf man der Werbung alles glauben?

Diese Frage ist wichtig, seitdem sich verschiedene Privatkliniken »Institut« nennen und zuweilen auch Ärzte mit Namen und Foto in Anzeigen werben, selbst wenn dies gegen die Berufsordnung verstößt. Auch reißerische Zeitungsartikel, in denen personenkultähnlich ein Arzt im Mittelpunkt steht und alles möglich und leicht erscheint, sind mit großer Vorsicht zu genießen. Meine Antwort auf diese Frage ist ein klares Nein.

Früher war es so, daß der Arzt seine Patienten auf die Empfehlung anderer, zufriedener Patienten hin bekam. Da hat sich einiges geändert. Durch gute persönliche (oder gekaufte) Beziehungen zu den Medien kommt es zu Senkrechtstartern: Fast über Nacht wird ein Arzt zum »berühmtesten Schönheitschirurgen Deutschlands« – und muß dabei nicht einmal wirklich Chirurg sein. Die Presse macht's möglich. Und das fatale dabei ist: Er könnte es sich sogar leisten, schlampig zu operieren, denn die Patienten, die dann aus allen Teilen Deutschlands zu ihm kommen, werden sich nie begegnen, um ihrer eventuellen Unzufriedenheit Ausdruck zu verleihen. Das heißt,

Die Presse schafft Grauzonen

der betreffende Medienstar muß nicht gut zu seinen Patienten, sondern nur gut zu seinen Redakteuren sein.

IST DIE PLASTISCHE CHIRURGIE EIN PRODUKT DES 20. JAHRHUNDERTS?

Nein, das stimmt nur für die ästhetisch-plastische Chirurgie, während die ersten überlieferten plastischen Operationen aus dem 7.–6. Jahrhundert v. Chr. stammen und in Indien durchgeführt wurden.

WURDE DIE ÄSTHETISCH-PLASTISCHE CHIRURGIE IN AMERIKA ENTWICKELT?

Die meisten Methoden und Operationen wurden zuerst in Europa entwickelt, fanden dann jedoch in den USA fruchtbaren Boden und großen Widerhall. So schrieb z. B. Roland Minami, daß es in Kalifornien mehr ästhetisch-plastische Chirurgen gibt, als in der gesamten übrigen Welt, und es entstand der falsche Eindruck, die Geburtsstätte der ästhetisch-plastischen Chirurgie seien die USA.

Die häufigsten Eingriffe

Weltweit werden jährlich 3 Millionen Menschen ästhetisch-chirurgisch operiert. Davon entfallen auf die Bundesrepublik Deutschland »bescheidene« 200 000 Operationen. Die einzelnen Operationsarten sind geographisch unterschiedlich verteilt. So gehören z. B. in Japan und Südkorea die »Europäisierung« der oberen Augenlider und die Jochbeinverkleinerung zu den häufigsten ästhetisch-plastischen Eingriffen.

Bei uns waren früher Nasen- und Brustkorrekturen am häufigsten. Heute hat sich der Schwerpunkt unserer Arbeit verlagert, und die Mehrzahl unserer Eingriffe ist gegen »Falten und Fett« gerichtet. Das

Fettabsaugung

kommt zum Teil daher, daß die Nachfrage nach Liposuktion (Fettabsaugung) in jüngster Zeit enorm gestiegen ist. Es ist jedoch durchaus üblich, daß verschiedene Kliniken bzw. Fachärzte auch unterschiedliche Schwerpunkte haben. In einem Bereich können sie besonders erfahren und erfolgreich sein, das hat sich herumgesprochen, und dann strömen die Patienten dorthin.

Operationen werden etwa je zur Hälfte im Gesichts- und im Körperbereich durchgeführt. Hier sollen nur die häufigsten aufgeführt werden.

Im Kopfbereich (Abb. 4) seien erwähnt:

Eingriffe am Kopf

- Nasenkorrekturen,
- Ohrenkorrekturen,
- Kinnkorrekturen (Vergrößerung, Verkleinerung),
- Aufbau der Jochbeinregion,
- Profiloplastik,
- Face-Styling (Gesichtsmodellage),
- Face-Lifting, Stirn- und Augenbrauen-Lifting,
- Lidstraffung,
- Entfernen der »Tränensäcke«,
- Lippenmodellierung,
- Faltenbehandlung (Nasolabialfalten, Sorgen- bzw. Zornesfalten usw.),
- Haarverpflanzung,
- Doppelkinnkorrektur.

Im Körperbereich kommen folgende Eingriffe am häufigsten vor:

Eingriffe am Körper

- Bruststraffung und -vergrößerung,
- Brustangleichung (bei Asymmetrie),
- Korrektur von eingezogenen Brustwarzen,
- Bauchdeckenplastik,
- Bauchnabelkorrektur,
- Oberarm-, Handrücken- und Oberschenkelstraffung,
- Wadenvergrößerung,
- Liposuktion (Fettabsaugung) an folgenden Stellen: Brust, Bauch, Taille, Hüften, Reithosenverfettung an den Oberschenkeln, Oberschenkel- und Knieinnenseiten, Ober- und Unterschenkel.

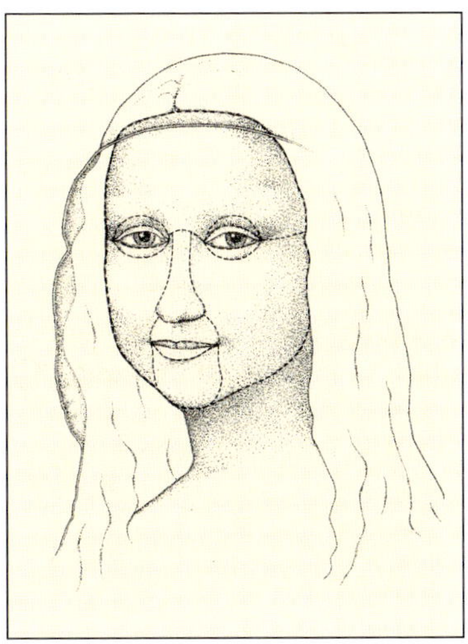

Abb. 4
Die mimischen Einheiten (gestrichelte Linien) sind bei der Planung von Gesichtsoperationen sehr wichtig.

Unerwünschte Wirkungen nach Eingriffen

Bei gut ausgebildeten und erfahrenen Chirurgen sind Komplikationen auf ein Minimum beschränkt. Doch trotz entsprechender Vorbeugungsmaßnahmen sind bei jedem operativen Eingriff und bei jedem Operateur verschiedene allgemein unerwünschte Wirkungen eines Eingriffs möglich:

Nachblutungen und Blutergüsse

1. Nachblutungen und Blutergüsse sind nicht allein auf eine mangelhafte Blutstillung während der Operation zurückzuführen. Unmittelbar nach der Operation bzw. beim Aufwachen aus der Narkose kommt es häufig zu einem Blutdruckanstieg, so daß die verschließenden Gerinnsel aus den bereits gestillten Gefäßen herausgetrieben werden können. Wenn der Bluterguß zu stark ausgeprägt ist, muß eine frühe operative Revision in Kauf genommen werden. Dies wird meist durch Anlegen einer Drainage vermieden, die die Wundflüssigkeit und die Blutreste aus der Wunde herausleitet.

Infektion und Entzündung

2. Infektion und Entzündung sind nach jeder Operation möglich, im Gesichtsbereich wegen der sehr guten Durchblutung jedoch äußerst selten. Die heute erhältlichen Desinfektionsmittel sind sehr wirkungsvoll, man muß nur gewissenhaft das ganze Operationsfeld säubern. Ich selbst gehöre zu den »Sterilitätsfanatikern«. Wenn sich der Chirurg 5–10 Minuten die Hände wäscht, die man noch mit sterilen Handschuhen überzieht, muß man auch das Operationsfeld mit dem Desinfektionsmittel gründlich säubern. Sollte es dennoch zur Infektion kommen, wird sie mit antiseptischen Mitteln lokal und durch Antibiotika systemisch bekämpft.

Gestörte Wundheilung

3. Eine Wundheilungsstörung kann manchmal auftreten, wenn die Patienten rauchen (Nikotin ist ein Gefäßgift), oder wenn die Hautlappen zu stark oder zuwenig mobilisiert wurden. Wenn Störungen der Wundheilung auftreten, fallen die Narben häufig ungünstiger aus. Man kann sie jedoch nach der Ausheilung operativ nachkorrigieren.
4. Hautverfärbungen, Schwellungen und Druckstellen treten bisweilen in größerem Ausmaß auf, verschwinden aber meist innerhalb der ersten 2 Wochen. Hautverfärbungen kann man in den ersten Tagen mit kosmetischer Camouflage tarnen, und gegen Schwellungen kann man gut medikamentös vorgehen.

Narben

5. Überschießende Narbenbildung läßt sich schwer voraussagen, wenn keine Narben von früher bestehen, die sich daraufhin begutachten ließen. Sind Narben von früheren Operationen oder kleineren Unfällen relativ unauffällig, kann man davon aus-

gehen, daß Narben nach ästhetisch-plastischen Operationen erst recht akzeptabel sein werden. Nur bei einer Neigung zu Keloiden, d. h. zur Narbenwucherung, sollte man von einem Eingriff Abstand nehmen.

6. Thromboembolien der tiefen Beinvenen entwickeln sich meist bei älteren, übergewichtigen Patienten, vor allem nach Eingriffen am Knochen oder im Fettgewebe und – sehr selten – bei selektiven ästhetisch-chirurgischen Eingriffen. Die Blutgerinnsel können in die Lunge geraten und dort ernsthafte Probleme bereiten. Bei gefährdeten Patienten stehen uns jedoch Möglichkeiten der medikamentösen Prophylaxe sowie Thrombosestrümpfe zur Verfügung. Die beste Vorbeugung ist die frühe Mobilisation der Patienten: Gleich nach dem Eingriff soll man »im Bett Fahrrad fahren«, dadurch wird die Pumpfunktion der Wadenmuskulatur aktiviert, die den Rückstrom des venösen Blutes zum Herzen fördert. Thrombosen
7. Sensibilitätsstörungen nach Nervenverletzungen. Die echte Nervenverletzung ist bei geübten plastischen Chirurgen selten. Besonders schwerwiegend sind die Folgen, wenn sie im mimischen Bereich auftritt. Die sonstigen Operationen sind wegen der Dehnung bzw. Durchtrennung feinster Unterhautnerven im operierten Bereich nur gelegentlich mit vorübergehenden Beeinträchtigungen der Sensibilität behaftet. Die Gefühlsempfindung kehrt jedoch nach ein paar Wochen bis spätestens 6 Monaten meist vollständig wieder zurück. Nervenverletzung
8. Mißerfolg bzw. Rezidiv. Mehrere unglückliche Umstände müssen zusammenkommen, damit der angestrebte Erfolg ausbleibt bzw. nach kurzer Zeit erneut ein Eingriff vorgenommen werden muß.
9. Allergie gegen Desinfektionsmittel. Allergie
10. Allergien gegen Anästhetika oder Medikamentenkombinationen sind sehr selten. Während der Narkose ist eine allergische Reaktion nahezu unbekannt, und sehr selten ist sie so ausgeprägt, daß eine umfangreiche Behandlung erforderlich ist.

Der Operateur ist verpflichtet, jeden Patienten gründlich sowohl über allgemeine als auch über die für die jeweilige Operation spezifischen möglichen Komplikationen aufzuklären. Versäumt er dies, macht er sich schuldig und liefert u. U. einen Grund dafür, einen Schadenersatzprozeß zu verlieren.

Wie ein Beipackzettel

Die Aufstellung all dieser Komplikationen muß im Rahmen der Einverständniserklärung noch vor der Operation unterschrieben werden. Bei einem empfindlichen Patienten kann dies allerdings so viel Angst auslösen, daß er sofort die Flucht ergreift. Es ist wie beim Beipackzettel mit all seinen »Risiken und Nebenwirkungen«. Dort ist so viel Schlimmes aufgelistet, daß man entweder den Zettel oder das Medikament wegwerfen sollte. Hier kommt es auf das Vertrauen zwischen Patient und Arzt an.

Der ideale Patient

Der ideale Patient ist gar nicht so selten. Sie oder er hat sich die gewünschte Korrektur längere Zeit (wenigstens ein paar Monate) überlegt. Die Deformität ist deutlich erkennbar, sowohl für den Patienten und den Operateur als auch für einen neutralen Betrachter. Die Vorstellung von der zu erwartenden Veränderung kann präzise formuliert werden. Die Patientin bzw. der Patient ist motiviert und möchte diese Korrektur für sich selbst machen lassen, d. h., um ein besseres Verhältnis zu sich selbst zu gewinnen und nicht um anderer Ziele willen.

Erwartungen nicht zu hoch stecken!

Die Erwartung hinsichtlich der Veränderungen, die nach dem Eingriff auftreten könnten, sollte nicht zu hoch gesteckt sein, sonst ist Enttäuschung vorprogrammiert. Die Angst vor einer Operation ist normal und durchaus verständlich. Manchmal ist sie jedoch so ausgeprägt, daß sie den Patienten daran hindert, die gewünschte Korrektur durchführen zu lassen. Aus diesem Grund darf die Angstschwelle nicht zu hoch liegen.

Der ideale Patient muß in der Lage sein, zum Operateur seiner Wahl Vertrauen aufbauen zu können. Nicht nur »gutes Heilfleisch«, sondern auch ein wenig gesunder Optimismus sind sehr wünschenswert und hilfreich. Schließlich muß der ideale Patient organisch, d. h. was die Körperfunktionen betrifft, gesund sein. Aber auch seelisch sollte er nicht instabil sein.

Diese Aufzählung von Merkmalen bedeutet natürlich nicht, daß wir nur ideale Patienten zur Operation annehmen. Unter gewissen Bedingungen und nach gründlicher Beratung, Überlegung und Prüfung kommen auch weniger ideale Patienten für eine Behandlung in Betracht, wenn die Erwartungen des Patienten geklärt worden sind und gegenseitiges Vertrauen besteht.

Der strahlend lächelnde und glückliche Patient nach Abschluß der Behandlung ist für uns ein bedeutendes Erlebnis. Ich wage sogar zu sagen: Viele von uns sind richtig abhängig geworden von diesem Gefühl und wollen es immer wieder aufs neue spüren. Zu wissen, jemandem aus dem Kerker seiner Hemmungen und Unsicherheit befreit zu haben, ist ein Gefühl, das – zumindest für mich – mit nichts vergleichbar ist.

Seelische Last und Befreiung

Kommunikation findet heutzutage blitzartig per Telefon, Fax oder E-mail statt. Die altmodische, ein bißchen romantische Kommunikation durch Briefeschreiben, obwohl von dauerhafterer und tieferer Wirkung, verschwindet immer mehr. Wann immer ich Patientenbriefe bekam, habe ich sie aufbewahrt, auch nachdem ich sie beantwortet hatte. Auf diese Weise entstand eine kleine Sammlung. Es handelt sich hauptsächlich um zwei Arten von Briefen. Zum einen interessieren sich Patienten für operative Korrekturen einzelner Deformitäten. Häufig finden sich Passagen über schmerzliche Erfahrungen und seelische Leiden, denen diese Unglücklichen ausgesetzt waren. In die zweite Gruppe der Briefe und Ansichtskarten gehören diejenigen, in denen sich Patienten für den operativen Eingriff bedanken, der sie aus der seelischen Isolation befreit hat.

Zunächst aus der Gruppe der traurigen und pessimistischen Beichten einige Beispiele:

In diplomatischen Kreisen

»Im letzten Jahr ist meine Haut, besonders an Hals und Gesicht, erschlafft. Ich bin äußerst unglücklich, so daß deswegen alles bergab bei mir geht, ich kann mich nicht zurechtfinden. Ich muß mich in diplomatischen Kreisen bewegen, zu Empfängen, Abendessen, Besuchen gehen, und ich möchte, wie übrigens jeder andere Mensch, besser und schöner aussehen. Ich habe mein Selbstvertrauen verloren, wenn ich ausgehen soll, ich möchte am liebsten nicht gehen, ich fühle mich furchtbar depressiv.«

»Ich bin 45 Jahre, bin verheiratet, habe 3 Töchter. Meine Ehe ist nicht in der Krise, aber ich erwische immer wieder den Blick meines Mannes, der prüfend, ich glaube gerade auf jenem Teil meines Gesichts, der erschlafft und faltig geworden ist, liegt.«

»Ich habe eine Tochter und einen Sohn. Seit dem ersten Kind ist die Haut am Bauch mit Schwangerschaftsstreifen übersät. Ich begann damit, im Schlafzimmer das Licht auszumachen, habe mich versteckt beim Umziehen, was meinen Man gestört hat, er kennt mich nicht als solche. Ich mußte mich an einen einteiligen Badeanzug gewöhnen. Nach der zweiten Geburt, sind meine Brüste einfach verschwunden. Wann immer ich kann, meide ich sexuellen Kontakt und beiläufige Streicheleien meines Ehemannes.

Mein Psychiater diagnostiziert ›Konflikte in der Primärfamilie‹ und empfiehlt Sedativa und Psychotherapie. Ich frage mich, ob das die richtige Lösung ist, weil ich immer auf meine äußere Erscheinung achte, und meine schlappen Brüste bringen mich zum Verzweifeln…«

»Ich bin schon seit 2 Jahren verheiratet, bin 23 Jahre und habe ein Kind.

Mich bekümmern meine zu kleinen Brüste. Beruflich bin ich Krankenschwester. Ich habe gemerkt, daß auch meinen Mann meine zu kleinen Brüste stören. Wenn wir Geschlechtsverkehr haben, spricht er von großen Brüsten, so daß ich den Geschlechtsverkehr dann nicht mehr mag. Ich habe schon dreimal Suizid versucht.«

Nach 3 Suizidversuchen

»Schon seit meiner Kindheit habe ich von Freunden hören müssen, daß ich häßlich bin. Die schlimmsten Schimpfwörter wegen meiner Nase habe ich von meinem Vater, von meiner Schwester und von meinen Freunden bekommen. Ich wollte mir selbst sagen, daß ich schön aussehe, aber der Spiegel hat mir das jedesmal widerlegt. Am schlimmsten ist jetzt der Militärdienst. Meine Nase ist das Dauerziel der herabsetzenden Bemerkungen. Vor einigen Tagen bin ich nach dem Dienst nachmittags eingeschlafen. Als ich aufwachte, klebte an der Spitze meiner Nase mit Tesafilm ein Zettel. Darauf stand: ›Ich komme in 2 Minuten‹. Ich bin verzweifelt, und aus diesem Grunde schreibe ich Ihnen.«

Auf der Nase klebte ein Zettel

Optimistisch und befreit klingen die Mitteilungen der Patienten nach erfolgreichen Eingriffen.

Eine 30jährige Frau schreibt ein paar Wochen nach der Brustverkleinerung: »*Ich möchte mich bei Ihnen und den Schwestern für die gelungene Operation bedanken. Ich versichere Ihnen, daß das*

Resultat Ihrer Arbeit mir außerordentlich gefällt. Ich bin froh und glücklich, daß ich auf diese Weise ein ganz neues Lebensgefühl gewonnen habe. Ich wünsche Ihnen, daß Sie noch lange Zeit in der Lage sein mögen, mit Ihrer Fingerfertigkeit und Ihrem Können solch unglücklichen Menschen zu helfen, wie auch ich einer war.«

Lange nachdem ich einem damals 17jährigen Mädchen von jeder Brust 2 Kilogramm des überflüssigen Gewebes entfernt hatte, schrieb sie eine kurze, aber wichtige Mitteilung: »*Heute, 6 Jahre nach meiner Brustoperation, denke ich an Sie und sage: DANKE!*«

Eine Weihnachtskarte hat mich sehr gefreut. Sie kam von den Eltern eines 4jährigen, mongoloiden Kindes, die schrieben, daß das Ergebnis der Operation das Leben ihres Kindes und ihres eigenen wesentlich verschönert habe.

Das Lied vom Donnerstag

Eine 25jährige Patientin hat mir einige Wochen nach der Brustvergrößerung einen Brief geschrieben, in dem sie mir ihr »Lied vom Donnerstag« widmete. Der Titel rührt daher, daß die Sprechstunde für ästhetisch-chirurgische Patienten damals immer auf den Donnerstag fiel.

Donnerstag …
wie einer der vielen bislang.

Ich warte und hüpfe nervös.
Ich bin weder Kind noch Frau.
Belastet mit der Last »Aufhänger für den roten Mantel«.
Ich sehe um mich herum, meine Hände sind naß.
Menschen um mich herum, in jedem ein Vogel der Hoffnung.
Verschiedene Wünsche und Träume.
Ein Wirbel der Hoffnung im Kreis des Lebens.
Jeden Tag die Hände des Zauberers.
Wünsche verteilend,
Hinterlassene Spuren und Teile des eigenen Lebens.

Donnerstag, wie keiner bislang,
Bin kein Kind mehr,
Bin endlich Weib,
Glücklich,

Ohne die Last,
des »Aufhängers für den roten Mantel«.

Die Frau eines bekannten Malers hatte nach der zweiten Geburt zu große, hängende, etwas asymmetrische Brüste. *»Nach der Operation«*, berichtete ihr Mann, *»konnte sie sich nicht vom Spiegel trennen, so war sie wieder in sich selbst verliebt.«* Ihrem Mann, dem Künstler, hat sie dann praktisch aufgezwungen, ihre Vision der plastischen Chirurgie zusammen mit dem Porträt ihres Operateurs zu malen.

Ein halbes Jahr nach ihrem Face-Lifting schreibt eine Patientin neben ihren Weihnachtswünschen folgende Zeilen: *»Es ist mir ein Bedürfnis, Ihnen für Ihre Arbeit ›an mir‹ herzlich zu danken. Ich fühle mich viel wohler so, bin überglücklich. Mein Sohn äußerte sich überrascht, als wir uns nach einem Jahr wiedersahen...«*

Ein jahrelanger Wunsch

Eine Patientin wünschte sich 20 Jahre lang, ihre Nase korrigieren zu lassen. Nach der Operation schrieb sie: *»Nun ist es bald ein Jahr, daß ich mit einer wunderschönen Nase durchs Leben gehen kann. Sie glauben ja gar nicht, wie glücklich und unbeschwert ich bin, seit Sie mich von meiner alten Nase befreit haben, ja, es war wirklich eine Befreiung von etwas, was mir seelisch extrem weh tat, von Kindheit an. Ich schrecke nicht mehr unsicher zusammen, wenn mich jemand von der Seite betrachtet, und schaue ich in den Spiegel, blicke ich in ein glückliches Gesicht. Ich bin viel selbstbewußter geworden und ausgeglichener, und meine ganze Familie freut sich mit mir.«* Abschließend wundert sich die Patientin, daß sie nach der Nasenkorrektur auch ihren Heuschnupfen, unter dem sie 20 Jahre gelitten hatte, los wurde. Sie schreibt: *»Es ist so, als ob Sie mir mit dem Höcker auch die Allergie herausoperiert hätten.«* Natürlich kann man die Allergie nicht wegoperieren. Dieses Phänomen beweist jedoch einmal mehr, wie sehr diese Patienten ihre gesamte psychosomatische Problematik in ihre Deformität (Abb. 5) hineinprojizieren.

Abschließend sei eine weitere Patientin zitiert, die drei Nasenkorrekturen hinter sich hatte. Alle HNO-Ärzte, die sie konsultiert hatte, wollten ihr den Höcker nur »abraspeln«. Nach dieser dreifachen Enttäuschung war ihre seelische Anspannung bei der vierten Operation sehr hoch. Anschließend schrieb sie: *»Ich werde diesen Moment, als zum ersten Mal der Verband abkam, nicht mehr vergessen. Dieser*

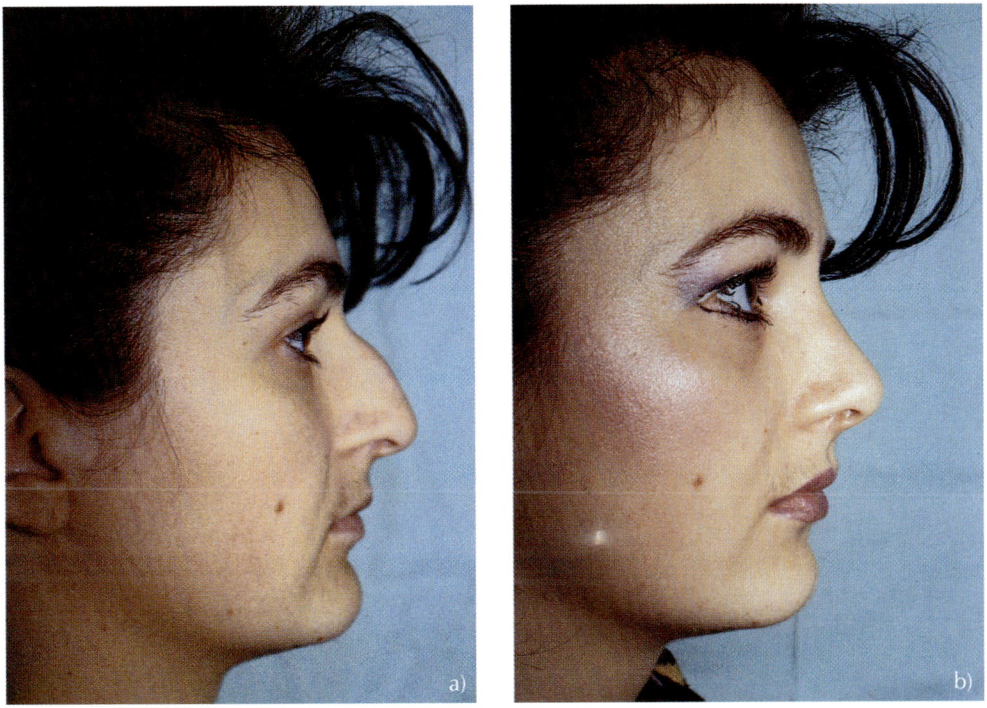

Jubel, diese Freude in mir, als ich meine Nase sah, war überwältigend! Diese Nase hatte ich mir immer gewünscht – eine schöne, stinknormale Nase. Diese Freude wurde so stark, daß ich mich gar nicht mehr beruhigen konnte und die Tränen nur so rausschossen ...«

Abb. 5
Erfolgreiche Nasenkorrektur
a) Vor der Operation hatte diese junge Frau beim Handschlag mit Fremden Schweißausbrüche an den Händen. b) Nach der Operation verschwand dieses Phänomen völlig.

Der ideale Operateur

Was für Eigenschaften braucht der ideale Operateur? Wie sollte er sein? Nun, er sollte ein gutes Einfühlungsvermögen und Geduld besitzen, sowohl beim Operieren als auch beim Anhören von Patienten. Er muß die richtige Ausbildung genossen, aber auch nach dem Abschluß der Facharztausbildung ständig die aktuelle Literatur verfolgt haben. Er sollte Kongresse und Kurse besuchen, bei denen die neuesten Behandlungsmethoden demonstriert werden, und bei herausragenden Chirurgen hospitieren, die in bestimmten Operationstechniken besonders gute Ergebnisse vorweisen können. Des

Wissen, technische Begabung, Präzision und ...

weiteren muß er technische Begabung und Fingerfertigkeit, ein hohes Maß an Präzision, aber auch Neigung zum künstlerischen Gestalten haben. Er muß ausdauernd und systematisch arbeiten. Humor ist sehr vorteilhaft. Unabdingbar für den idealen Operateur sind schließlich Aufrichtigkeit und die Liebe zu seinem Beruf.

Albert Einstein hat gesagt, daß Phantasie wichtiger sei als Wissen. Auch ein plastischer Chirurg muß neben seiner Erfahrung Phantasie haben, um sich schon zu Beginn der Behandlung deren Endergebnis vorstellen zu können, d. h., wie sein Patient in 3 Wochen, 3 Monaten, 3 Jahren aussehen wird. Dies ist besonders wichtig bei Operationen, die nur in mehreren Sitzungen durchgeführt werden können. Schon 1972 hat die Mitbegründerin der Vereinigung der Deutschen Plastischen Chirurgen, Ursula Schmidt-Tintemann, folgende Regeln aufgestellt, die noch heute Gültigkeit haben:

1. *»Der plastische Chirurg muß beurteilen können, ob eine bestimmte Maßnahme dem Patienten jenseits der organischen Wiederherstellung oder Verbesserung wirklich hilft.*
2. *Er muß in der Lage sein abzuwägen, ob das Operationsrisiko in einem angemessenen Verhältnis zum effektiven Ergebnis steht.*
3. *Er muß fähig sein, diese Gesichtspunkte dem Patienten zu erklären, damit vor allem der ›gesunde‹ Patient informiert wird und er selbständig seine Entscheidung treffen kann.«*

Wie findet man einen guten ästhetisch-plastischen Chirurgen?

Es fällt Patienten nicht immer leicht, einen zuverlässigen Operateur zu finden, der ihnen für ihr Problem geeignet zu sein scheint. Folgerichtig wäre es, ihren Hausarzt danach zu fragen. Manche Patienten schämen sich jedoch, ihren Kummer an mehreren Stellen loszuwerden, und suchen den direkten Weg. Auch fürchten manche, daß ihr Geheimnis, wenn nicht durch den Hausarzt, dann vielleicht durch sein Personal doch ein bißchen gefährdet sein könnte. Außerdem könnte der Hausarzt von seiner Grundeinstellung her der gesamten ästhetisch-plastischen Chirurgie ablehnend gegenüberstehen. Unsere Erfahrung hat gezeigt, daß uns Hausärzte und andere niedergelassene Ärzte erst dann Patienten schicken, wenn sie von unserer Arbeit selbst überzeugt sind. Das ist durchaus zu begrüßen.

Eine sehr diskrete Suche

Die beste und sicherste Art, einen guten Arzt zu finden, ist die

Mundpropaganda. Leider geben Patienten in der ästhetisch-plastischen Chirurgie oft nicht gern zu, daß sie sich haben operieren lassen. Nicht selten schicken uns auch Kosmetikerinnen und Friseure ihre Klienten zur Beratung. Manche Patienten »stolpern« einfach über das Schild an der Tür, obwohl sie meist gezielt suchen. Bei den Ärztekammern sind die Adressen der Fachgesellschaften erhältlich, die auf Anfrage die Listen ihrer Mitglieder verschicken. Viele Patienten suchen sich die Adressen von Kliniken und Ärzten auch aus Zeitschrifteninseraten heraus. Auch auf diese Weise lassen sich sicherlich gute und zuverlässige Operateure finden, man kann aber auch auf »schwarze Schafe« stoßen, die recht obskure Ausbildungswege gegangen sind und nur über einen sehr begrenzten Erfahrungs- und Wissensstand verfügen. Vor solchen »Nestbeschmutzern« kann man nicht genug warnen, weil sie durch den Schaden, den sie anrichten, den Berufsstand insgesamt in Verruf bringen. Rechtlich gesehen darf in Deutschland jeder approbierte Arzt operieren, auch wenn er keine Facharztausbildung abgeschlossen hat.

Schwarze Schafe

Manche Ärzte haben überhaupt keinen Facharzttitel oder verschweigen ihre Facharztbezeichnung, weil sie beispielsweise als Hals-Nasen-Ohren-Ärzte auch Fettabsaugungen und Brustoperationen oder als Gynäkologen auch Gesichtskorrekturen durchführen wollen, obwohl sie ihrer Ausbildung nach dafür nicht geeignet sind. Sie konstruieren dann abenteuerliche Berufsbezeichnungen wie »Arzt für plastische Operationen« etc., die es gar nicht gibt. Der Begriff »Schönheitschirurg« ist gesetzlich nicht geschützt. Jeder Arzt darf sich als solcher bezeichnen. In Deutschland gibt es auch Internisten, die sich als »Schönheitschirurgen« ausgeben.

Abenteuerliche Berufsbezeichnungen

Eine Pionierin der modernen plastischen Chirurgie in Deutschland ist die heute emeritierte Münchner Professorin Ursula Schmidt-Tintemann, die 1972 ihr wegweisendes Buch »Zur Lage der Plastischen Chirurgie« veröffentlicht hat. Einige Punkte daraus haben in keiner Weise an Aktualität verloren:

»Wie soll der medizinische Laie erfahren, ob er eine plastisch-chirurgische Fachbehandlung braucht und ob sie ihm hilft? Woher soll er wissen, ob der Arzt seiner Wahl tatsächlich ein ausgebildeter plastischer Chirurg ist? Wenn sich der potentielle Patient nach der heutigen berufspolitischen Lage allein auf Inserate verläßt, dann ist nach einer Erklärung von Gonzales-Ulloa sein Risiko ziemlich hoch, an einen Arzt zu kommen, von dem er nicht die allerbeste Behandlung erwarten kann. Was also tun?

Tips für die richtige Arztwahl

Solange die Legislative den Patienten nicht durch klare Fachbezeichnungen bei der Arztwahl hilft, müssen die folgenden Ratschläge erlaubt sein:

1. *Erkundigen Sie sich bei Ihrem plastischen Chirurgen nach seiner operativen Ausbildung.*
2. *Fragen Sie den Arzt, ob er einer anerkannten Fachorganisation für plastische Chirurgie angehört. Er wird nicht verletzt sein, sondern sich über Ihr berechtigtes Interesse freuen.*
3. *Meiden Sie den plastischen Chirurgen, der Ihnen unbesehen jede gewünschte Änderung oder Verbesserung verspricht. Er überschätzt entweder sich oder die Möglichkeiten der plastischen Chirurgie.*
4. *Gehen Sie zu keinem plastischen Chirurgen, der keine Zeit für ein Vorgespräch hat oder Sie unbesehen bereits nach brieflicher oder telefonischer Anmeldung zur Operation annimmt.*
5. *Mißtrauen Sie einem plastischen Chirurgen, der Ihnen als Folge irgendeiner Operation eine dramatische und fundamentale Veränderung Ihrer Lebenssituation, das Ende schwerwiegender Probleme oder eine übertriebene Wirkung auf andere verspricht.*
6. *Vermeiden Sie einen plastischen Chirurgen, der Sie nicht über die Risiken der Operation aufklärt, auch wenn sie noch so gering sind.*

...

11. *Vertrauen Sie sich dem guten plastischen Chirurgen ohne Rückhalt an. Er ist weder Sittenrichter noch Moraltheologe. Es geht ihm um Ihr Wohlbefinden, und dazu muß er mehr erfahren, als nur den organischen Befund.«*

Das sollten Sie ungeniert fragen

Als Patientin bzw. Patient dürfen Sie folgendes ungeniert fragen:

1. Wie lange führt der Chirurg diese Art von Operationen bereits durch?
2. Wie viele solcher Eingriffe hat er schon vorgenommen?
3. Macht er überwiegend ästhetische Operationen, oder tut er dies nur nebenbei?
4. Gibt man Ihnen die Möglichkeit, mit Patienten zu sprechen, die sich der gleichen Operation unterzogen haben, die bei Ihnen geplant ist?
5. Gibt man Ihnen die Möglichkeit, Fotos von gelungenen Operationen anzuschauen? Der versierte Chirurg hat davon eine ganze Menge.

Als Patientin bzw. Patient sollten Sie lieber erst 2–3 Beratungen in Anspruch nehmen, solange Sie sich nicht sicher sind, zuverlässige Ansprechpartner gefunden zu haben. Der Facharzt für plastische Chirurgie ist sozusagen das »Gütesiegel« für Chirurgen, die ästhetische Operationen durchführen, daher können folgende Vereinigungen von Interesse sein, bei denen Sie Mitgliederlisten anfordern können:

Fachgesellschaften

- Deutsche Gesellschaft für Ästhetisch-Plastische Chirurgie (Sekretär), Beiertheimer Alle 18 b, 76137 Karlsruhe.
- Vereinigung der Deutschen Plastischen Chirurgen, Bleibtreustraße 12, 10623 Berlin.

Das erste Beratungsgespräch

Bei der ersten Begegnung des Patienten mit dem Arzt sollte sich zwischen den beiden ein harmonisches Einvernehmen entwickeln. Eine der Voraussetzungen dafür ist, daß Hoffnung und Erwartungen des Patienten mit dem chirurgisch Machbaren übereinstimmen. Das Ergebnis einer ästhetischen Operation kann sehr wohl beide Seiten zufriedenstellen – der Patient ist glücklich und der Operateur stolz.

Was Sie dem Arzt sagen sollten

Alle Fragen des Patienten sollen beantwortet werden, ohne daß irgendwelche gegenseitigen Verpflichtungen eingegangen werden. Andererseits soll der Arzt alle Angaben erhalten, die den operativen Eingriff beeinflussen können. Von Interesse sind:

- frühere Erkrankungen,
- eventuell frühere Operationen,
- Gewohnheiten wie Rauchen und Alkoholkonsum,
- eventuell die aktuelle Medikation, vor allem:
  - Blutverdünnungsmittel, die nach Herzinfarkten, Herzklappenoperationen und Thrombosen verschrieben werden;
  - alle acetylsalicylsäurehaltigen Präparate (z. B. ASS-ratiopharm® oder Aspirin®), auch sie erhöhen die Blutungsneigung enorm;
  - Hormonpräparate einschließlich hormoneller Kontrazeptiva.

Die genannten Medikamente sollten vor der geplanten Operation abgesetzt werden.

Beim ersten Besuch des Patienten wird der Chirurg dessen Deformität beurteilen und die Haut, das Unterhautfettgewebe und den operativen Aufwand in etwa abschätzen können. Bei dieser Gelegenheit wird er den Patienten auch voll über Risiken und mögliche Komplikationen aufklären.

Beim ersten Gespräch muß noch keine Entscheidung darüber getroffen werden, ob die Operation vorgenommen wird oder nicht.

Zeit zum Nachdenken

Nachdem der Patient eine Fülle von Informationen bekommen hat, sollte er Zeit genug zum Nachdenken bekommen. Manchmal tauchen im nachhinein noch Fragen auf, die telefonisch oder bei einem weiteren Beratungsgespräch geklärt werden können. Wenn sich dann beide Seiten dazu entschließen, von einer Operation abzusehen, ist viel gewonnen: Man hat sich Sorgen, Ärger und Enttäuschungen erspart. Wenn jedoch die Operation einstimmig von beiden Seiten beschlossen wird, muß das heilige Vertrauen zwischen Patient und Arzt entstehen. Der Chirurg muß dem Patienten versichern können, daß er die Operation selbst durchführen wird und während der gesamten Nachbehandlung für den Patienten erreichbar ist.

Um wichtige Fragen nicht zu vergessen und routinemäßig vorab zu klären, bekommen meine Patienten den in Abbildung 6 gezeigten Fragebogen, den sie schon im Wartezimmer ausfüllen.

Den Partner einbeziehen

Manche Patienten bringen zum ersten Gespräch ihre/n Ehepartner/in oder Lebensgefährten/in mit. Das kann eine segensreiche Unterstützung sein, am Schluß ist vom Partner bzw. von der Partnerin häufig der Satz zu hören: »Mich stört das nicht, aber wenn du meinst, es würde dir helfen – mach es doch.«

Viel seltener erlebt man die umgekehrte Situation: Eine Patientin beispielsweise hat sich vielleicht heimlich operieren lassen, um ihren Ehemann zu überraschen, und die Überraschung wirkt dann ganz anders, als beabsichtigt: Der Partner ist enttäuscht und fühlt sich gekränkt, weil ihm die Mitwirkung an der Entscheidung über eine so wichtige Sache vorenthalten wurde. Wir empfehlen daher, den Partner bzw. die Partnerin über eine beabsichtigte Operation zu informieren, obwohl die Entscheidung letztlich beim Patienten selber liegt.

FRAGEBOGEN FÜR PATIENTEN DER ÄSTHETISCH-PLASTISCHEN CHIRURGIE

Name: ______________________ Vorname: ______________________ Geburtsdatum: ____________

Familienstand: Alleinleb. ☐ / Verheir. ☐ /Getrenntleb. ☐ /Geschied. ☐ /Verwitw. ☐

Name des Ehegatten (Partners) ____

Anschrift (ständig): ____

(in Bonn): ____

Straße Nr. PLZ/Ort

Telefon privat ______________________ dienstlich ______________________

Beruf ______________________ beschäftigt als ______________________

Körpergröße ______________________ Gewicht ______________________

Empfohlen durch: ____

Hausarzt: ____

1. Haben Sie jemals gehabt:
   Herzkrankheit ☐ / Bluthochdruck ☐ / Lungenerkrankung ☐ / kürzliche Halskrankheit ☐ / oder Grippe ☐
   Husten Sie ☐ / Haben Sie Bronchitis ☐
   Wurden in letzter Zeit Ihre Lungen geröntgt ☐ / ein EKG angefertigt ☐
2. Leiden Sie an Allergien ☐ / an Heuschnupfen ☐
3. Leiden oder litten Sie je an Zuckerkrankheit ☐ / Blutkrankheiten ☐ / Nierenerkrankungen ☐
   Gelbsucht ☐ / Glaucom ☐ / Krebs ☐ / AIDS ☐
4. Haben Sie Anämie ☐ / Bekommen Sie leicht blaue Flecken ☐
5. Haben Sie ernsthafte Erkrankungen oder Unfälle gehabt: ______________________
6. Sind Sie allergisch gegen Arzneimittel: ______________________
7. Haben Sie je Probleme mit Blutungen gehabt ☐
8. Haben Sie oder Ihre Angehörige jemals schlecht auf eine Lokalbetäubung oder Vollnarkose reagiert? ________
9. Nehmen Sie welche von diesen Präparaten:
   Aspirin ☐ / Beruhigungsmittel ☐ / Wassertabletten ☐ / Blutdrucktabletten ☐ / Schmerzmittel ☐
   Hormone ☐ / Wenn ja, welche ______________________
10. Haben Sie eine oder mehrere der folgenden Gewohnheiten:
    Rauchen ☐ / wie viel ____________
    Alkohol ☐ / wie viel ____________
    Mittel, die auf die Psyche wirken ☐ / welche, wie viel ______________________
11. Haben Sie früher Operationen gehabt (einschl. plastische Operationen) ☐
    Welche / Wann / Wo ______________________
12. Welche Arzneimittel nehmen sie zur Zeit: ______________________

Abb. 6
Fragebogen für Patienten der ästhetisch-plastischen Chirurgie, Seite 1

Abb. 6 (Forts.) Fragebogen für Patienten der ästhetisch-plastischen Chirurgie, Seite 2

13. Tragen Sie eine Brille ☐
14. Waren Sie je in psychiatrischer Behandlung ☐
15. Gewünschte Korrektur: ______________________________

____

____

16. Was stört Sie an Ihrem Äußeren:

____

17. Haben Sie eine präzise Vorstellung davon, wie das Ergebnis aussehen soll:

____

18. Warum wünschen Sie diese Operation:

____

19. Wollen Sie sich für sich selbst oder aus einem anderen Grund operieren lassen

____

20. Wie lange spielen Sie schon mit dem Gedanken, diese Korrektur durchführen zu lassen: ______________
21. Erwarten Sie. daß sich Ihr Leben ändern wird und in welcher Weise: ______________

____

22. Haben Sie bemerkt oder festgestellt, daß die anderen Ihren Mangel bemerken und/oder kommentieren

____

23. Wie wichtig ist die Meinung anderer für Sie: ______________
24. Haben Sie berufliche oder familiäre Probleme: ______________
25. Sind Sie oft nervös, depressiv: ______________
26. Wie viele Chirurgen haben Sie schon konsultiert: ______________
27. Wie verbringen Sie Ihre Freizeit, was sind Ihre Hobbies:

____

.... Unterschrift .... Datum

Grafische Darstellung der besprochenen Korrektur (markiert der Chirurg):

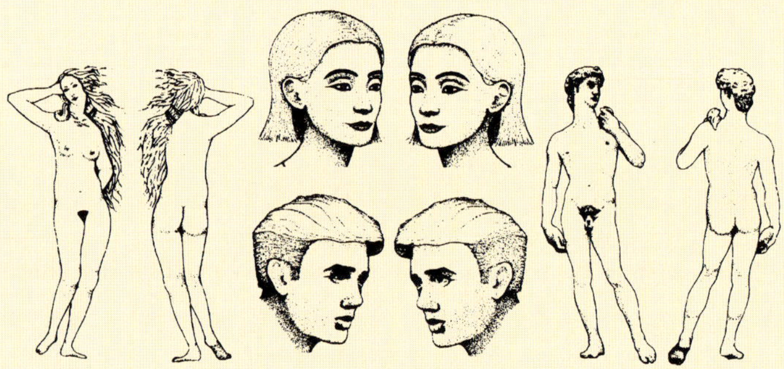

Planung und Vorbereitung der Operation

Für meine Patienten habe ich ein Merkblatt mit 12 Punkten vorbereitet:

Das Merkblatt für Patienten

I. Jede Operation, ob in Voll- oder Teilnarkose, ist für den Patienten am Tag X das wichtigste Ereignis auf der ganzen Welt. Das medizinische Team bereitet sich auf jede Operation sehr sorgfältig vor. Auch wenn wir Ihnen keinen 100%igen Erfolg versprechen können, sind wir in der Lage, auf den Erfolg gerichtete maximale Konzentration bei Ihrer Operation zu garantieren.

II. Um den von beiden Seiten gewünschten Erfolg zu erzielen, muß sich auch der Patient gründlich vorbereiten bzw. sich diszipliniert der Nachsorge unterziehen.

III. Zum Vorgespräch mit dem Anästhesisten sollten Sie von Ihrem Hausarzt die schriftliche Bestätigung der allgemeinen Operationsfähigkeit sowie folgende Befunde mitbringen: EKG, Röntgenbild der Lunge (schriftlicher Befund reicht aus), großes Blutbild, BSG, Gerinnungsstatus, K^+, Na^+, SGPT, γ-GT, PTT, HIV, Harnstoff, Kreatinin, Proteine, Lipide, Blutzucker, Blutgruppe, Rh-Faktor. Vor einer geplanten Brustoperation soll eine Mammographie beim Röntgenarzt angefertigt werden, falls die Patientin über 30 Jahre alt ist. Bei Kindern genügt eine schriftliche Bestätigung des Kinderarztes.

IV. Falls Sie orale Kontrazeptiva oder andere Hormonpräparate einnehmen, sollten sie im Monat vor dem Operationstermin abgesetzt werden. Der Operationstermin sollte bei Frauen möglichst nicht zum Zeitpunkt ihrer Regelblutung liegen. Mindestens 2 Wochen vor dem Operationstermin und bis 2 Wochen nach der Operation dürfen Sie nicht rauchen und keine acetylsalicylsäurehaltigen Medikamente (z. B. ASS-ratiopharm® oder Aspirin®) einnehmen. Beides erhöht die Blutungsneigung enorm und gefährdet die Wundheilung. Wenn Sie nach Herzklappen- oder Bypass-Operationen Blutverdünnungsmittel (z. B. Marcumar®) einnehmen, sollten Sie Ihren Hausarzt konsultieren, ob das Absetzen dieses Medikamentes (Quick-Wert über 70) für Sie nicht zu riskant wäre. Dann sollte man von einer solchen Operation Abstand nehmen. Eine Aufzählung Ihrer früheren Erkrankungen und Operationen und eventuell Ihr Allergiepaß sind für uns auch sehr wichtig.

Kontrazeptiva und Hormone absetzen

V. Ihr Körpergewicht sollte bis 2 Wochen vor dem Eingriff auf ein vernünftiges Maß reduziert werden. Dann ist die Operation für beide

Müssen Sie abnehmen?

Seiten leichter und das Ergebnis erfolgversprechender. Alkohol sollte mindestens je 1 Woche vor und nach der Operation nicht genossen werden. Es ist hilfreich, wenn Sie die zu operierende Haut mit Vitaminsalben und anderen kosmetischen Mitteln vorbereiten. Informieren Sie sich bei Ihrer Kosmetikerin. Auf Wunsch können Ihnen gute Adressen genannt werden. Das gleiche gilt für die postoperative Hautpflege. Es hilft uns auch sehr, wenn Sie gesunden Optimismus mitbringen und dem angestrebten postoperativen Ergebnis positiv entgegendenken.

VI. Vor der Fettabsaugung, Bauchdeckenstraffung oder Brustverkleinerung sollten Sie sich ein Mieder bzw. einen Büstenhalter, und zwar eine Nummer kleiner, als Sie zuvor benötigt haben, besorgen. Für alle Patienten sind ferner noch Thrombosestrümpfe zu empfehlen. Diese Sachen können Sie bei Ihrem Sanitätshaus bestellen. Auf Ihren Wunsch können auch wir dies für Sie besorgen, und zwar nach Maß.

Sonnenlicht meiden

VII. Nach der Operation sollten Sie keinen ausgesprochenen Sonnenurlaub planen und ggf. eine Sonnencreme mit hohem Lichtschutzfaktor anwenden bzw. den schützenden Schatten suchen. Sonnenlicht fördert die Durchblutung, und häufig resultiert daraus eine grobe und überschießende Narbenbildung. Auch Make-up ist für die ersten 9 Tage zu meiden, da sonst Schminkpartikel in die Operationsnarbe eintätowiert werden können. Ab dem 10. Tag nach der Operation können Sie sich wieder schminken.

VIII. Am Tag vor der Operation sollten Sie sich mit dem Facharzt für Anästhesie unterhalten. Gleich danach wird nochmals die Planung der Operation, eventuell mit Anzeichnen der Schnitte an der Haut, sowie die Fotodokumentation vorgenommen. Dem Facharzt für plastische Chirurgie, der Sie operieren wird, können Sie dann die letzten Fragen stellen.

IX. Am Operationstag sollten Sie nüchtern um 7.30 Uhr in die Klinik kommen, d. h., am Morgen weder essen noch trinken. Die Nacht vor der Operation können Sie im Hotel oder in der Klinik verbringen. Unser Personal wird Sie aufnehmen und sich bemühen, Sie angenehm unterzubringen.

X. Medizinische Shampoos mit einem Desinfektionsmittel oder Waschantiseptikum (z. B. Betaisodona®) sind in der Apotheke erhältlich. Damit sollten Sie sich am Morgen vor der Aufnahme pflegen. Achten Sie dabei besonders auf den Körperteil, der operiert wird. So sollten Sie z. B. bei Gesichtsoperationen den ganzen Kopf waschen.

Kommen Sie zur Operation bitte ungeschminkt, und lassen Sie Ihre Wertsachen und Schmuck zu Hause. Konzentrieren Sie sich voll auf Ihre postoperative Erholung.
XI. Für den medizinisch indizierten Eingriff geht Ihnen nach der Operation eine gesonderte Rechnung zu. Um eine Kostenübernahmeerklärung Ihrer Privatversicherung sollten Sie sich vor der Aufnahme bemühen, andernfalls ist eine Vorauszahlung der anfallenden Kosten unumgänglich. Ihnen sollte bekannt sein, daß die Kosten für einen ästhetischen Eingriff nicht Ihrer Krankenkasse/Versicherung vorgelegt werden können (§ 1 Abs. 2, Gebührenordnung für Ärzte).

Nachbehandlung

XII. Bei Ihrer Entlassung wird Ihnen der Termin für die Nachbehandlung (im Preis der Operation enthalten) zwecks Verbandwechsel, Entfernen der Fäden etc. mitgeteilt. Grundsätzlich sind Kontrollen auch nach 3 Wochen und 3 Monaten zu vereinbaren. Wir wünschen Ihnen (aber auch uns), daß Sie mit der geplanten Operation glücklicher und selbstsicherer werden.

Fotodokumentation

Am Tag vor der Operation oder auch am Operationstag selbst werden die präoperativen Fotos, meist im Stehen, angefertigt. Es handelt sich um Dias, aber oft auch um Polaroid-Sofortbilder als »Arbeitsaufnahmen«. Sie werden im Operationsraum aufgehängt, damit der Chirurg den stehenden Patienten vor Augen hat, der sich manchmal erheblich vom liegenden unterscheidet.

Dann wird auch die Schnittführung eingezeichnet, und andere topographische Punkte werden markiert. Trotz größter Sorgfalt bei der Planung und Durchführung einer Operation können wir den Erfolg nicht garantieren. Was wir jedoch garantieren können, ist, daß unser medizinisches Team sein Bestes tun wird, um eine Behandlung erfolgreich abzuschließen. Den meisten Patienten genügt dieses Wissen.

Das Handwerkszeug des Chirurgen

In alten Büchern finden sich Abbildungen von Instrumenten, die in vergangenen Zeiten als chirurgische Hilfsmittel verwandt wurden. Im Zuge der wissenschaftlichen Entwicklung wurden die Materialien, aus denen die Instrumente gefertigt wurden, vervollkommnet – von der frühen Bronze bis zu heutigen hochwertigen Legierungen aus besonderen Stahlarten und Edelmetallen. Auf diese Weise hat die technologische Entwicklung in der Metallurgie die Voraussetzung dafür geschaffen, daß wir heute hochwertige und komplizierte Instrumente herstellen können, die operativ-technisch höchsten Anforderungen entsprechen.

Wenn man in der Hand ein sehr komplexes Instrument hält, mit dem sich große operativ-technische Probleme lösen lassen, wandern die Gedanken manchmal zu dem Erfinder dieses Instruments, der zuerst einmal die Idee haben mußte, um sie später in der Werkstatt verwirklichen zu lassen.

In Süddeutschland gibt es den Ort Tuttlingen mit mehreren Firmen, die sich darauf spezialisiert haben, besondere Instrumente und Apparaturen für medizinische Zwecke herzustellen. Seinerzeit zogen die Schmiede nach Paris, um höchste Schmiedekunst zu erlernen, und kehrten dann nach Tuttlingen zurück. Bei der Besichtigung der Werkstätten dieser Fabriken muß man die Präzision und Sorgfalt bewundern, mit der diese Instrumente bis zur höchsten Perfektion geschliffen werden.

Instrument mit Tradition: die Péan-Klemme

Auf dem berühmten Pariser Friedhof von Montmartre liegen neben Heine, Zola und Stendhal auch berühmte Chirurgen, z. B. Guillaume Dupuytren (1777–1835) und Jules E. Péan (1830–1898). Letzterer hat eine chirurgische Gefäßklemme entwickelt, die heute noch weltweit in fast jedem Satz chirurgischer Instrumente zu finden ist.

Die Entwicklung in der Technik und Chemie und andere wissenschaftliche Errungenschaften haben großartige Fortschritte gebracht und wir operativ tätigen Ärzte müssen auch den Technikern, Ingenieuren und Chemikern im Namen unserer Patienten dankbar sein, daß etliche operative Prozeduren, die noch vor kurzer Zeit undenkbar waren, heute schon zur Routine gehören. An dieser Stelle soll eine Übersicht über technisch-wissenschaftliche Hilfsmittel gegeben werden, die uns heute in der plastischen und ästhetischen Chirurgie zur Verfügung stehen.

Die Phasen einer Operation

Jede Operation beinhaltet 4 Vorgänge:

1. Trennen des Gewebes (»Schneiden«),
2. Blutstillung,
3. Präparieren (Trennen der Gewebsschichten voneinander) und
4. Wiedervereinigen des Gewebes (»Nähen«).

Die Blutstillung wurde früher mit einem glühendem Eisen durchgeführt. Ambroise Paré, der berühmte französische Chirurg aus dem 16. Jahrhundert, hat statt dessen die Unterbindung der Gefäße (Ligatur) eingeführt. Er meinte im Jahre 1575: »Ich verbinde dich,

Gott wird dich heilen.« Dieser Grundsatz dürfte immer noch gelten.

Heute benützen wir wieder Hitzequellen, um auch kleinste Gefäße zu »schweißen«, nur werden dafür inzwischen **Elektrokoagulatoren** benutzt. Sie verfügen über viele Einstellungsmöglichkeiten, vom blutleeren Schneiden bis zum Koagulieren, und sind eine große Hilfe beim Operieren, weil man damit eine präzise und schnelle Blutstillung erreichen kann.

Elektrisch oder über Druckluft werden auch verschiedene **Motorsysteme** betrieben, mit denen wir Haut und Haare verpflanzen, Knochenteile bearbeiten, Pigmentierungen anbringen oder Hautschichten abschleifen können. Es sind auch ausgeklügelte Mikromotorsysteme geschaffen worden, die gleich mehrere dieser Funktionen erfüllen.

Früher dienten **Vakuumsysteme** dazu, um Körperflüssigkeit aus dem Operationsfeld zu entfernen. Seit 1974 hat man begonnen, Fettgewebe von der Körperoberfläche her mit Unterdruck abzusaugen. Obwohl die meisten Geräte bis zu 1 Atmosphäre Unterdruck erzeugen, genügen zum Fettabsaugen schon 0,8 Atmosphären Unterdruck. Mit zum Teil dünnen **Saugkanülen** läßt sich dann ziemlich viel Fettmasse beseitigen und heutzutage vielen ästhetisch-chirurgischen Patienten helfen.

Sehr wichtig sind die **Lichtquellen**, um die Gewebselemente während der Operation gut voneinander unterscheiden zu können. Die Operationsleuchten werden immer besser. Es gibt aber auch Stirnlampen, die der Kopfbewegung und Blickrichtung des Operateurs folgen, oder Kaltlichtquellen mit flexiblen Schläuchen, die in das Körperinnere eingebracht werden können.

Beim endoskopischen Operieren werden einige kaum 1 Zentimeter lange Schnitte gemacht, über die **Sonden** eingeführt werden, durch die wiederum Lichtquellen, kleinste **Videokameras** und Instrumente an den Ort der eigentlichen Operation herangeführt werden. Man muß umdenken. Gewöhnlich schaut der Operateur beim Operieren konzentriert auf das Operationsfeld des Patienten. Beim endoskopischen Operieren dagegen muß der Chirurg auf einen Monitor schauen, auf den das operative Vorgehen vergrößert übertragen wird. Vieles ist mit dem endoskopischen Operieren heute möglich, z. B. eine Gallen- oder Blinddarmoperation, gynäkologische Operationen. In der ästhetisch-plastischen Chirurgie kann vor allem das Stirn-Lifting mit kleinsten Schnitten durchgeführt werden.

Die optische Vergrößerung kann man auch beim direkten Operieren benützen. Am einfachsten sind **Lupenbrillen**, die vierfach vergrößern können. Es wurden auch technisch hervorragende **Operationsmikroskope** entwickelt, die bis zu 32fach vergrößern. Damit läßt sich höchste Präzision erreichen. Fokussieren und Verstellen des Operationsfeldes erfolgen durch Fußpedale. Das Operationsmikroskop hat eigene Lichtquellen, Anschlüsse für Fotoapparat und Videokamera sowie ein zweites Okular für den Assistenten.

Wichtig: die Dokumentation

Auch die **Fotografie** ist ein technisches Hilfsmittel, das in der heutigen plastischen Chirurgie unentbehrlich geworden ist. Was Röntgen für die Unfallchirurgie bedeutet, ist die Fotografie für die plastische Chirurgie. Sie dokumentiert den Zustand vor und nach der Operation, aber auch einige Phasen der Operation können so festgehalten werden. Man braucht die Fotografie aus wissenschaftlichen, forensischen, aber auch psychologischen Gründen. Letzteres läßt sich schon mit der Arbeitsfotografie, d. h. mit Polaroid-Fotos erreichen. Die Patienten vergessen manchmal sehr schnell, wie sie vor der Operation ausgesehen haben. Wenn man ihnen dann das präoperative Foto zeigt, beruhigen sie sich manchmal erheblich: Die Operation hat sich also doch gelohnt! Man muß beim Fotografieren auch das Schamgefühl des Patienten berücksichtigen: Es wird ausgerechnet jener Körperteil fotografiert, mit dessen Form und Aussehen der Patient selbst unzufrieden ist. Das Fotografieren muß also delikat und rücksichtsvoll ausgeführt werden.

Abb. 7 (gegenüberliegende Seite) Korrektur des Gesäßes. Die Computersimulation ist dem Augenmaß des Chirurgen unterlegen und zeigt vor der Operation ein schlechteres Ergebnis, als tatsächlich erreicht wurde. a) Computersimulation vor der Operation; b) vor der Operation; c) Zustand nach dem Eingriff

Die Technik hat uns auch die **computersimulierte Bildmanipulation** ermöglicht. Sie dient dazu, dem Patienten anhand des Zustands vor der Operation bildlich darzustellen, welche Veränderungen sich operativ erreichen lassen. Bei der praktischen Anwendung habe ich einige Nachteile festgestellt. Per Computer lassen sich sehr gut die Konturen verändern, nicht aber die dritte Dimension bei Gesichts-, Lid- oder Bauchstraffungen zum Beispiel. Man erreicht beim Operieren ein besseres Ergebnis als beim Zeichnen am Computer. Außerdem dauert beispielsweise die Bildmanipulation bei Lidstraffung fast genauso lang wie die Operation selbst. Es lohnt sich also nicht, weil man diese Zeit nicht in Rechnung stellen kann. Darüber hinaus werden per Computer nur Vorstellungen und Ideen dargestellt – noch operiert bei uns nicht der Computer, sondern der Chirurg (Abb. 7).

Aus den USA kam vor fast 20 Jahren die Idee der **Gewebeexpansion**. Fehlt an einer Stelle des Körpes Haut, so wird nahe dieser Stelle ein Ballon unter die Haut eingeführt und einige Wochen lang all-

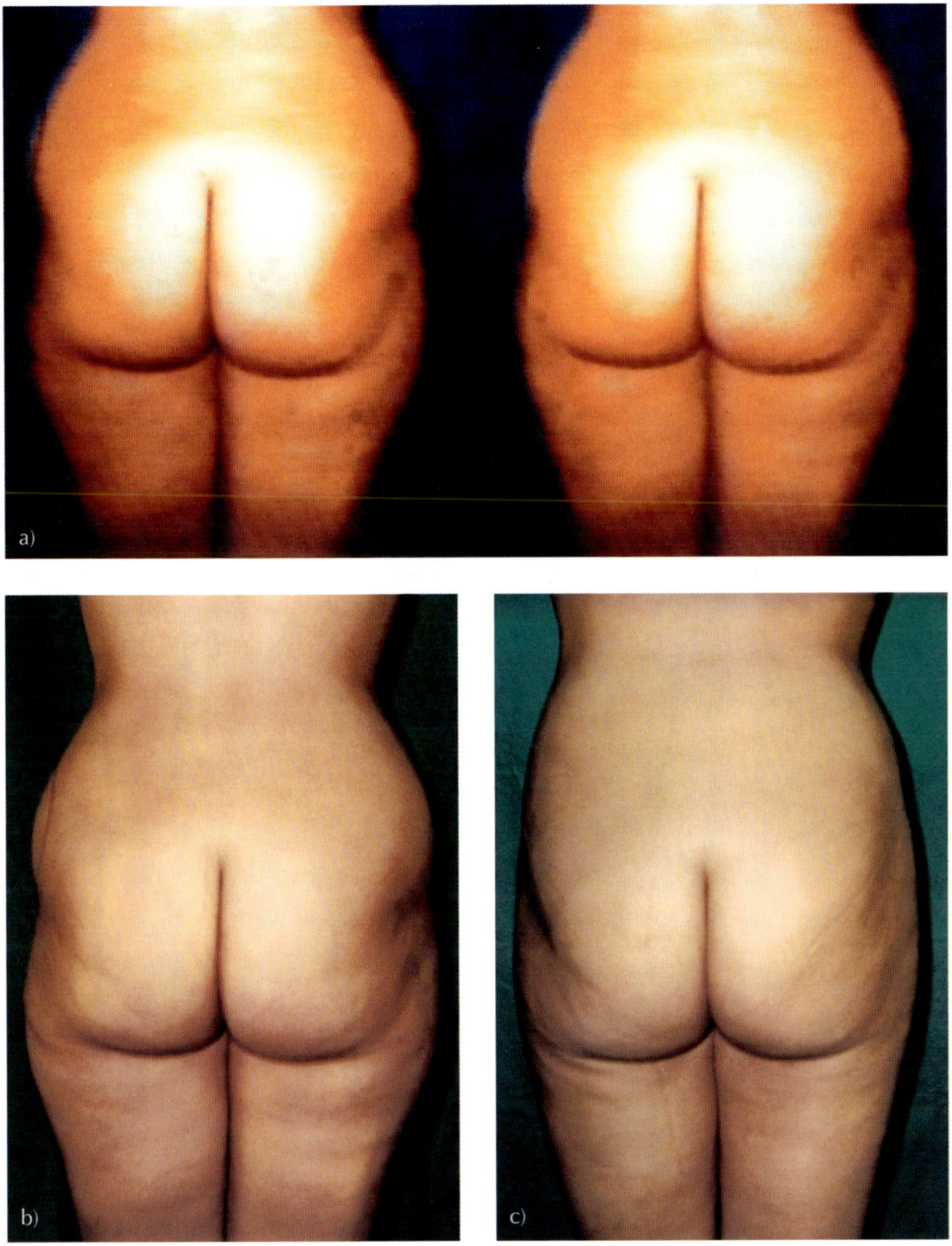
a)
b)
c)

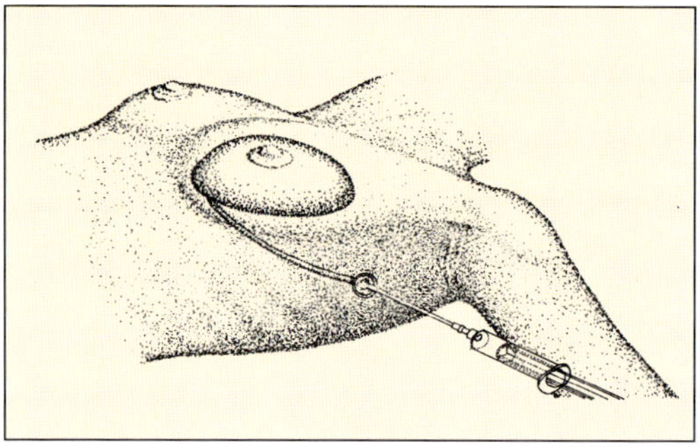

Abb. 8
Nach einer Brustamputation wird die Brusthaut mit einem Ballon gedehnt, um überschüssige Haut für die Rekonstruktion der Brust zu gewinnen (Erläuterung im Text).

mählich mit Luft gefüllt. Die Haut über dem Ballon dehnt sich, und dieser Überschuß an Haut läßt sich z. B. zur Deckung des benachbarten Defektes bei Narben, Tätowierungen, Brustrekonstruktionen usw. verwenden (Abb. 8). Die Methode wurde nach ihrem Erfinder »Radovan-Gewebsexpander« genannt.

Biochemiker haben aus Fibrin, einem menschlichen Eiweiß, einen **Gewebskleber** entwickelt mit dem Ziel, die chirurgische Naht zu ersetzen. Obwohl dies nur bei kleineren Wunden funktioniert, stellt der Fibrinkleber eine große Hilfe dar. Bei großflächigen Operationen wie einem Face-Lifting oder einer Bauchdeckenplastik, aber auch schon bei Lidplastiken kann dieses Mittel kleinste »Sickerblutungen« und Austritte von Gewebsflüssigkeit größtenteils verhindern und somit die lästigen Blutergüsse und Schwellungen lindern (Abb. 9).

Die Anwendung von **Ultraschall** ist in der Diagnostik verschiedener Krankheitszustände schon längere Zeit bekannt. Bei der Fettabsaugung wurden Methoden entwickelt, die die Fettzellmembranen sprengen. Michael Zocchi aus Turin hat ein solches Gerät und die »italienische Methode« entwickelt. Mich hat das weiße Fett im Saug-

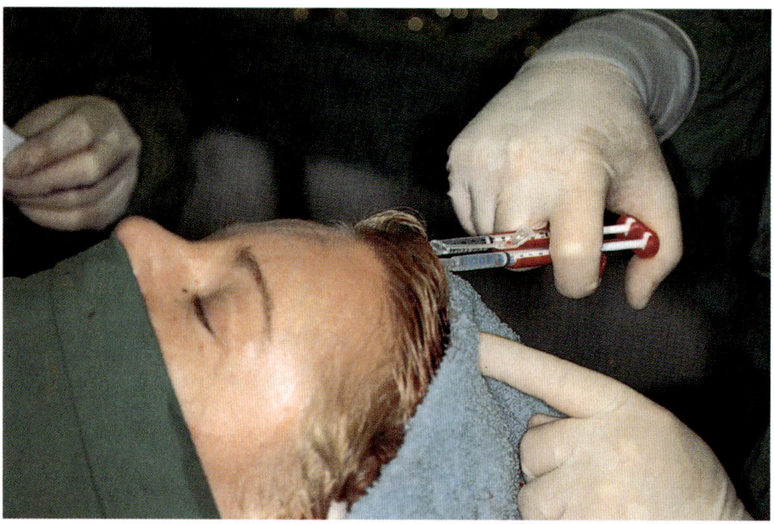

Abb. 9
Beispiel für den Einsatz von Gewebskleber (Fibrin), hier beim Stirn-Lifting. Die Stirnhaut wird in gestraffter Position fixiert.

schlauch überzeugt, im Gegensatz zu dem gelblich-rötlichen Fett bei der konventionellen Methode. Mit diesem schonenden Verfahren lassen sich »blaue Flecken« und Schwellungen erheblich verringern. Nachteilig sind der Zeitaufwand beim Operieren und der Anschaffungspreis des Gerätes, die dann auch die Operation verteuern.

Auch Radiowellen finden heute Anwendung in der Medizin. Es handelt sich um **Hochfrequenz-Radiowellen** von ca. 4 Megahertz, die sehr präzise Schnittführungen ohne begleitendes Verbrennungstrauma möglich machen. Wegen der verminderten Narbenbildung wird dieses Gerät mit der Mikrodissektions-Wolframelektrode besonders gern im Gesichtsbereich angewendet.

Eine große Errungenschaft unseres Zeitalters ist die **Lasertechnologie**, die auch in der Medizin vielseitig Anwendung findet. Es handelt sich um einen gebündelten Lichtstrahl mit den Merkmalen Einfarbigkeit (Monochromasie), synchrone Schwingung (Kohärenz) und hohe Strahlungsdichte. Soviel Energie, Intensität und Präzision war bisher unbekannt. Der Wirkungsmechanismus hat drei Komponenten:

So wirkt ein Laser

1. Koagulation (Gerinnung),
2. Karbonisation (Verkohlung) und
3. Vaporisation (Verdampfung).

In der Medizin werden besonders die erste und die dritte Komponente gewünscht und genützt.

Das Kernstück eines Lasers ist der Resonator. Der hier produzierte Lichtstrahl wird durch ein Spiegelsystem an den Ort der gewünschten photochemischen Wirkung gebracht. Mit verschiedenen Wellenlängen lassen sich verschiedene Farben »treffen«. Man unterscheidet mehrere Laserarten: Argon-Laser, CO_2-Laser, Neon-Helium-Laser, Neodym-YAG-Laser, Excimer-Laser usw. Das Spektrum reicht von einfachen »Soft-Laser«-Geräten, die kaum mehr als eine Reizung und Tonisierung der Haut bewirken, bis zum ultragepulsten Laser mit computergesteuertem Streuungseffekt. Allerdings läßt sich auch bei diesem neuesten und teuersten Gerät, das auch als Resurfacing-Laser bekannt ist, eine Überdosierung nicht ausschließen: Eine Patientin, die verjüngt werden wollte, bekam Narben am Hals, weil die Laserstrahlen bei ihr offensichtlich überdosiert wurden.

Wie bei jeder medizinischen Methode ist auch beim Laser Vorsicht geboten: Vor und hinter diesem Gerät sitzt jeweils ein Mensch! Meine ersten Erfahrungen mit dem Lasergerät stammen aus dem

Jahre 1977, damals war es noch ein Argon-Laser. Beim Operieren hat mich zum Beispiel ein jüngerer Kollege einmal mit dem Laser am linken Knie verletzt – eine kleine Verbrennung war die Folge. Im Gegensatz zum kalten oder Elektromesser ist beim Lasern die sogenannte Augen-Hand-Fuß-Koordination erforderlich. Alle Anwesenden müssen Schutzbrillen tragen, und der Assistent hält ein Luftabsauggerät bereit, um die Verdampfungen wegzusaugen. Der Operateur hat das Operationsfeld »im Visier«, den Lasergriff mit markierendem Infrarotlicht in der Hand und den Fuß über dem Abdruckpedal. Die Konzentration des Operateurs muß auf sein Ziel gerichtet sein. In der Umgebung sollten sich möglichst feuchte Tücher befinden, sonst fangen Watte oder Gazestreifen leicht Feuer.

Ohne Schutzbrille geht nichts

Auch diese technisch höchst anspruchsvolle Therapie läßt sich im »Trockenkurs« erlernen. Unzählige Äpfel, Apfelsinen und Grapefruits sind dabei die »Versuchskaninchen«.

Mit dem Laser lassen sich sehr gute Ergebnisse erzielen, unter der Voraussetzung, daß alle drei Komponenten optimal sind:

- eine gut gestellte Indikation,
- gut ausgewähltes Gerät und
- ein gut eingeübter Chirurg.

Man kann mit dem Laser schneiden, koagulieren und kleine Hauttumore beseitigen. Tätowierungen und Feuermale reagieren sehr gut auf Lasertherapie. Bei Pigmentflecken ist allerdings Vorsicht geboten: Zuvor muß ein sehr erfahrener Diagnostiker den letzten Verdacht auf einen bösartigen Pigmenttumor, das maligne Melanom, ausgeschlossen haben.

Die oberste Hautschicht läßt sich nicht nur mit dem neuesten ultragepulsten Resurfacing-CO_2-Laser beseitigen. Das Prinzip ist das gleiche wie bei schon bekannten Methoden, der Dermabrasion oder dem Peeling. Die Industrie investiert jedoch zuweilen derartige Summen in Werbekampagnen, daß man den Eindruck nicht los wird, der Laser würde zum Allheilmittel hochstilisiert. Blindes Vertrauen in die Technik ist in bezug auf Lasertechnologie am stärksten ausgeprägt. Natürlich lassen sich mit dem Laser auch bei der Beseitigung oberflächlicher Fältchen ausgezeichnete Ergebnisse erzielen, nur sollten die Patienten optimal ausgewählt und die Dosierung optimal eingestellt werden.

Der Laser ist kein Allheilmittel

Der polnische Schriftsteller und Satiriker S. J. Lec hat seinerzeit ziemlich ironisch geschrieben: »*Technik ist auf dem Weg, solche Perfektion zu erreichen, daß der Mensch auch ohne sich selbst fort-*

bestehen kann.« Nun, man muß sich auch in der Medizin des technischen und wissenschaftlichen Fortschritts bedienen, aber man darf dabei nicht den Menschen vor sich aus den Augen verlieren. Ihm gilt unsere höchste Achtung.

Schmerz und seine Ausschaltung

Schmerz ist ein biologisches Phänomen, mit dem man in der Medizin täglich konfrontiert wird. Er hat bei entwickelten Wesen einen besonderen Stellenwert. Der Schmerz zeugt uns von unserer hohen Herkunft, heißt es, dabei ist jedoch anzunehmen, daß auch der zertretene Regenwurm wahnsinnige Schmerzen hat, er kann nur eben nicht wahnsinnig werden. Wenn ein Lamm geschlachtet wird, tut es einem schon beim Zusehen weh. Und was ist mit dem Rosenbusch, dem man die schönste Rose abschneidet? Der Schmerz gilt als vitales Zeichen: Solange man lebt, tut es weh, erst im Jenseits gibt es keine Schmerzen mehr.

Männer wehleidiger als Frauen

Die Schmerzschwelle ist innerhalb einzelner Kulturen und darin wiederum bei jedem Menschen sehr unterschiedlich. In der Regel sind Männer wehleidiger als Frauen, die ja biologisch stärker sind. Man wird sich heute kaum an die Zeiten vor 1850 entsinnen, wo man ohne Narkose und Betäubung operiert hat. Für alle Beteiligten war das Heldentum.

In ihren ersten Jahrzehnten war die Anästhesie ziemlich riskant. Selbst heute noch haben manche Patienten Angst, ob sie nach der Operation »wieder aufwachen werden«. Man muß jedoch sagen, daß die Narkose heute sehr sicher und schnell geworden ist und der Patient sofort nach Abschluß der Operation aufwachen wird. Die Narkosemittel sind viel besser geworden, so daß der Organismus nicht in dem Maße vergiftet wird wie früher.

Gespräch mit dem Anästhesisten

Vor der Operation wird der Anästhesist den Patienten befragen und untersuchen, um von seiner Seite her die Risikofaktoren auf ein Minimum zu reduzieren. Auch die aktuelle Medikation kann für den Anästhesisten wichtig sein. Er kann auch verschiedene Laboruntersuchungen veranlassen.

Man unterscheidet Vollnarkose und örtliche Betäubung. Es gibt auch eine Mischform, bei der die örtliche Betäubung mit tiefer Beruhigung kombiniert wird. Sie wird als Dämmerschlaf bezeichnet. Die Art der Narkose richtet sich nach der geplanten Operation, deren vermutlicher Dauer, aber auch nach den Wünschen des Patienten. Manche möchten »nichts mitbekommen«, andere haben vor der Vollnarkose viel zuviel Angst. Auch das muß man verstehen – der Patient übergibt dem medizinischen Team gegen Unterschrift sowohl den Körper als auch die Seele.

Vollnarkose und örtliche Betäubung

Eine Vollnarkose kann Übelkeit verursachen, deshalb ist es wichtig, daß der Magen leer ist. Der Patient sollte nüchtern zur Operation erscheinen, auch wenn eine örtliche Betäubung geplant ist. In seltenen Fällen »sitzt« die Lokal- oder Leitungsanästhesie nicht richtig, dann muß man doch auf eine Vollnarkose übergehen.

Wenn der Patient nach der Vollnarkose am gleichen Tag entlassen wird, darf er sich für die nächsten 24 Stunden nicht ans Steuer setzen. Sonstige Komplikationen, die die Narkose betreffen, sind heute äußerst selten geworden. Es ist sicherlich ein großer Vorteil, wenn der Anästhesist im Operationssaal viel Erfahrung hat, dann kann sich der Operateur voll auf seine Operation konzentrieren.

Bei kleineren Eingriffen genügt eine Lokalanästhesie, die man mit einem Dämmerschlaf verbinden kann. Dann ist der Patient tief sediert, spürt keine Schmerzen, kann aber bei Bedarf mitwirken, z. B. die Augen aufmachen, sich drehen etc. Ziel der Anästhesie ist es, daß die Operation als angenehmes Erlebnis empfunden wird.

Schmerzen nach der Operation?

Häufig fragen Patienten, ob sie nach der Operation Schmerzen haben werden. Das ist individuell sehr unterschiedlich. Die wenigsten Patienten klagen über richtig stechende Schmerzen. Die meisten am Kopf Operierten (Nasenkorrektur oder Face-Lifting) fühlen sich, als ob sie »aus einem Wespennest herausgekommen seien«, oder klagen über ein Gefühl der »stumpfen Schwellung«. Auch nach umfangreichen Fettabsaugungen klagen die meisten Patienten lediglich über das Gefühl, als »hätten sie ein Brett unter der Haut«. Druckgefühl und schmerzhafte Bewegungseinschränkungen sind in den ersten Tagen nach der Operation verständlich. Erstaunlicherweise wird jedoch recht selten über heftige Schmerzen nach der Operation berichtet, und es werden relativ wenige schmerzlindernde Mittel nach der Operation verlangt.

Klinikaufenthalt und Nachbehandlung

Wenn eine ästhetisch-chirurgische Operation nicht ambulant durchgeführt werden kann, wird der Klinikaufenthalt in der Regel 1–6 Tage dauern. Das hängt von mehreren Faktoren ab. Bei größerem operativem Aufwand ist mit einem etwas längeren Aufenthalt zu rechnen, ebenso wenn eine Drainage erst nach 3–4 Tagen entfernt werden kann.

Empfindliche Patienten werden auch etwas länger brauchen. Andererseits ist es bisweilen erstaunlich, wie schnell sich manche Patienten erholen und den vorgesehenen Klinikaufenthalt verkürzen können.

»Wann kann ich mich nach der Operation wieder unter Menschen sehen lassen?« Diese Frage hören wir regelmäßig gegen Ende der Beratung. Durchschnittlich vergehen ungefähr 10–14 Tage, bis die Schwellungen und eventuelle Blutergüsse zurückgehen. Manchmal dauert es auch ein paar Tage länger oder weniger. Ich kann mich an eine Universitätsprofessorin erinnern, die schon 6 Tage nach ihrem Face-Lifting beim Entfernen der ersten Fäden – dann darf auch der Kopf gewaschen werden – so wiederhergestellt war, als ob sie nie operiert worden wäre. Eine junge Sekretärin saß 3 Tage nach einer Liposuktion (Fettabsaugung) ihrer »Reithosen« schon wieder im Büro, und ein Polizist tat schon am nächsten Tag nach der Fettabsaugung seines »Rettungsrings« wieder Dienst. Aber das sind Ausnahmen, man sollte sich lieber auf eine etwas längere Erholungsphase einrichten.

Eine gute Nachbehandlung

Nach der Entlassung aus der Klinik werden Nachbehandlungstermine vereinbart. Der Operateur wird meist selbst die Fäden entfernen wollen. Dies geschieht bei vollem Bewußtsein und beeindruckt manchen Patienten mehr als die Operation selbst, vor allem wenn diese unter Vollnarkose vorgenommen wurde.

Eine qualifizierte Nachbehandlung und Nachkontrolle muß jedem Patienten garantiert werden. So ist es beispielsweise in den ersten 2 Tagen nach einer Gesichtsoperation nicht ratsam, in den Spiegel zu schauen. Beim Anblick der Schwellungen und Blutergüsse ergreift so manchen Patienten die Angst: »Wie sehe ich denn aus! Hätte ich mir das bloß nicht angetan!« Da muß dann der Operateur Trost und Beruhigung spenden, bis spätestens am 3. Tag nach der Operation die Stimmung umschlägt und die Patientin bzw. der Patient wieder glücklich ist über die gelungene Operation und die rasch voranschreitende Besserung.

Die psychologische Führung des Patienten nach der Operation ist sehr wichtig. So kann zum Beispiel am 7. postoperativen Tag nach einer Liposuktion, wenn die Druckverbände entfernt werden, alles wunderschön aussehen. Ein paar Wochen später können jedoch Schwellungen auftreten. Auch wenn der Patient weit entfernt wohnt, kann schon eine fernmündliche Beruhigung segensreich sein, weil das Endergebnis erst nach 6–10 Wochen zu erwarten ist, und dann wird auch alles in Ordnung sein.

Feinste Narben

Regelmäßig wird vor einer ästhetisch-plastischen Operation auch nach den Narben gefragt: Wie lang werden sie? Werden sie stark sichtbar sein? Wo werden sie liegen? Die Sorge des Patienten um seine Narben ist verständlich – will man doch die ästhetisch-plastische Operation eher verheimlichen, die sich durch eine sichtbare Narbe verraten würde. Oft hinterlassen die Narben an der Haut auch Narben an der Seele, daher ist die plastische Chirurgie seit eh und je bemüht, möglichst unauffällige Narben zu verursachen.

Bange Fragen

Zu Betrachtung der Narbenbildung muß man zunächst die Eigenschaften der Haut kennen. Sie ist das größte Organ des Menschen, wiegt 4 Kilogramm (genausoviel wie die Leber) und hat eine Fläche von 1,6–1,8 Quadratmetern. An ihr werden viele Krankheiten im Körperinneren sichtbar, z. B. Stoffwechselveränderungen bei falscher Ernährung. Auch verschiedene seelische Zustände spiegeln sich an der Haut wieder: Sie wird z. B. rot vor Scham, blaß vor Wut oder feucht vor Unsicherheit.

Die Haut besteht von der Keimzellschicht bis zur Hornschicht aus 6 Schichten und hat verschiedene Zelltypen, darunter auch pigmenttragende Zellen, die für die Farbe der Haut ausschlaggebend sind. Zwischen den Zellen liegen kollagene und elastische Fasern sowie feinste Geflechte von Kapillaren, d. h. winzigen Blutgefäßen, und Nervenfasern. Schließlich finden sich in der Haut Haarwurzeln sowie Schweiß- und Talgdrüsen. Sowohl während des Alterungsprozesses als auch beim Vernarben der Haut verringern sich die Masse der kollagenen und elastischen Fasern und der Wassergehalt.

Auffällige Narben sind unerwünscht, und als ganz schlimm gelten Narben im Gesicht. Sie führen manchmal zu schweren seelischen Komplexen.

Narben bilden sich sehr individuell

Die Narbenbildung erfolgt sehr individuell. Manche Menschen bilden feine, andere wiederum grobe Narben: Die stärkste Belastung geht von Narben im Schulterbereich, vor dem Brustbein und um den

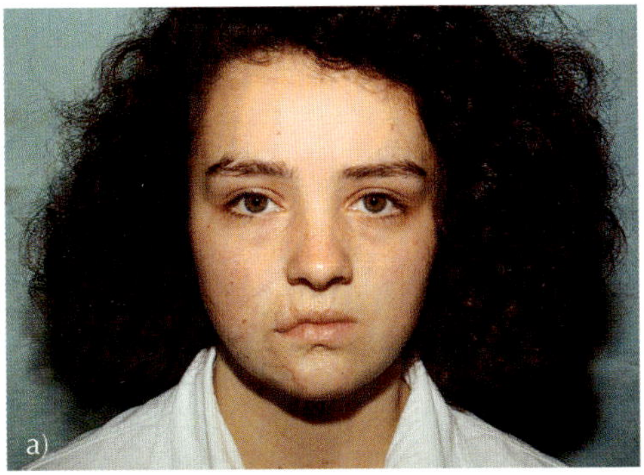

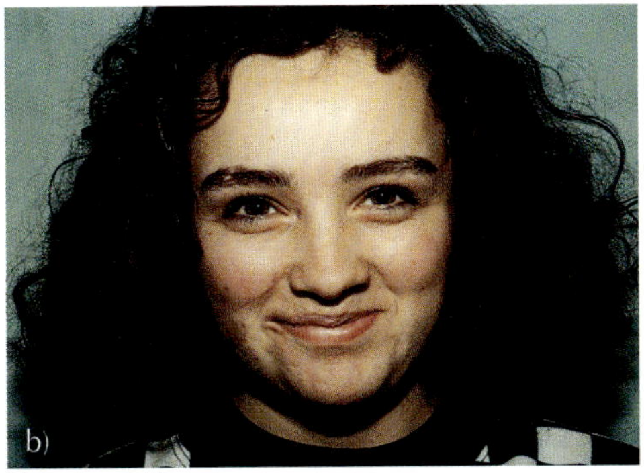

Unterkiefer herum aus. Wegen der hohen Zellaktivität während der Wachstumsphasen vom 1. bis zum 4. Lebensjahr und in der Pubertät entstehen in diesen Lebensabschnitten auch stärker ausgeprägte Narben. Bei dickerer Haut werden auch die Narben gröber, so zum Beispiel bei Schwarzafrikanern, Afroamerikanern und Asiaten. Im Alter entstehen dagegen meist unauffällige Narben (Abb. 10).

Die Spannungslinien der Haut sind für die Narbenbildung sehr wichtig. Diese Linien begleiten die Gelenkrundungen, Muskelzüge und mimischen Bewegungen. Wenn sich eine Narbe in der Spannungslinie der Haut oder parallel zu ihr befindet, bleibt sie unauffällig, wenn sie dagegen im rechten Winkel auf eine Spannungslinie zuläuft, wird sie auffallen, weil die Zugkraft auf die Wund- bzw. Narbenränder stärker wirksam wird. So entsteht eine breite, auffällige Narbe. Es ist selbstverständlich, daß plastische Chirurgen diese Gesetzmäßigkeiten respektieren: Wo immer möglich, werden die Schnitte in Richtung ebendieser Hautspannungslinien gelegt (Abb. 11). Außerdem benützen wir die verfeinerte »atraumatische« Nahttechnik, manchmal unter optischer Vergrößerung, mit dem dünnsten und feinsten Nahtmaterial, das in die Wundränder versenkt wird.

Die Wunde ist 2 Stunden nach Abschluß des Eingriffs durch den Wundschorf bakteriologisch gegen die Umgebung abgeschirmt. In den ersten 1–2 Tagen verkleben die Wundränder mittels des körpereigenen Eiweißes »Fibrin«. Zwischen dem 3. und 8. Tag durchwachsen Bindegewebsfasern die Öffnung der Wunde. Nach 3 Wochen ist die Konsolidierung der Weichteile in bezug auf die Reißfestigkeit abgeschlossen. Die Narbe hat reichlich Bindegewebe und ist nur wenig elastisch. In den ersten 6 Monaten ist die Binde-

Abb. 10
Korrektur einer Verletzung im Kinnbereich durch Sekurit-Glas
a) Vor der Operation wurde ein Lachen zur Grimasse, bei der sich der rechte Mundwinkel noch weiter nach unten zog.
b) Nach einer einfachen Z-Plastik gelingt auch mit frischen Narben ein symmetrisches Lächeln.

Abb. 11
Spannungslinien der Haut. Chirurgische Narben sollten möglichst in diesen Spannungslinien gesetzt werden, dann fallen sie am wenigsten auf.
a) und b) Schnittführungen und Spannungslinien im Gesicht; c) und d) Spannungslinien am Körper

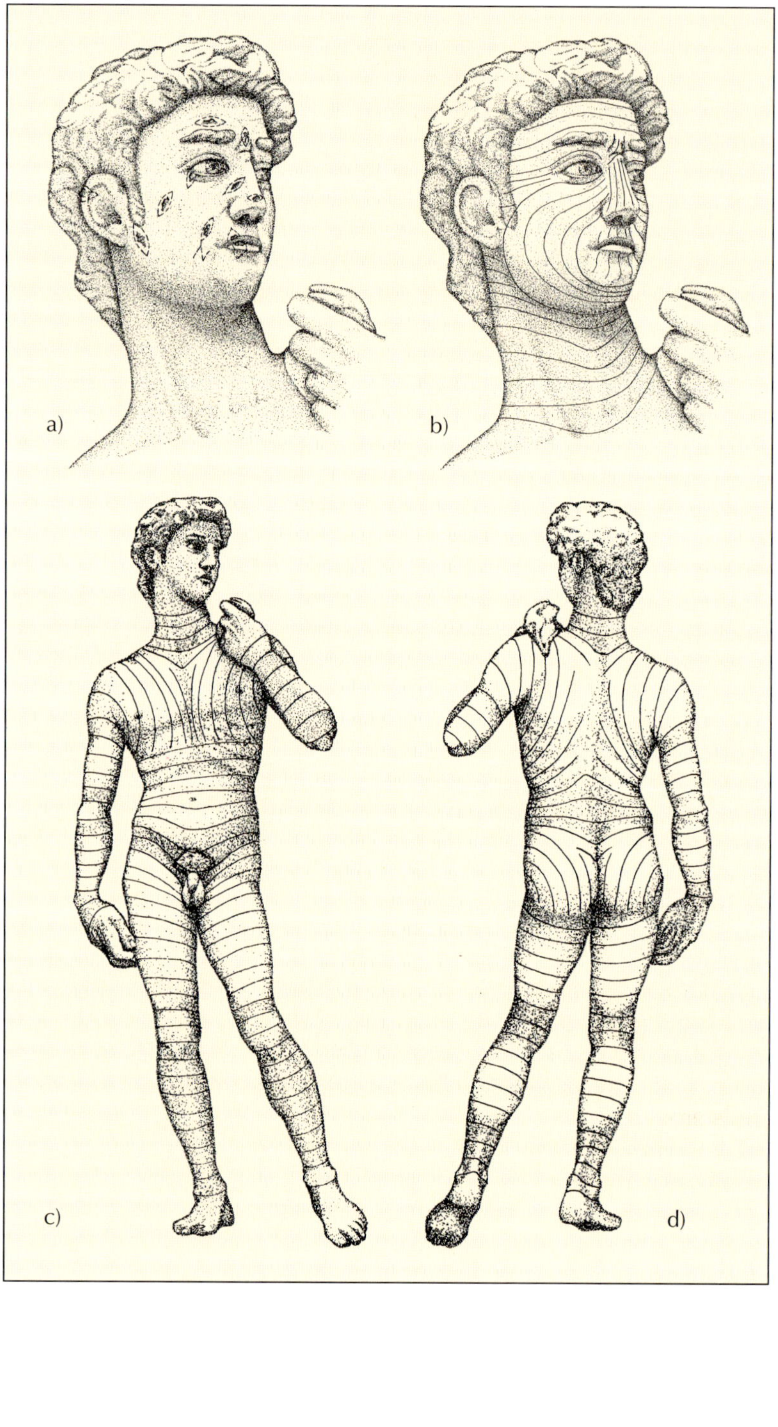

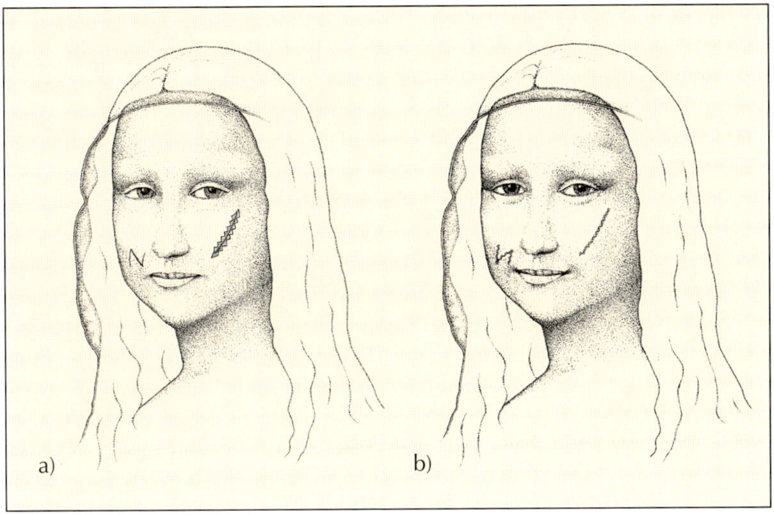

Abb. 12
Gesichtsnarben, die senkrecht zu den Spannungslinien des Gesichts verlaufen, können durch W- bzw. Z-Plastiken korrigiert werden.
a) Vor der Operation;
b) nach der Operation

gewebsaktivität noch erhöht, die Narbe ist derb, hart und gerötet. Danach beginnt die Konsolidierung der Narbenbildung für weitere 6 Monate. Die Narbe wird weicher, feiner und blasser. Diese Entwicklung kann man durch Narbenmassage oder durch Druckverbände etwas beschleunigen.

Jede Narbe verkürzt sich im Laufe ihrer Entstehung. Dieser Vorgang verläuft bisweilen so ausgeprägt, daß sie z. B. die Beweglichkeit eines Gelenks funktionell stark einschränkt. Auch wenn die Narbe zu breit oder zu auffällig ist oder wenn sie die Mimik beeinträchtigt, sollte man sie korrigieren, jedoch möglichst nicht während der ersten 6 Monate, am besten erst nach einem Jahr. Dies geschieht durch Verschmälern, Versenken, Unterfüttern, Verlagern bzw. durch Lösen der Spannung, indem man die ungünstige Richtung der Narbe durch eine Z- oder W-Plastik (Abb. 12) ändert oder die Narbe mit einem lokalen Lappen unterbricht. Man kann eine eingesunkene Narbe auch mit körpereigenem Gewebe (Hautdoppelung, Muskeln, Fett, Knorpel, Knochenchips) oder mit Fremdmaterial unterpolstern.

Weiterhin kann man eine ungünstige Narbe abschleifen, ausschneiden und mit freier Spalt- oder Vollhaut decken. Man kann sie mit dem Laser- und dem Skin-Abrader bearbeiten oder mittels der Expandermethode korrigieren. Bei der Expandermethode wird gesunde Haut in der Umgebung der Narbe durch einen Ballon gedehnt. Nach einigen Wochen ist dadurch ein Hautüberschuß entstanden, die Narbe wird ausgeschnitten und der Defekt mit diesem Überschuß bedeckt.

Keloide – noch immer ein Problem

Ein Problem ist auch für die heutige Medizin noch unlösbar: Sehr selten entsteht bei entsprechend veranlagten Personen nach jeder Hautverletzung ein echtes Keloid, d. h. eine Narbenwucherung. Diesen krankhaften Zustand ursächlich zu lösen gelang bisher noch nicht. Bei bekannter Neigung zu Keloiden sollte man daher von einer Operation absehen.

Zu den Kosten

Die Frage der Kosten wird meist am Ende des Beratungsgespräches angeschnitten. Nicht jeder verfügt über ausreichende finanzielle Möglichkeiten, und manchmal entscheidet diese Frage darüber, ob die ersehnte Operation durchgeführt werden kann oder nicht.

Eine ästhetisch-chirurgische Operation wird nicht als medizinisch notwendige, krankheitsbedingte Behandlung betrachtet und gehört daher in aller Regel nicht in die Leistungspflicht der gesetzlichen Krankenkassen, privater Krankenversicherungen oder der Beihilfe. Lange Zeit waren die Krankenkassen auch nicht bereit, die Kosten für die Korrektur einer manifesten Brustdrüsenhypertrophie zu tragen. Nach Lemperle versteht man eine Brustdrüsenhypertrophie als Krankheitsbild, wenn pro Brust wenigstens 400 Gramm Gewebe entfernt werden müssen. Keine 20 Zentimeter von der Brust entfernt sitzt die Schilddrüse. Auch bei einer Hypertrophie dieses Organs muß operiert werden, wobei diese Kosten von der Kasse anstandslos bezahlt werden, obwohl nach einer Kropfentfernung auch ästhetisch ein positiver Effekt zu verzeichnen ist. In beiden Fällen handelt es sich um eine Drüsenhypertrophie.

Kosten für eine Brustverkleinerung werden erstattet

Wegen der Belastung der Wirbelsäule werden mittlerweile die Kosten für eine Brustverkleinerung erstattet. Aber auch eine Höckernase belastet häufig die Seele, nur: Diese Korrektur wird von den Kassen nicht bezahlt. Wenn der Buckel am Rücken operiert wird, stellt niemand die Frage nach den Kosten. Einer Patientin wurden von ihrer Krankenkasse gar 12 psychoanalytische Sitzungen anerkannt, die ihr jedoch nicht geholfen haben. Die Kosten dafür waren höher als der Preis der Nasenkorrektur, die sie schließlich selbst bezahlen mußte. Es ist also in unserem Kulturkreis die Regel, daß der Patient ästhetische Operationen selbst bezahlt.

In einigen Randbereichen ist die Kostenfrage nicht so eindeutig zu klären, etwa wenn bei einer geplanten Bauchdeckenplastik irreguläre Narben von vorangegangenen Operationen oder ein Weichteilbruch bestehen. Es ist daher ratsam, die Frage der Kostenbeteiligung der Kassen noch vor der Vergabe des Operationstermins zu klären. Wenn die Indikation nicht eindeutig ist, wird die Kasse den Patienten meist an den Medizinischen Dienst weiterleiten, wo ein Gutachter darüber entscheidet, ob es sich um eine medizinische oder eine ästhetische Indikation handelt.

Wann sollte bezahlt werden?

Zu welchem Zeitpunkt soll der Patient am besten bezahlen, wenn er die Kosten der Behandlung selbst übernimmt? Eine erfolgreiche Operation und einen angenehmen stationären Aufenthalt zu organisieren erfordern einen nicht unbeträchtlichen Aufwand, deshalb sollte eine eventuelle Terminabsage spätestens 14 Tage vor dem Eingriff erfolgen. Es kommt vor, daß sich jemand am vereinbarten Tag indisponiert fühlt und einfach nicht erscheint, daher verlangen viele Chirurgen zumindest eine Anzahlung zum Zeitpunkt der festen Terminierung. Vielerorts ist auch die Liquidation des vollen Betrages am Tag der Operation üblich. Es wird argumentiert, daß es sich um einen lange im voraus planbaren Eingriff handelt und daß die Patienten, die die Vorauszahlung geleistet haben, später zufriedener sind.

Die Kosten beinhalten:
- das Operationshonorar,
- das Narkosehonorar,
- eventuell den Klinikaufenthalt und
- eventuell Nebenkosten für Implantate, besonders teure Medikamente (Gewebskleber) etc.

Die Kosten

Der Tagespflegesatz in verschiedenen Privatkliniken kann 250 bis 600 Mark pro Tag betragen, eine Stunde Vollnarkose kostet bis zu 500 Mark, und das Operationshonorar wird zwischen 1000 Mark bei kleinen und 10 000 Mark bei großen Eingriffen liegen. Für komplizierte mittelgroße Eingriffe werden 4000–6000 Mark veranschlagt. Bei Billigangeboten kann nicht ausgeschlossen werden, daß jemand sich die fehlende Erfahrung aneignen will, ohne große Summen zu liquidieren, andererseits muß der teuerste Chirurg nicht immer auch der beste sein.

Und wenn es schiefgegangen ist?

Sicherlich hätten sowohl der Patient als auch der Chirurg von der geplanten Operation Abstand genommen, hätten sie gewußt, daß eine schwerwiegende Komplikation auftreten würde.
Die Erfolgsaussichten ästhetischer Operationen kann man nur individuell einschätzen. Auch wenn der Patient das Ergebnis der Operation in ästhetischer Hinsicht als unzureichend bezeichnet, wird ein Prozeß hierzulande im Hinblick auf Schadenersatzansprüche juristisch nicht aussichtsreich sein. Andererseits zahlen Haftpflichtversicherungen bei eindeutiger Beweislage schon im Vorfeld eine Entschädigung, um teureren gerichtlichen Auseinandersetzungen aus dem Weg zu gehen.

Behandlungsvertrag

Mit dem Arzt wird ein Behandlungsvertrag abgeschlossen, der sich juristisch an den Dienstvertrag anlehnt. Im Dienstvertrag müssen beim Erbringen der Leistung die Regeln der Kunst beachtet werden, der Ausführende übernimmt jedoch keine Garantien für ein bestimmtes Ergebnis. Dies steht im Gegensatz zum gewerblich üblichen Werkvertrag, bei dem der Erfolg der übernommenen Auftragsleistung garantiert wird und die Pflicht zur Nachbesserung besteht, falls der Erfolg ausbleibt. Wenn der Patient mit dem Ergebnis seiner Operation unzufrieden ist, hat er in zwei Konstellationen Aussicht, einen Schadenersatzprozeß zu gewinnen:

- wenn ein Kunstfehler vorliegt, oder
- wenn der Arzt seiner Aufklärungspflicht unzureichend, lückenhaft oder gar nicht nachkam.

Nachweispflicht von Patient und Arzt

Ein Kunstfehler muß von seiten des Patienten nachgewiesen werden, während der Nachweis der korrekten Aufklärung vom Arzt erbracht werden muß.

Wenn nun offensichtlich geworden ist, daß ein Eingriff schiefgegangen ist, muß es dennoch nicht gleich zum Schadenersatzprozeß kommen. Der gewissenhafte Chirurg wird vorschlagen, selbst die Korrektur vorzunehmen, und zwar »auf Kosten des Hauses«. Und wenn er sich dazu aus welchen Gründen auch immer außerstande sieht, wird er wissen, zu welchem Kollegen seines Vertrauens er den Patienten schicken kann.

Bei einem Prozeß verliert man viel Zeit, Geld und Nerven, und er ist für beide Seiten unangenehm. Deshalb gilt die Empfehlung, eine Kompromißlösung anzustreben. Aber auch wenn keine Einigung zu erzielen ist, bleibt der Patient nicht ohne Hilfe: Bei den zuständigen Ärztekammern sind Schiedsstellen eingerichtet, die kostenlose Gutachten anfordern können. Manchmal sind mehrere Gutachten notwendig, um einen Kunstfehler nachzuweisen.

Falls der Patient vor Gericht geht, wird die Haftpflichtversicherung des Operateurs Ersatz leisten, allerdings erst, nachdem der Patient den Prozeß gewonnen hat und ein rechtskräftiges Gerichtsurteil ergangen ist. Das ist ein sehr langer Weg, und deshalb sollte man zuvor eine einvernehmliche Schlichtung anstreben.

Im Streitfall schlichten lassen

Gründe für eine Enttäuschung

Enttäuschungen sind in jedem Fall zu befürchten, wenn ein nichtidealer Patient auf einen nichtidealen Operateur trifft. Wenn ein Chirurg seine Indikationen sehr streng stellt, werden manche Patienten schon deshalb enttäuscht sein, weil er die von ihnen gewünschte Operation abgelehnt hat. Sie sollten jedoch bedenken, daß der Chirurg auf diese Weise im Interesse des Patienten handelt, um eine vermutlich noch größere Enttäuschung nach der Operation zu vermeiden.

Eine Operation kann nur dann empfohlen werden, wenn der Operateur aufgrund seiner Erfahrung davon ausgehen kann, daß nach der Operation wenigstens eine einigermaßen bedeutsame Verbesserung eintreten wird. Das Vertrauen des Patienten in diesem Punkt zu erwerben erfordert eine Gewandtheit, die schon an Kunst grenzt.

Chirurgie ist keine exakte Wissenschaft wie zum Beispiel die Geometrie. Deshalb ist es manchmal schwierig, nachzuvollziehen, was der eigentliche Wunsch des Patienten ist, wie er sich das Endergebnis vorstellt. Es ist daher sehr wichtig, besonders beim ersten Beratungsgespräch, daß Patient und Arzt einander zuhören, um die Möglichkeit von Mißverständnissen auf ein Minimum zu reduzieren.

Chirurgie ist nicht so exakt wie Geometrie

Für den Operateur ist eine deutliche Deformität eine dankbare Aufgabe: Je größer die Deformität vor dem Eingriff, um so höher wird der Erfolg der Operation eingestuft, obgleich die Operationstechnik bei kleineren Deformitäten die gleiche bleibt. Bei kleinen oder kaum merklichen Formabweichungen besteht von vornherein das Risiko, daß sie dem Patienten kaum helfen werden und ihn im Ergebnis nicht befriedigen. Auch bei, aus der Sicht des Patienten, zwingenden

Gründen muß man die Angelegenheit sehr genau prüfen und beiden Seiten Bedenkzeit einräumen.

Weiterhin muß man bedenken, daß dem Operateur die anatomische Form vorgegeben wird. So ist beispielsweise aus einem kurzen und breiten Brustkorb keine elegante »Tropfenbrust« zu formen. Auch das Gestalten der schönstmöglichen Nase in einem sonst nicht attraktiven Gesicht wird im Ergebnis keine umwerfende Schönheit bewirken. Auch diese Gesichtspunkte müssen vor dem geplanten Eingriff berücksichtigt werden, um Enttäuschungen zu vermeiden.

Unrealistische Erwartungen vermeiden

Wenn sich jemand Hals über Kopf zur Operation entschließt, kann dies auch Ausdruck einer emotionalen Kurzschlußreaktion sein. Man sollte dann als Chirurg zunächst einmal Zurückhaltung üben und eine längere Bedenkzeit empfehlen. Auch wenn die Erwartungen unrealistisch angesetzt werden, wenn von der Operation ein Wunder erwartet wird, sollte man den Enthusiasmus des Patienten dämpfen. Wenn jemand die Operation vornimmt, um eine gefährdete Partnerschaft zu »kitten« oder sich durch das neue Aussehen einen tollen Job verspricht, wird das Ziel meist verfehlt, und Enttäuschung macht sich breit.

Der Wunsch des Patienten nach einer Veränderung kann auch psychisch überlagert sein. Wenn diese Probleme überwiegen und der Patient nicht nur mit seinem Äußeren, sondern mit seinem ganzen Selbst unzufrieden ist, wird auch die gewünschte Operation nicht die ersehnte Erleichterung bringen können. Im Zweifelsfall muß man gelegentlich auch eine psychologische Beratung vorschlagen, um den richtigen Entschluß zu fällen.

Im Zweifelsfall psychologische Beratung

Die größte Enttäuschung entsteht sicherlich dann, wenn ein Kunstfehler begangen wurde, d. h., wenn die Regeln der Kunst von (meist unerfahrenen) Operateuren nicht eingehalten wurden. Bei gründlich ausgebildeten und amtlich geprüften plastischen Chirurgen werden Kunstfehler äußerst selten vorkommen.

Das Operationsergebnis kann natürlich auch durch Umstände negativ beeinflußt werden, die nicht in der Hand des Arztes liegen und unvorhersehbar sind.

Ästhetisch-plastische Operationen

Ein sympathisches Gesicht – Mimik und Physiognomie

Die Mimik als Muskelspiel des Gesichts und Form des sozialen Ausdrucks trägt entscheidend zur zwischenmenschlichen Kommunikation bei. Sie erzählt Geschichten und erteilt Befehle, verrät Aggression und zeigt Zuneigung. Durch unsere Mimik vermitteln wir 6 grundlegende emotionale Zustände: Freude, Trauer, Ekel bzw. Abscheu, Überraschung bzw. Erstaunen, Zorn und Angst. Diese universellen nonverbalen Botschaften werden unbewußt gesendet und meist auch unbewußt registriert. Sie gleichen sich in allen Kulturen und werden jeweils ähnlich interpretiert. Die Wissenschaft, die das Gesicht erforscht, heißt Prosopologie.

6 elementare emotionale Zustände

Die Mimik der rund 80 Gesichtsmuskeln wird über den VII. Hirnnerv, den Nervus facialis, gesteuert und steht mit dem limbischen System des Gehirns in Verbindung. Dieses System verarbeitet Emotionen und gehört entwicklungsgeschichtlich zu den älteren Hirnstrukturen, daher ist unsere Mimik auch viel älter als die verbale Kommunikation (Abb. 13).

Im Überlebenskampf hat der Mensch u. a. gelernt, die guten bzw. schlechten Absichten seines Gegenübers anhand von dessen Mimik zu erkennen. Sie ist eine der präzisesten Ausdrucksformen, über die der Mensch verfügt.

Die linke Hirnhälfte verwaltet den Verstand, mit ihr denken, sprechen und schreiben wir beispielsweise. Die rechte Hirnhälfte ist die »Gefühlsseite« und lenkt die Kreativität. Mit ihr nehmen wir beispielsweise Musik, Schönheit oder Trauer wahr.

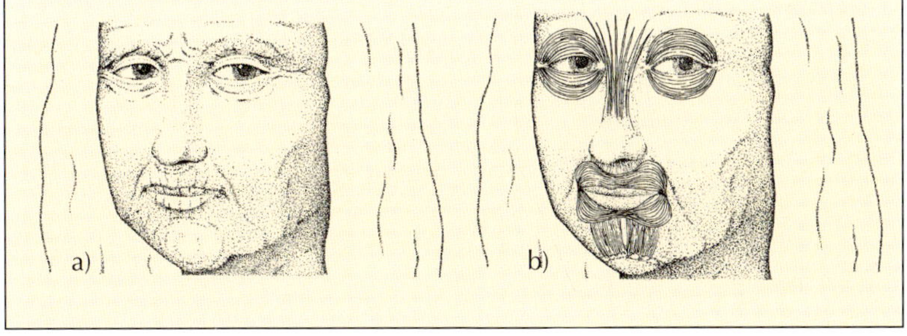

Abb. 13
Beispiel für die muskuläre Steuerung des Gesichtsausdrucks
a) Falten der Gesichtshaut;
b) steuernde Muskulatur

Für die Deutung der mimischen Aktivität ist es wichtig, zu wissen, daß die Hirnhälften miteinander in Verbindung stehen: Die linke Hirnhälfte verwaltet die rechte Körperseite, und die rechte Hirnhemisphäre ist für die linke Körperseite verantwortlich. Verletzungen des Hirns rechtsseitig im Bereich des Hinterhaupts verursachen daher z. B. die Unfähigkeit, Gesichter wiederzuerkennen. Es wirkt tragisch und schockierend, wenn solche Patienten dann z. B. die Gesichter ihrer nächsten Verwandten nicht erkennen.

Abwege der Forschung

Die Forschung über die Physiognomie führte auch zu rassistischen Vorurteilen und zur Kriminalisierung von Menschen mit bestimmten Gesichtszügen. Der italienische Psychiater Cesare Lombroso (1836–1909) war Begründer jener anthropologischen Wissenschaft, die Kriminelle studiert. Aufgrund systematischer Untersuchungen an Kriminellen behauptete er, daß es unter ihnen mehr körperliche und seelische Anomalien gäbe als in der übrigen Bevölkerung. Die Folge dieser Anomalität sei, so Lombroso, der unmittelbare moralische Verfall. Aus diesen Untersuchungen entstanden »Lombrosos Kriminaltypen«. Unter anderem behauptete er auch, daß Genialität eine gewisse Nähe zur Geisteskrankheit habe.

Die heutige Wissenschaft hat seine Ideen fast völlig verworfen, unter Laien sind sie jedoch weiterhin verbreitet, weil diese in jedem häßlichen Menschen einen potenziellen Kriminellen vermuten. Die Mehrzahl der Filme, besonders aus Hollywood, folgt dieser Schwarzweißmalerei in der Rollenverteilung: Die Schönen stehen den Häßlichen gegenüber, wobei die Häßlichen in der Regel die Bösen sind.

Lombrosos Zeitgenosse und Kollege, der Pariser Nervenarzt Guillaume Benjamin Duchenne (1806–1875), reizte das Nerven-Muskel-Geflecht des Gesichts, das eigentlich das wirkungsvollste Signalsystem des Menschen darstellt, mit Elektroden. Auf diese Weise hat er 80 verschiedene mimische Aktivitäten hervorgerufen.

44 anatomische Grundeinheiten

Paul Ekman, Psychologe der Gegenwart aus San Francisco, hat das System des mimischen Codes untersucht und dabei 44 anatomische Grundeinheiten (Action-units) festgestellt. Ihre Kombination ermöglicht zahllose Varianten. Die Position der Mundwinkel beispielsweise ist klassisch und wird von Karikaturisten häufig genutzt. Emporgezogen drücken sie Fröhlichkeit aus, wenn sie sich dagegen nach unten ziehen, zeigen sie Trauer oder Unlust. Der Muskel, der die Augenbrauen zusammenzieht, verursacht dadurch den »finsteren« Gesichtsausdruck, und das Rümpfen der Nase ist ein Ausdruck der Ablehnung und inneren Distanz. Geziertes, künstliches Lächeln wird durch die alleinige Kontraktion des ringförmigen Mundmuskels hervorgerufen; das aufrichtige, herzhafte Lächeln dagegen schließt die gleichzeitige Kontraktion der ringförmigen Augenmuskeln ein. Dieses natürliche Lächeln nannte Ekman zu Ehren seines Vorgängers »Duchenne-Lächeln«.

Ethologen – also Verhaltensforscher – behaupten, daß das Tätowieren oder Sichmaskieren dazu dient, sich schöner, stärker, vielleicht auch besser, auf jeden Fall jedoch anders darzustellen, als man ist. Frauen »retuschieren« sich mit Make-up, und Männer mit Vollbart möchten bewußt oder unbewußt ihre Macht, Kraft oder Männlichkeit hervorheben. Auch Gott wird z. B. oft mit einem Vollbart dargestellt. Ein starker Bart verleiht jedoch einen drohenden Gesichtsausdruck, und das ist der Hauptgrund, warum sich die Mehrzahl der Männer heutzutage rasiert. Der rasierte Mann wirkt jünger, kommunikativer, sauberer – ihm bleiben keine Nahrungsreste oder Geruch im Bart hängen. Neben einem Bart verstecken auch getönte Brillen die Mimik.

Männliche und weibliche Merkmale

Englische Psychologen von der Universität Nottingham haben frisch rasierte männliche und weibliche Gesichter ohne Make-up fotografiert, wobei die Haare durch eine neutrale Bademütze verdeckt waren. Durchschnittliche Testpersonen, denen solche Fotos vorgelegt wurden, waren zu 97 Prozent in der Lage, das richtige Geschlecht der darauf Abgebildeten anzugeben, und die Reaktionszeit betrug nur 0,6 Sekunden. Erst wenn die Fotos im Bereich der Augenbrauen, der Nase und des Bartes manipuliert wurden, sank die Trefferquote unter 70 Prozent. In diesen Gesichtspartien liegen die typischsten geschlechtsbezogenen Merkmale.

Nicht nur Schauspieler, Diplomaten, Händler, Pokerspieler, sondern auch gewöhnliche Menschen verbergen ihre Gefühle häufig hinter einer Mimik, die diesen Gefühlen nicht entspricht. In diesem Zusammenhang ist es interessant, sich an den Ursprung des Begriffs »Persönlichkeit« zu erinnern: Das lateinische Wort »persona« bedeutet Maske. Vor allem Asiaten sind bekannt dafür, daß sie ihre Emotionen, darunter besonders die negativen, maskieren können.

Normalerweise braucht ein Mensch die mimische Reaktion als Teil der Reaktion auf eine Äußerung seinerseits. Als soziales Wesen sucht er die emotional-mimische Resonanz. Soziologisch gesehen ist die mimische Reaktion geradezu ein Psychotonikum. Ein Lächeln oder

Lachen beispielsweise können ungeheuer aufmuntern, im Gegensatz dazu empfinden wir gleichgültige, versteinerte Gesichter als Reaktion auf eine emotionale mimische Mitteilung als beleidigend oder verletzend.

Das Gesicht als geheimnisvolles Medium von Anziehung und Ablehnung verrät die Identität und den momentanen emotionalen Zustand einer Person. Seine Botschaften werden von der Umgebung intuitiv aufgenommen, und Sympathie bzw. Antipathie entstehen sofort, schon bei der ersten Begegnung, und werden später nur schwer revidiert.

Das stete Wiederholen bestimmter mimischer Ausdrucksformen »graviert« diese Stereotypen in das Gesicht der betreffenden Person ein, so daß sich schließlich deren Leben darin widerspiegelt. Dies ist nach ungefähr 35 Jahren geschehen. Sowohl Konfuzius als auch Albert Camus schrieben, daß ab einem gewissen Alter jeder für sein Gesicht selbst verantwortlich ist.

Die drei Abschnitte des Gesichts

Das heutige Wissen um Physiognomie hat seine Grundlagen in der 3500 Jahre alten chinesischen Kunst des Gesichtslesens (Xiangmian). Anhand der Form einzelner Gesichtsabschnitte werden Rückschlüsse auf die Charakterzüge und das Schicksal des Menschen gezogen. Dabei wird das Gesicht in drei Abschnitten beurteilt:

1. vom Haaransatz bis zur Nasenwurzel,
2. von der Nasenwurzel bis zur Oberlippe und
3. von der Oberlippe bis zur Kinnspitze.

Alle drei Abschnitte des Gesichts sind ungefähr gleich lang, und ein harmonisches Verhältnis zueinander läßt auch einen harmonischen Charakter vermuten. Eine hohe und breite Stirn des Mannes läßt auf eine scharfe Intelligenz schließen, kann jedoch auch durch vorzeitigen Haarausfall vorgetäuscht werden. Eine zu hohe Stirn bei Frauen wird als Zeichen von Kälte und Unnahbarkeit gedeutet. Eine niedrige Stirn, besonders beim Mann, soll dagegen Primitivität und Brutalität verraten.

Große, offene Augen gelten als schön, und seit Jahrtausenden haben Frauen sich so geschminkt, daß ihre Augen noch größer wirken. Italienische Kurtisanen haben früher Augentropfen benutzt, damit sich ihre Pupillen attraktiv erweitern. Sie enthielten einen Extrakt aus den Blättern der Tollkirsche, sehr treffend auch Belladonna (schöne Frau) genannt. Sehr kleine Augen werden entsprechend mit negativen Charakterzügen gleichgesetzt: Neid, Eifersucht, Mißtrauen etc.

Eine große Nase soll beim Mann von Vitalität, sexueller Potenz, Mut und Ehrgeiz zeugen, während bei Frauen eher eine zierliche, kurze Nase dem Schönheitsideal entspricht. Wenn der Mund voll und groß ist, deutet er auf Sinnlichkeit, Erotik, Kontaktfreudigkeit, der kleine Mund dagegen ist Zeichen für Willensstärke, Egoismus, manchmal auch für Selbstherrlichkeit.

Was sagt die Nase?

Auch die Form des Kinns wird verschieden gedeutet. Weder ein zu rundes noch ein zu eckiges Kinn entspricht einer friedlichen Natur mit Familiensinn. Menschen mit spitzem Kinn seien intelligent und empfindlich, und ein breites, eckiges Kinn bedeutet Ehrlichkeit, Energie und kämpferische Vitalität, heißt es.

Der Wiener Ethologe Karl Grammer hat mit dem Computer aus mehreren Frauengesichtern das weibliche Durchschnittsgesicht zusammengestellt. Es wurde anschließend als das schönste von allen der für diese Mixtur benützten Gesichtern beurteilt. In seinem Buch »Signale der Liebe« behauptet er, daß das durchschnittliche Gesicht bei der Frau wegen der Harmonie gewünscht wird, die gesunde Nachfahren verspricht. Ein Mann dagegen braucht betonte Extreme, zum Beispiel einen starken Unterkiefer oder Hals, um zu gefallen. Diese Details suggerieren soziale Dominanz. Bei beiden Geschlechtern sind jedoch Symmetrie, glänzendes Haar und saubere Haut als Zeichen der Gesundheit wünschenswert.

Das weibliche Durchschnittsgesicht

Duncan Rowland von der schottischen Universität St. Andrew hat den Prototyp der »Hyper-woman« bestimmt. Er meint damit das weibliche Gesicht nach dem Kindchenschema, das Schutzbedürftigkeit suggeriert. Dazu gehören eine kleine Nase, große Augen sowie ein geringer Abstand zwischen Augen und Kinn. Diesem »Baby-face« gibt man noch hohe, geschwungene Augenbrauen, etwas hohle Wangen und einen relativ großen Mund. Anderen Wissenschaftlern zufolge ist die ideale Frau 24,8 Jahre alt, dann ist der Spiegel des weiblichen Hormons Östrogen am höchsten, die Brustform ist am üppigsten, und die Lippen sind am vollsten, man denke nur an den Schmollmund von Brigitte Bardot.

Baby-face

»Die Menschen aller Rassen bevorzugen das, was sie gewohnt sind zu sehen«, schrieb der englische Naturforscher Charles R. Darwin (1809–1882). In unserem Zeitalter der blitzschnellen visuellen Kommunikation überwiegt dagegen eine universelle Ästhetik des Gesichts. So lassen z. B. asiatische Frauen ihre Gesichter durch operatives Anbringen der Oberlidfalte europäisieren, und europäische Frauen lassen sich manchmal die Lidachse operativ schräg stellen.

Modefotografen und Image-Bildner wollen uns mit ihrem Schönheitsideal manipulieren. So schreibt z. B. Terry Landau, daß Gesichter die »*Hauptquelle der motivierenden Kraft sind, um sozialen, politischen, ästhetischen und moralischen Ideen Anerkennung zu verschaffen*«.

Frische und Ausdruckskraft statt Vereinheitlichung

Ich dagegen glaube, daß die Vereinheitlichung der Gesichtsästhetik eher als unerwünscht gelten müßte. Es ist durchaus positiv, ein frisches, ausdrucksstarkes Gesicht anzustreben und häßliche Deformitäten zu beseitigen, aber nicht um den Preis eines Verlustes an Individualität. In dieser gesichtslos gewordenen Welt haben wir nichts von einem schönen, aber kalten Gesicht. Was wir brauchen, ist ein sympathisches, warmes Gesicht. Wenn der Mensch eine Pflanze wäre, wäre sein Gesicht die Blume, und diese Blume sollte blühen und duften.

Das Altern – Ursachen, Spuren, Grenzen

»*Das Herz hat keine Altersfalten.*« Dieser Aphorismus des Marquis de Sevigne weist darauf hin, daß man auch im hohen Alter Freude am Leben haben kann. Auch Salvador Dalí meinte, daß es besser sei, »*70 Jahre jung als 30 Jahre alt zu sein*«. Daraus folgert der Schriftsteller Robert Musil: »*Keine Grenze verlockt mehr zum Schmuggeln als die Altersgrenze.*«

1 Milliarde – magische Zahl für Säugetiere

Biologisch gesehen sind Säugetiere auf zirka eine Milliarde Herzschläge im Leben geeicht. Da die verschiedenen Tierarten jedoch jeweils eine unterschiedliche Anzahl von Herzschlägen pro Minute haben, ist auch ihre Lebensdauer verschieden. So schlägt das Mäuseherz 550mal pro Minute, und die Maus lebt 3,5 Jahre. Beim Elefanten schlägt das Herz langsamer: 28mal pro Minute. Deshalb lebt der Elefant 70 Jahre. Der amerikanische Biologe Jay Gould fand heraus, daß diese magische Zahl – 1 Milliarde – für alle Säugetiere, wie z. B. Kaninchen, Känguruhs oder Hunde, ungefähr übereinstimmt.

Nur der Mensch hat diese Schranke durchbrochen: Mit 75 Jahren hat sein Herz dreimilliarden- und mit 100 Jahren viermilliardenmal geschlagen. Das höchste urkundlich nachgewiesene Alter eines Menschen betrug 118 Jahre, obwohl man noch Ältere vermutet, deren Alter jedoch nicht nachgewiesen werden kann. Auf dieser Erde lebt nur die Schildkröte länger als der Mensch.

Welcher Voraussetzungen bedarf es, um alt zu werden? Alle sehr alten Menschen haben ihr Leben lang hart gearbeitet – physisch oder psychisch (oder beides) –, sie haben Extreme im Leben gemieden, sind nicht umgezogen, haben also ihre Wurzeln geschont, und häufiger Zwiebeln gegessen.

Zur Lebenserwartung

Der amerikanische Molekularbiologe Leonard Hayflick hat festgestellt, daß die Lebenserwartung eines jeden Lebewesens von der maximalen Teilungsfähigkeit seiner Zellen abhängt. Er fand heraus, daß die menschliche Zelle in der Lage ist, sich 40- bis 60mal zu teilen. Danach ist unsere biologische Uhr »abgelaufen«. Diese Zahl beträgt bei Mäusen z. B. 28 und bei Schildkröten 120. Die einzigen Zellen, die diesem Gesetz nicht gehorchen, sind die Krebszellen. Wird man von ihnen lernen, wie sich Leben verlängern läßt?

Molekular gesehen erneuert sich der Mensch durchschnittlich alle 11 Monate. Materiell bleibt dann vom vorherigen Wesen nur die genetische Erinnerung an das körperliche Gerüst.

Äußere Zeichen des Alterns

Die äußeren körperlichen Zeichen des Alterns sieht man an der Haut. Die Augenlider und das Gesicht »sinken ab«, die Nase »wächst« vom 17. bis zum 70. Lebensjahr um 1 Zentimeter, das heißt um 20 Prozent ihrer ursprünglichen Länge. Sie wächst jedoch nicht, sondern »tropft« über das vorgegebene Skelett herab. Auch die Ohren wandern nach unten und verlängern sich. Das Oberlippenweiß wird länger und das Lippenrot schmaler. Schmale Lippen sind aus der Literatur oft zu Unrecht als Zeichen negativer Charakterzüge bekannt, daher ist die Oberlippenauffüllung besonders bei Frauen beliebt, da die Lippen dann sinnlicher wirken. Tatsache ist, daß alle diese Alterszeichen am nicht zu versteckenden Gesicht abzulesen sind, was Elisabeth Taylor veranlaßt hat zu sagen: »*Wenn der liebe Gott schon entschieden hat, daß Frauen Falten haben müssen, warum dann nicht an den Fußsohlen?*«

Für den Dichter sind die weiblichen Brüste mal die »Früchte des Garten Eden«, mal werden sie als »Äpfel der Hölle« bezeichnet. Nun, wie die reifen Früchte folgen auch die schönsten Brüste mit der Zeit der Schwerkraft der Erde. Überflüssige, gefaltete Haut findet sich besonders im Bauchbereich bei Frauen nach Geburten, aber auch an Oberschenkeln, Oberarmen und Händen. Hier können straffende Operationen Abhilfe schaffen.

Im Alter wird nicht nur das Gesicht faltig, sondern auch der Hals, und zwar bisweilen noch ausgeprägter (Abb. 14). Der prüfende Blick in den Spiegel weckt die bange Frage: »Wenn auch andere diese Fal-

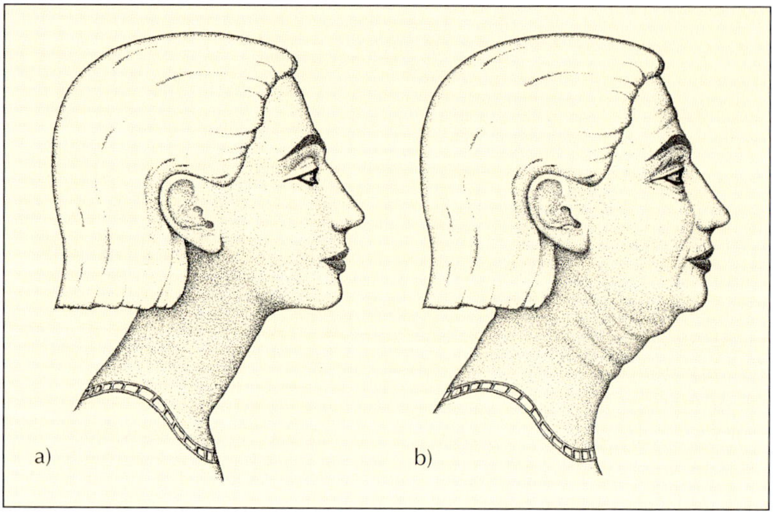

Abb. 14 Veränderungen des Gesichts im Alter
a) Junges, wohlproportioniertes und faltenfreies Gesicht;
b) Fettablagerungen mit orthostatischen und mimischen Falten im Alter

ten bemerken, werden sie meinen, ich sei nicht mehr so leistungsfähig wie früher?« Mit dem Spiegelphänomen ist ein Teufelskreis eröffnet, der in eine psychische Krise – manchmal auch Midlife-crisis genannt – führt. Berufliche, sexuelle, partnerschaftliche Probleme entstehen nicht als Folge von ein paar Fältchen, sondern aus der gesunkenen Selbstsicherheit. Man traut sich immer weniger zu, und folglich schmilzt die gewohnte Leistung tatsächlich dahin.

Hier kann die ästhetisch-plastische Chirurgie Berge versetzen. Die geliftete Haut erfrischt das Aussehen nicht nur aus Eitelkeit, sondern auch die vorhandene innere Energie bleibt nicht länger versteckt: Bitte schön, hier bin ich!

Der französische Schriftsteller, Philosoph und Kritiker André Maurois scherzt: »*Man ist in den besten Jahren, wenn man die guten hinter sich hat.*« Auch der englische Schriftsteller John Knittel ironisiert mit Charme dieses Phänomen: »*Alt ist man dann, wenn man an der Vergangenheit mehr Freude hat als an der Zukunft.*« Es ist in dieser patriarchalisch institutionalisierten Welt ganz in Ordnung, wenn ein Mann älter wird: Sein interessantes Leben kann man ihm vom Gesicht ablesen. Wenn Frauen alt werden, wird dagegen so getan, als ob sie darauf kein Recht hätten. Der alte Frauenhasser und Philosoph Arthur Schopenhauer schrieb: »*Außerhalb dieser Jahre* (von 18 bis 28, Anm. d. Autors) *hingegen kann kein Weib uns reizen … Jugend ohne Schönheit hat immer noch Reiz; Schönheit ohne Jugend keinen …«* Auch der Dichter Dušan Radović gibt in seinem Buch »Guten Morgen, Belgrad« zu: *»Die Häßlichen sind zu beneiden, denen wird man nicht nachsagen, wenn sie einmal alt werden, daß sie einst schön waren.«* Als Ungerechtigkeit, ja als Chauvinismus unserer Zivilisation muß man die Forderung an die Frauen bezeichnen, daß sie sowohl jung als auch schön auszusehen haben. Folglich kommen sie acht- bis neunmal häufiger zum plastischen Chirurgen als Männer.

Auch Frauen haben ein Recht zu altern

Außer an der Haut sind die Spuren der Zeit auch an anderen Organen feststellbar. Die Haare werden weiß und fallen aus, die Augenlinse verliert Elastizität, Seh- und Hörsinn werden schwächer, ein Teil der Lungenbläschen geht verloren, Kalk lagert sich an den Innenwänden der Gefäße an, Gelenke verlieren Knorpel, Knochen verlieren Kalzium, Muskelfasern werden zum Teil durch Fett ersetzt. Die physische Kraft läßt nach, die Energie des Bestehens scheint erschöpft zu sein.

»Altern ist nicht angenehm, aber das ist die einzige bislang bekannte Methode, um lange zu leben«, lautet ein Aphorismus von Sent Beuve. Außer der Energie und der Leistungsfähigkeit lassen auch das Gedächtnis und die geistige Konzentration im hohen Alter nach. Der Gesundheitszustand verschlechtert sich insgesamt, weil das menschliche Immunsystem Eigenes nicht mehr von Fremdem unterscheiden kann. So kommt es zu Autoimmunreaktionen, im Organismus herrscht Verwirrung wie in einer Art »Bürgerkrieg«. Ein zynischer Gerontologe sagte einmal, daß das Alter *»die einzige Erkrankung sei, bei der man keine Genesung erwartet«.*

Illusion des Jungbrunnens

Das Phänomen des »Jungbrunnens« symbolisiert den mythischen Wunsch nach ewiger Jugend. Ähnlich wie die Illusion vom Stein der Weisen war auch der Versuch der Alchemisten zu sehen, aus Sand Goldpulver herzustellen. Die Pharmaindustrie der Gegenwart investiert Milliarden, um auf molekularem Wege die Lebensdauer verlängern zu können. Werden wir uns diese Verlängerung einst in der Apotheke kaufen können?

Durch die Einnahme von Wachstumshormonen (Somatotropin) lassen sich Alterungsprozesse biochemisch verlangsamen. Solche Kuren können jedoch ein Vermögen – einige zehntausend Mark – kosten. Wissenschaftler haben herausgefunden, daß freie Radikale die Alterungsprozesse im Körper beschleunigen. Sie entstehen durch UV-Strahlen, Luftverschmutzung, Zigarettenrauch und auch bei übertriebenem Leistungssport. Der amerikanische Arzt Kenneth H. Cooper empfiehlt Antioxidanzien als Mittel gegen freie Radikale. Zu den Antioxidanzien zählen die Vitamine C und E, Beta-Carotin und das Oligoelement Selen. Eine Kombination dieser Mittel gibt es als Kapseln rezeptfrei im Handel. Auch eine Ernährung mit viel Obst, Gemüse, Vollkornprodukten und Magermilcherzeugnissen hilft gegen freie Radikale.

Nachdem der bekannte französische Mediziner, Biochemiker und Physiker Etienne-Emile Baulieu bei der Entwicklung des ersten oralen Kontrazeptivums mitwirkte und die umstrittene Abtreibungspille RU 486 erfunden hat, ist er nun auf dem besten Weg, für eine neue Sensation zu sorgen: Die »Jugendpille« heißt wissenschaftlich DHEA und entspricht biochemisch dem Dehydrioepiandrosteron des menschlichen Organismus.

Die »Jugendpille«

Bei Testpersonen, die die Substanz erhielten, blieben Depressionen aus, und sie fühlten sich nach der Einnahme körperlich und geistig leistungsfähiger und insgesamt zufriedener. Das Gedächtnis soll unbeeinträchtigt bleiben, die sexuelle Lust und der Wunsch nach körperlicher Betätigung und Bewegung bleiben erhalten. Angeblich soll die Wunderpille auch in der Herstellung preiswert sein. Das Projekt befindet sich zur Zeit in der Entwicklungsphase, die noch 4–5 Jahre dauern könnte.

Inzwischen versuchen wir, mit herkömmlichen Mitteln zurechtzukommen. Ihre eigene Lebenserwartung läßt sich anhand des Alters abschätzen, das Ihre Eltern erreicht haben. Im allgemeinen ist man so alt wie seine Gelenke und Gefäße. Aber auch eine junge Seele ist im hohen Alter ein wundersam verjüngendes Mittel. Schließlich besteht die Weisheit des Alterns nicht in ewiger Jugend, sondern im sinnvollen Altwerden. Man sollte nicht dem Leben die Jahre, sondern den Jahren das Leben hinzufügen. Um noch einmal mit dem Dichter Dušan Radović zu sprechen: »*Es ist schön, jung zu sein, aber es ist kein geringerer Erfolg, alt geworden zu sein.*«

Wichtig: der Zustand von Gelenken und Gefäßen

Falten und 14 Wege, sie zu beseitigen

Nur wenige Menschen stehen ihren Falten im Gesicht ganz gleichgültig gegenüber. Besonders Frauen reagieren manchmal empfindlich auf Falten, die als Zeichen des Verlustes der Jugend verstanden werden: Ihr Altern wird im Gesicht sichtbar.

Mehrere Faktoren spielen dabei eine Rolle. Mit dem Alter verliert die Haut sowohl die kollagenen und elastischen Fasern des Bindegewebes als auch das stützende Unterhautfettgewebe, das z. B. bei Babys die Haut aufspannt und ihr Volumen gibt.

Auch die Dicke der Haut ist wichtig, denn bei dickerer Haut entstehen die Falten später. Deshalb läßt sich auch bei Asiaten, deren Haut dicker ist, das Alter schlecht schätzen. Sie bekommen erst sehr spät Falten im Gesicht. Weibliche Haut ist dünner als männliche, und deshalb sehen Frauen oft älter aus als ihre gleichaltrigen männlichen Partner.

Auch das Rauchen und häufigeres Sonnenbaden, ob im Süden oder im Solarium, haben frühere und tiefere Falten zur Folge. Auch übermäßiges Make-up fördert eine frühzeitige Faltenbildung. Grundsätzlich gibt es im Gesicht zwei Arten von Falten:

- mimische Falten und
- orthostatische Falten.

Mimische und orthostatische Falten

Mimische Falten entstehen durch die Aktivität der mimischen Muskulatur und sind besonders dort ausgeprägt, wo die mimischen Muskeln oberflächlich liegen und dicht an der Haut ansetzen: um den Mund und um die Augen herum. Man bezeichnet sie als Sorgen-, Zornes- oder Denkfalten, als »Zitronenfältchen« (über bzw. unter der Lippe), Lachfalten usw. Neben den mimischen Falten spricht man auch noch von Schlaf- und Altersfalten.

Orthostatische Falten entstehen durch die Wirkung der Schwerkraft, der ganze Gesichtseinheiten folgen. Die Haut dehnt sich und »tropft« nach unten: Stirn, Augenbrauen, Augenlider, Nase, Oberlippe, Wangen, aber auch Halspartien, Brust, Bauch usw. Auch hier gibt es große individuelle Unterschiede. Besonders rasch verläuft der Altersprozeß bei Hautatrophie.

Stadieneinteilung von Falten

Nach der Aufteilung von Fitzpatrick unterscheidet man aufgrund der Tiefe 3 Stadien von Falten:

- I. milde Falten,
- II. mäßige Falten und
- III. schwere (tiefe) Falten.

Abb. 15
Verfahrensweisen beim Glätten von Gesichtsfalten
a) Gesichtsfalten können mit verschiedenen Substanzen unterspritzt oder b) durch Abschleifen, Laserbehandlung oder Peeling oberflächlich abgetragen werden.

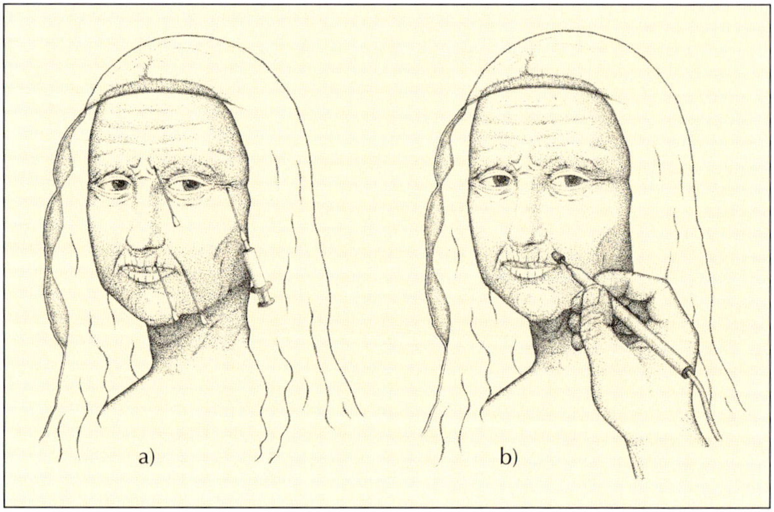

Beseitigung von Falten

Es war schon immer eine der Hauptaufgaben der ästhetisch-plastischen Chirurgie, die Falten besonders im Gesicht zu beseitigen bzw. für längere Zeit unsichtbar zu machen. Bevor man auf straffende Face-Lifting-Operationen zurückgreift, muß man die weniger aufwendigen Prozeduren in Betracht ziehen. Dabei werden grundsätzlich zweierlei Vorgehensweisen unterschieden (Abb. 15 und 16):

- Glätten der Falten von außen und
- Auffüllen der Falten von innen.

Abb. 16
Die Oberhaut wird mit einem schnell rotierenden, diamantstaubbeschichteten Zylinder abgeschliffen.

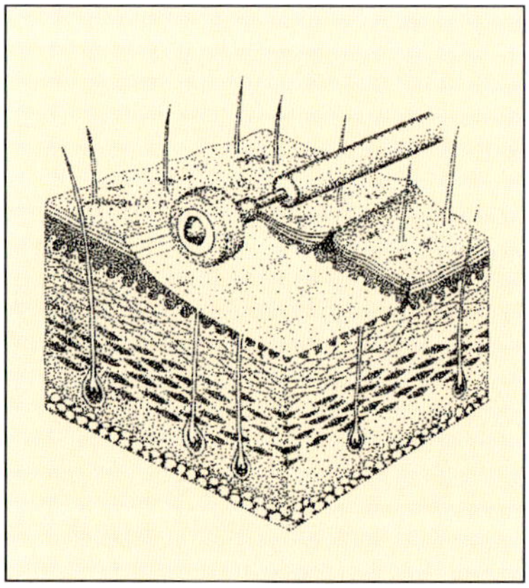

Glätten der Falten von außen

Die nichtoperativen Methoden bzw. das Reduzieren von Falten durch äußeres Glätten lassen sich in 5 Gruppen unterteilen, die im folgenden beschrieben werden.

Tonisierung der Haut durch mechanische oder chemische Reize. Seit Anfang 1990 steht uns der »Skinabrader« als eine Methode der Vakuum-Mikroabschleifung zur Verfügung. Das Gerät hat einen speziellen Sandstrahl, der auf die Hautoberfläche geschleudert wird. Auch der Soft-Laser wird zur Tonisierung der Haut empfohlen. Diese Methode zeigt bei der Faltenbeseitigung jedoch kaum Wirkung.

Vakuum-Mikroabschleifung

Bei der Stimulierung der Hautregeneration durch chemische Wirkung gibt es viele Arten. Zwei verschreibungspflichtige Salben seien erwähnt, und zwar Retin A® oder Retinolsäure als synthetisch hergestelltes Derivat des Vitamins A und Alphahydroxidsäure, die in Obst, Milch und Zuckerrohr vorkommt.

Die **Tiefenschälkur** mit Kräutern ist auch als Green-Peel-Methode bekannt. Die Kräutermaske wird für 30–40 Minuten aufgetragen. Nach 3–4 Tagen löst sich die Oberschicht der Haut unter Verwendung einer Creme ab. Hinterher hat die Haut eine nur mäßig glattere Oberfläche und verbesserte Durchblutung. In 5 Tagen erreicht man also eine bescheidene Erneuerung der Haut. Nach etwa 2 Wochen kann man dann wieder Make-up verwenden.

Kräutermaske

Chemical Peeling wird aufgrund der Erfahrungen von Baker und Gordon sehr häufig mit Phenol und Trichloressigsäure durchgeführt. Dabei variiert die Phenolkonzentration in verschiedenen Rezepturen von 30 bis 91 Prozent. Neben destilliertem Wasser mischt man in diese Mixtur auch Crotonöl, Septisol und andere Zutaten.

Beim Auftragen der Lösung (Abb. 17) ist für 10–15 Sekunden und nach einer halben Stunde für weitere 6–8 Stunden ein Brennen der Haut zu spüren, das mit schmerzlindernden Mitteln behandelt wird. Deshalb wird diese Prozedur unter Beruhigungsmitteln, manchmal auch unter Lokalanästhesie, sehr selten dagegen unter Vollnarkose durchgeführt. Nach dem Auftragen der Peel-Lösung wird für 1–2 Tage Wasser und eine durchlässige Pflasterabdichtung zur Bildung einer feuchten Kammer angelegt. Nach Entfernen des Verbandes wird antiseptischer Puder aufgetragen, der später durch Vitaminsalbe oder weiße Vaseline aufgeweicht wird. Schorf oder Krusten dürfen nicht abgerissen werden.

Krusten nicht abreißen

Nach 10 Tagen kann sich die Patientin bzw. der Patient guten Freunden zeigen, allen anderen sollte er bzw. sie erst nach 2–3 Wochen entgegentreten. Die Rötung verblaßt allmählich in 6–8 Wo-

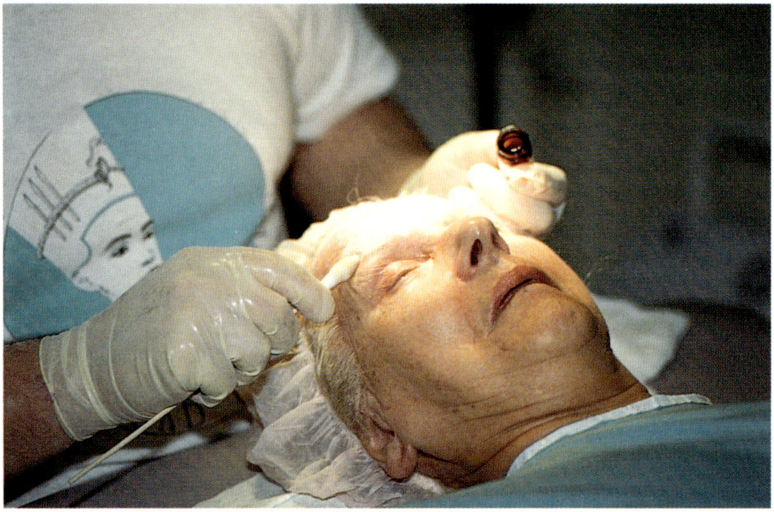

Abb. 17
Glättung der Haut durch die Exoderm-Peel-Methode – Auftragen der Lösung

chen und kann ab der zweiten Woche mit Kosmetika abgedeckt werden.

Eine deutliche Verjüngung ist für 6–8 Jahre sichtbar. Man sollte sich nach dieser Prozedur nicht direkt dem Sonnenlicht aussetzen oder zumindest ein Sonnenschutzmittel mit dem Lichtschutzfaktor 15–20 anwenden.

Neuerdings propagiert Yoram Fintsi aus Israel sein Exoderm-Lifting. Nach besonderer Rezeptur empfiehlt er »Liquid Formula« zur Verflüssigung der Hautoberschicht und »Powder Formula« zur Hautregeneration. Das ist eine Art von Chemical Peeling mit einer feuch-

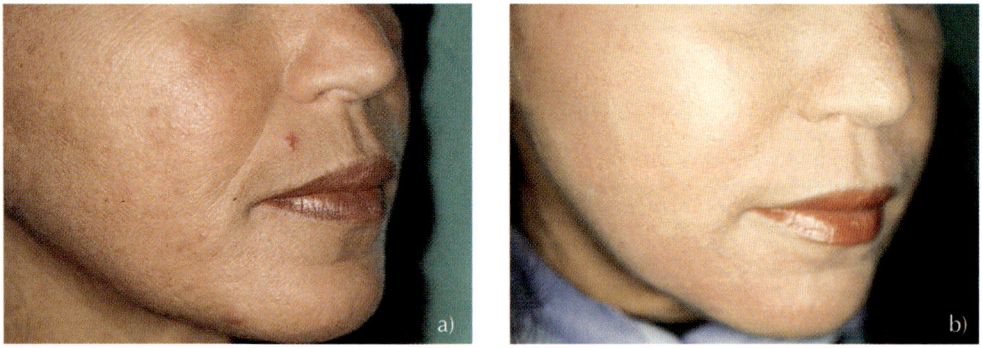

Abb. 18
Behandlung von Aknenarben und Sonnenfältchen
a) Vor der Behandlung;
b) Ergebnis nach Glätten der Haut durch Exoderm-Lifting (Fintsi-Peeling)

ten Kammer – unter einem wasserfesten Gesichtsverband – für 24 Stunden und einer Pudermaske aus Wismut-Subgalat. Am zweiten Tag sind die Schwellung und das unangenehme Gefühl am stärksten ausgeprägt, aber nach 8 Tagen wird die Maske mit weißer Vaseline sorgfältig entfernt. Keine der möglichen Komplikationen (Pickel und eine Herpes-simplex-Eruption, Demarkationslinie, Hyperpigmentierung, länger anhaltende Rötung) ist von Dauer. Die Ergebnisse sind zum Teil sehr überzeugend, so daß es sich um eine zuverlässige Methode handelt, die nicht länger als 1 Stunde dauert und ambulant durchgeführt werden kann (Abb. 18).

Komplikationen nicht von Dauer

Laser-Peeling ist eine Methode, bei der die Hautoberschicht mit einem herkömmlichen CO_2-Laser beseitigt wird, und zwar durch Verdampfen. Nur wer ausreichende Erfahrung mit diesem Lasertyp hat, darf das Laser-Peeling durchführen (Abb. 19).

Der ultragepulste Laser für das Resurfacing der Haut ist das neueste und teuerste Lasergerät, bei dem der Streuungseffekt elektronisch nach verschiedenen Mustern vorprogrammiert werden kann. Spektakulär ist, daß die Wirkung einer Faltenbeseitigung sofort sichtbar wird (Abb. 20). In den ersten 2–3 Tagen danach muß man mehrfach kühlende Kompressen auflegen und das Gesicht in den ersten 8–9 Tagen mit weißer Vaseline pflegen, bis der Wundschorf und die Krusten sich spontan ablösen. Der Eingriff erfolgt wie beim Chemical-Peeling in tiefer Beruhigung oder im Dämmerschlaf, eventuell kom-

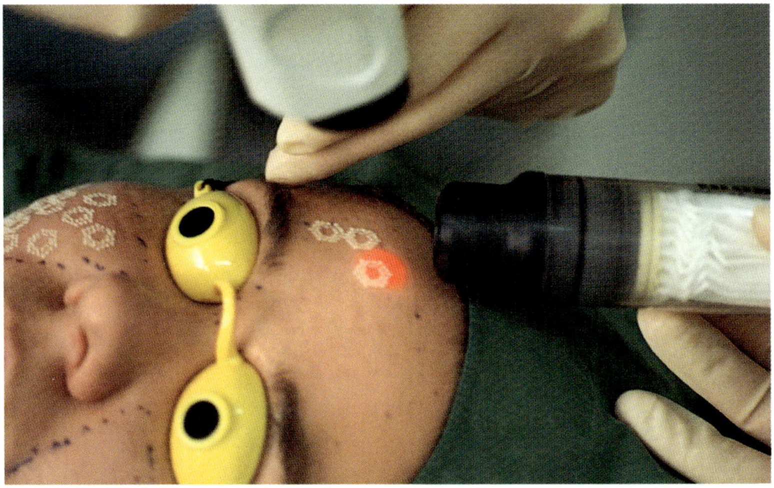

Abb. 19
Beseitigen von Aknenarben oder Falten im Gesicht durch einen ultragepulsten Resurfacing-CO_2-Laser. Die einem Astronauten oder Taucher ähnliche Brille dient zum Schutz vor den Laserstrahlen

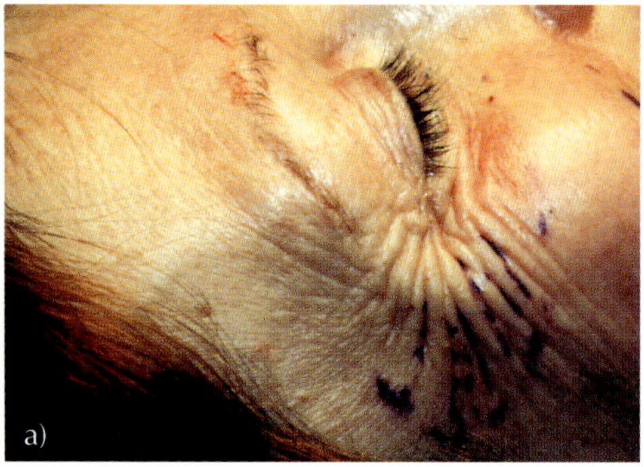

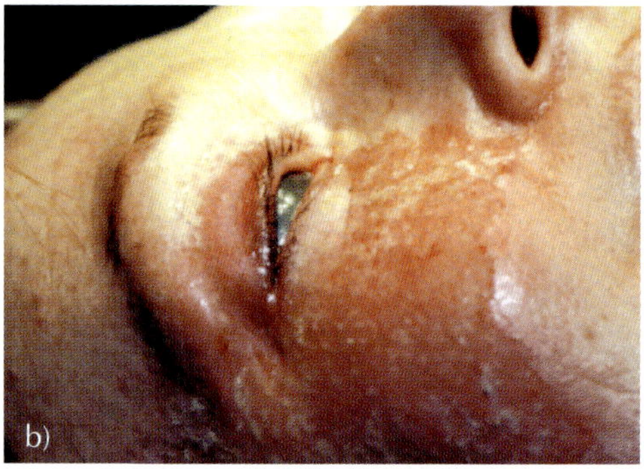

Abb. 20
Eingriff mit dem Laser im Bereich des Auges. Die »Krähenfüßchen« werden markiert (a) und am Schluß der Laserbehandlung durch Vaporisation abgetragen (b).

biniert mit einer Lokalanästhesie. Schwellungen und Rötung sind ähnlich wie beim Chemical Peeling, die Langzeitergebnisse genauso überzeugend – am Gesicht, nicht am Hals!

Ein großer Nachteil dieser Methode ist der sehr hohe Anschaffungspreis für das Gerät von gegenwärtig über 200 000 Mark. Dadurch ist auch die Behandlung selbst sehr teuer.

Die Nachbehandlung verläuft ähnlich wie beim Chemical Peeling, man darf in der ersten Zeit die Belastung und Durchblutung der Haut durch Sauna, Sport, Schwimmen, Massage, Sonnenbräunen usw. nicht erhöhen und muß ggf. Produkte mit hohem Sonnenschutzfaktor anwenden.

Auch die Komplikationen sind ähnlich wie beim Chemical Peeling. Bei vorhandener Herpesneigung muß man mit Valacyclovir (Valtrex®) vorbeugen, das Schwangeren jedoch nicht verabreicht werden darf.

Fehler beim Lasern

Bei der Behandlung mit dem Laser bestehen drei Fehlerquellen:

1. Der Patient kann falsch ausgewählt worden sein.
2. Das Gerät kann ungeeignet sein. Es gibt viele verschiedene Lasergeräte, die sich nicht gleichen.
3. Der Lasertherapeut kann fehl am Platz sein, weil er nicht über genügend Erfahrung verfügt oder ungenügend ausgebildet ist.

Besonders vor der dritten Fehlerquelle kann nicht genug gewarnt werden. So kauft sich beispielsweise mancher Hausarzt das teure Lasergerät (s. o.) und ruft dann beim plastischen Chirurgen an, ob er gelegentlich bei der Behandlung zuschauen könnte. Dieses Resurfacing-Lasergerät haben sich bundesweit unter anderem auch schon fünf Zahnärzte gekauft. Dabei ist es sehr fraglich, ob sie genug Erfahrung und Wissen über die Eigenschaften und die Behandlung der Haut haben.

Dermabrasion oder **Hautabschleifung** ist eine schon seit einigen Jahrzehnten bekannte Methode, die zuerst bei der Behandlung von Unfall-, Operations- und Aknenarben sowie bei Verhornung und Pigmentverschiebungen angewandt wurde. Später hat man diese Methode auch zur Beseitigung oberflächlicher Hautfältchen übernommen. Es handelt sich um das mechanische Entfernen der Hautoberschicht mittels schnell rotierender, mit Diamantstaub beschichteter Schleifköpfe. Der Effekt einer gut dosierten Hautabschleifung ist durchaus erfreulich und mit der Wirkung des Chemical Peelings und des Laser-Resurfacing vergleichbar. In geübten Händen ist es eine sehr zuverlässige Methode, die allerdings nicht übermäßig angewandt werden darf. Wenn die Abschleifung zu tief vorgenommen wird, kann es zur Vernarbung kommen. Die Komplikationen und die Nachbehandlung sind ähnlich wie beim Peeling bzw. Laser. Man kann am Ende der Gesichtsabschleifung Gewebskleber aus Fibrin als biologischen Verband anbringen, der zugleich den Austritt von Gewebsflüssigkeit verhindert. Nach 4–6 Monaten kann diese Operation wiederholt werden.

Wirkung

Komplikationen

Die Kosten der beschriebenen Methoden unterscheiden sich zum Teil erheblich. So sind eine Hauttonisierung und Kräuterschälkuren unter 1000 Mark zu haben, entsprechend bescheiden ist auch das Ergebnis. Hautabschleifungen kosten von 2000 Mark an aufwärts, ein Chemical Peeling ist ab 2500 Mark und ein Laser-Resurfacing ab 4000 Mark zu haben. Der Preis hängt vom Aufwand, vom behandelten Areal (ganzes Gesicht oder einzelne mimische Einheiten) und von der Kombination von Methoden (z. B. Chemical Peeling mit Hautabschleifung) ab.

Kosten

Auffüllen der Falten von innen

Falten von innen aufzupolstern wird verlangt, wenn nur vereinzelte tiefe Falten das Aussehen des Patienten stören. Am häufigsten sind dabei Nasen-, Mund- und Stirnfalten. Auch hier soll mit den einfachsten Verfahren begonnen und mit den aufwendigsten geendet werden.

Kollagen ist ein meist aus Rindern oder auch aus körpereigenem Material gewonnenes Eiweiß. Geliefert wird es in 3 Viskositätsstärken: Zyderm I, Zyderm II und Zyplast. Seriöse plastische Chirurgen führen als Voraussetzung für das Arbeiten mit Kollagen einen Test durch, der am Unterarm vorgenommen und dessen Verlauf 4 Wochen lang beobachtet wird. Wenn weder Hautrötung, Druckempfindlichkeit noch Juckreiz und ähnliche Allergieerscheinungen auftreten, kann man mit der Behandlung beginnen.

Vorsicht bei Allergie und Herpes

Im allgemeinen sollte keine Allergieneigung bestehen und keine »Bläschenkrankheit« (Herpes) vorliegen und auch keine schwere Herzrhythmusstörung vorhanden sein. Beim Einspritzen des Kollagens kann der Patient mit dem Spiegel in der Hand »mitbestimmen«, wieviel Kollagen eingespritzt wird. Dies beeinflußt auch den Preis. Die Testspritze kostet von 200 Mark an aufwärts, und die Behandlung mit 1 Milliliter Kollagen ist ab 800 Mark zu haben. Die einzelnen Falten werden unterspritzt, und nach 3–4 Wochen sollte das Verfahren wiederholt werden. Dann gibt der Hersteller eine Wirkungsfrist von 6–24 Monaten an. In der Praxis ist es schon vorgekommen, daß der Effekt auch früher verschwunden war.

Kollagen ist bei manchen Patienten sehr beliebt, weil der Effekt sofort einsetzt. Die Behandlung erfolgt ambulant, und der Patient ist am nächsten Tag wieder »salonfähig«.

Quervernetzte Hyaluronsäure als Gel kann ebenso wie Kollagen zur Unterspritzung von Falten eingesetzt werden. Die Wirkungsdauer ist ähnlich wie bei Kollagen. Vorteilhaft ist die Tatsache, daß man keine Testspritze mit entsprechender Wartezeit braucht. Von Nachteil ist der im Vergleich zum Kollagen etwas höhere Preis.

Mikroperlen aus PMMA – Artecoll® gleichen in ihrer Anwendung ebenfalls dem Kollagen. Es handelt sich um 30–40 Mikrometer große Kügelchen, die der Körper nicht resorbiert, daher wird PMMA seit 50 Jahren z. B. als künstlicher Knochen und Linsenersatz oder in Zahnprothesen verwendet. Es gilt als eines der bestverträglichen Materialien. Die Mikroperlen sind klein genug, um sich unter Druck im Netzwerk der Haut zu verteilen, andererseits aber zu groß, um von den Freßzellen abtransportiert oder vom Gewebe abgeschwemmt zu werden. Sie haben eine runde, glatte und damit reizlose Oberfläche und werden einzeln von einer Hülle

Künstlicher Knochen- und Linsenersatz

aus Bindegewebsfasern umgeben, ähnlich wie Hüftprothesen, Brustimplantate oder Herzschrittmacher. Nach dem derzeitigen Kenntnisstand bleiben sie zeitlebens reaktionslos in der Haut liegen.

Das neue Verfahren hat Gottfried Lemperle vor 8 Jahren entwickelt und zur Probe an sich selbst versucht. PMMA hat im Gegensatz zu Kollagen einen Dauereffekt und muß etwas tiefer eingespritzt werden, sonst entstehen weißliche oder rötliche Linien. Es wurde auch zur Lippenvergrößerung angewandt, nur manche Patienten klagen über Fremdkörpergefühl in den Lippen. Die Konsistenz des Materials und die Technik der Anwendung sind ähnlich wie beim Kollagen. Zum Abschluß der Behandlung kann man das eingespritzte Material mit den Fingerkuppen harmonisch verteilen.

PMMA hat Dauereffekt

Mikroperlen aus PMMA werden auch bei eingezogenen Narben und Konturabflachungen im Gesicht mit Erfolg angewandt, die ideale Kombination sind Nasolabial- oder Stirnfalten. Von Nachteil sind höhere Kosten als bei Kollagen, so daß die Behandlung mit 1 Milliliter ohne Testspritze ab 1200 Mark kostet.

Gore-Tex-Fäden dienen in ähnlicher Weise wie PMMA zum Aufbau von Falten oder zu schmalen Lippen. Dieses Material wird im großen und ganzen gut toleriert, verursacht jedoch manchmal ein Fremdkörpergefühl. Es wird unter Lokalanästhesie mit einer führenden Nadel unter die betroffene Falte bzw. in die aufzubauende Kontur eingeführt. Nur selten entsteht dabei eine Infektion. Die Schwellung bildet sich in ein paar Tagen zurück. Die Kosten sind ähnlich wie bei Artecoll®.

Gegen »Zitronenfältchen«

Eigenmuskel kann meist in die Oberlippe verpflanzt werden, um damit die senkrechten »Zitronenfältchen« von innen auszubügeln. Dieses Verfahren empfiehlt man bei kombinierten Eingriffen. Bei Lidstraffung werden Muskelstreifen entfernt und ansonsten entsorgt. Man kann sie jedoch in die Lippe integrieren, um nebenbei noch vollere Lippen zu erreichen. Beim Face-Lifting kann man dasselbe mit der Schläfenmuskelhaut und bei Brustoperationen mit dem Brustmuskel machen. Der frei verpflanzte Muskel bleibt meist bis zu 50 Prozent erhalten, und bei einer anfänglichen Überkorrektur ermöglicht er einen soliden Effekt. Bei kombinierten Eingriffen erhöht der Lippenaufbau den Gesamtpreis um nicht mehr als 1000 bis 1500 Mark.

Eigenhaut ist der dermatologische Ersatz für die eingesunkene Hautfalte. Sie kann mit einem hohlen, rotierenden Zylinder aus der tiefen Hautschicht am Rücken, Gesäß oder Bauch gewonnen werden. Dieser Zylinder wird dann rückwärts unter die kritische Falte gebracht, an zwei Sollbruchstellen gebrochen und entfernt. Unter der Falte bleibt dann das Hautwülstchen. Diese »Triplant«-Methode, von Hans-Hennig Spitalny entwickelt, kostet als Einzelbehandlung 1200 Mark.

Triplant-Methode

Einen Streifen Haut ohne die Oberschicht kann man unter eine Falte auch mittels eines feinen Hautmikrotrokars plazieren. Die Schrumpfungstendenz der frei verpflanzten Haut übersteigt meist nicht 50 Prozent, so daß man bei anfänglicher Überkorrektur auf Dauer gute Ergebnisse erzielen kann.

Eigenfett läßt sich in ausreichenden Mengen vom Bauch oder Gesäß gewinnen und unter »Problemfalten« einspritzen. Man verwendet es auch zur Lippen- und Jochbeinvergrößerung. Bei der herkömmlichen Methode wurde Eigenfett größtenteils abgebaut. Neuerdings gibt es ein spezielles Verfahren, das sehr gute Dauerergebnisse verspricht (Abb. 21). Das Entnehmen des Eigenfettes muß mit wenig Unterdruck geschehen. Das gewonnene Fettgewebe wird von Öl- und Gewebsflüssigkeit nicht chemisch, sondern mechanisch gesäubert (zentrifugiert). Und schließlich muß das Fett in Streifen von 1 Millimeter Durchmesser mit besonderen atraumatischen Kanülen implantiert werden. Der Aufwand für diese Prozedur ist nicht gering, und deshalb kostet die einzelne Behandlung ab 3000 Mark, dafür muß sie aber nicht wiederholt werden, wie früher.

Methode von Coleman

Botulinustoxin. Mimische Muskeln lassen sich mit dem abgeschwächten Giftstoff Botulinustoxin A unter dem Handelsnamen Botox® lähmen. Dieses Medikament wurde zuerst beim Schielen in die dominanten Muskeln des Auges eingespritzt, und mit ihm lassen sich die Stirnmuskeln am besten behandeln. Die Wirkung dauert 6 Monate, und die Muskeln sollen lernen, sich nicht zusammenzuziehen. Manchmal muß man die Prozedur wiederholen, aber nicht mehr als zweimal, falls sich die Muskeln als »unbelehrbar« erweisen. Nach der Prozedur darf man sich 4 Stunden weder bücken noch hinlegen. Manche Patienten, die unter Anspannung der Kopfmuskeln litten, werden ihre Kopfschmerzen los. Die einzelne Behandlung kostet ab 800 Mark.

»Unbelehrbare« Muskeln

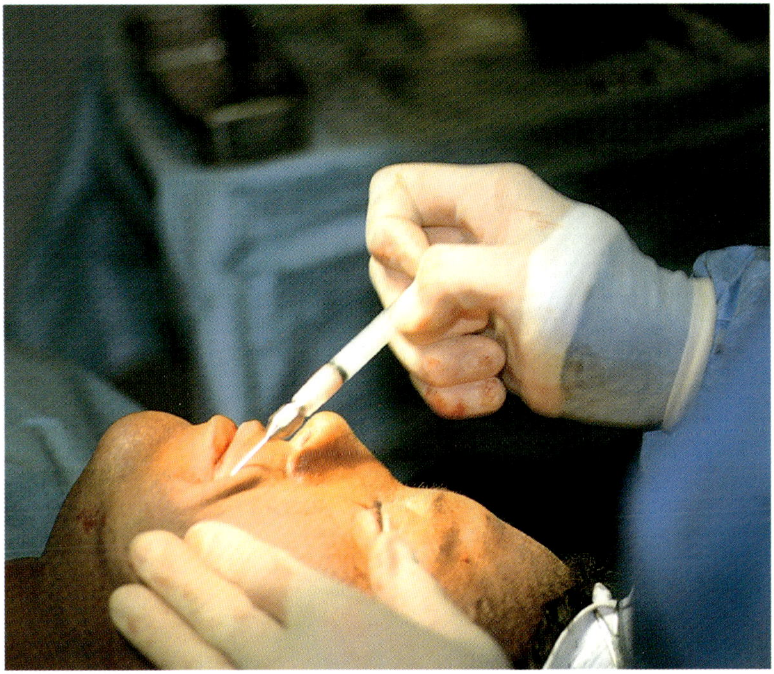

Abb. 21
Mit der Methode von Coleman läßt sich das Gesicht mit Eigenfett dauerhaft umstrukturieren.

Straffungsoperationen im Gesichts- und Halsbereich werden auch zur Beseitigung von tiefen Falten und bei Absinken verschiedener mimischer Einheiten eingesetzt. Sie werden im weiteren detailliert beschrieben.

Individueller Therapieplan

Diese 14 Methoden zur Faltenbehandlung kann der Operateur dem Patienten je nach Eigenschaft von dessen Haut, der Tiefe und Zahl der Falten und eigener Erfahrung empfehlen, wobei auch die Wünsche des Patienten berücksichtigt werden. Diese Methoden können auch untereinander oder zum Beispiel mit einer Gesichts- und Lidstraffung kombiniert werden. Da jeder Mensch einmalig ist, wird auch jedem Patienten sein individuell zugeschnittener Therapieplan vorgeschlagen. Nachdem er über Vor- und Nachteile jeder Methode aufgeklärt wurde, kann der Patient sich selbst für die eine oder andere Methode entscheiden. Der Nachteil aller hier angeführten Methoden ist, daß sie nur im Gesichtsbereich durchgeführt werden können. Wenn auch der Hals Falten hat, hilft meist nur ein Face-Lifting, allein oder kombiniert mit einer der anderen Methoden.

Face-Lifting und 10 weitere Verfahren der Gesichts- und Halsstraffung

Face-Lifting

Der Grund für ein Face-Lifting oder, zu deutsch, eine Gesichtsstraffung liegt in der nachlassenden Spannkraft der Gesichtshaut, die mit zunehmendem Alter erschlafft und faltig wird. Es handelt sich grundsätzlich um zweierlei Falten, und zwar um mimische und um orthostatische Falten, je nachdem, ob der Grund für ihr Entstehen die Aktivität der mimischen Muskulatur oder die Schwerkraft war. Die Erschlaffung des Gesichts wird von mehreren Faktoren begünstigt:

Faktoren der Gesichtserschlaffung

- dünne Haut,
- übermäßige Sonneneinstrahlung,
- Nikotin- und Alkoholmißbrauch,
- Streß,
- Diäten,
- Umfeld mit Neonlicht, Klimaanlage etc.

Häufig wird gewünscht, daß die Spuren von Schicksalsschlägen, die sich ins Gesicht gegraben haben, beseitigt werden. Ein finsteres Gesicht entsteht durch Kontraktion von 60 mimischen Muskeln, für das Lachen benötigen wir nur 10 Muskeln! Wenn wir aber die Gefühle im Inneren verstecken, bringen wir unsere Seele in Gefahr, Falten und Narben zu bekommen. Das Gesicht wird wohl zu Recht als »Schaufenster der Seele« bezeichnet.

Die Leistungsgesellschaft fordert imperativ ein dynamisch-jugendliches Aussehen und Auftreten. Die Werbung illustriert das am besten. In unserem Kulturkreis werden der älter aussehenden Person die Leistungsfähigkeit und sogar die Lebensfreude aberkannt. Das ist häufig nicht gerechtfertigt – manchmal gibt es 70 Jahre junge, aber auch 30 Jahre alte Menschen.

In vertikaler Richtung gibt es drei »Etagen«, die erschlaffen und geliftet werden können:

- Stirn
- Wangen und
- Hals.

»Krähenfüße« und »Truthahnhals«

Die Fältchen um die Augenaußenwinkel bezeichnet man als »Krähenfüße«. Bei Veränderungen im Bereich des Halses und des

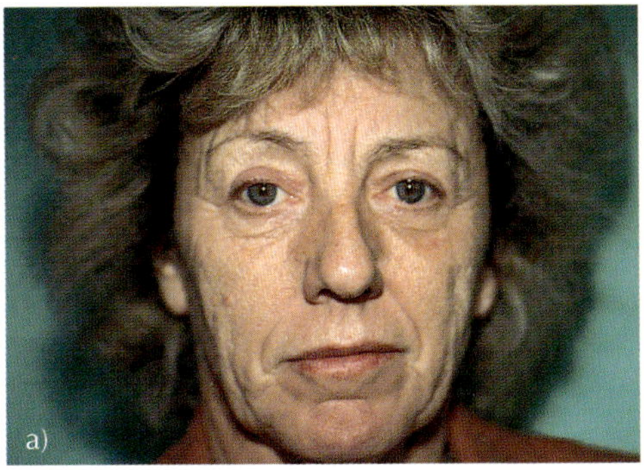

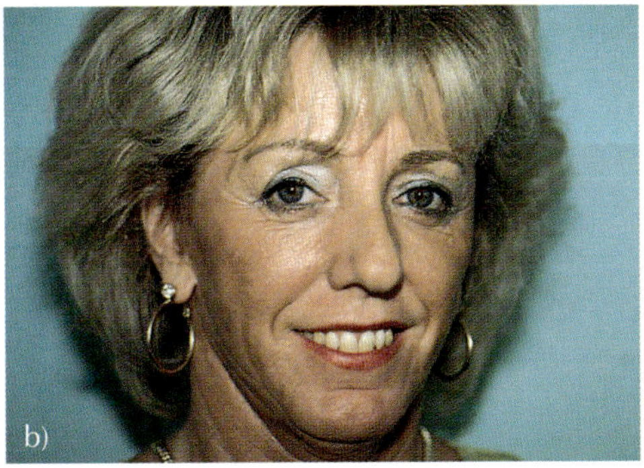

Abb. 22
»Psychotherapie mit dem Messer«
a) Vorher: Falten und alternsbedingte Strukturveränderungen im Gesicht;
b) nach klassischem Lifting, Endostirnlifting und Exoderm-Peeling

Kinns spricht man vom »Truthahnhals« und »Doppelkinn«. Im Bereich der Wangen gibt es zweierlei Veränderungen:

- Hohlwangen, die durch den Verlust der Zähne verstärkt werden, und
- Hängewangen, die man als »Hamsterbäckchen« bezeichnet.

Ziele der Operation sind das Entfernen des Hautüberschusses und die Straffung des bindegewebigen Wangengerüstes, wodurch der müde Gesichtsausdruck beseitigt wird. Nach dem Lifting dürfen die Mimik und die Individualität unter keinen Umständen verlorengehen. Das Ergebnis der Verjüngung muß natürlich sein, und die Gesichtsstruktur muß harmonisch wirken. Das Antlitz soll nicht operiert, sondern frisch und erholt aussehen.

Auf diese Weise gewonnener neuer Elan kann positives Denken fördern und sich im beruflichen, gesellschaftlichen und emotionalen Leben vorteilhaft auswirken: Selbstwertgefühl und Selbstvertrauen steigen. Deshalb bezeichnet Ulrich Hinderer diese ästhetischen Eingriffe als »Psychotherapie mit dem Messer« (Abb. 22).

Die Operation

Es handelt sich beim Face-Lifting um einen größeren Eingriff, vergleichbar mit einer mittelgroßen Bauchoperation. Er wird entweder in Lokalanästhesie mit dem sogenannten Dämmerschlaf kombiniert – der Patient ist tief beruhigt – oder aber in Vollnarkose durchgeführt. Nicht alle Falten können und sollen geglättet werden, das gäbe mimiklose Masken. Verbliebene Fältchen in der Stirnmitte, um die Augen und um die Lippen herum können mit anderen Verfahren korrigiert werden.

Straffungsebenen

In bezug auf die Tiefe gibt es drei Ebenen, auf denen die Straffung vorgenommen werden kann:

1. Die Haut ist die oberste Schicht. Seit knapp 100 Jahren strafft man Haut. Um einen dauerhaften Erfolg zu erzielen, haben manche Operateure zu stark gezogen. Das Ergebnis waren mimiklose, maskenhafte »Windkanalgesichter«.
2. Die zweite Schicht beinhaltet das bindegewebige Gerüst des Gesichts (SMAS) sowie Stirn- und Halsmuskeln. Beim doppelschichtigen Lifting wird dieses Gerüst anatomisch definiert und ebenfalls geliftet. Das hat zur Folge, daß die gesamte Gesichtsstruktur harmonisiert wird, ohne daß zuviel Haut weggenommen werden muß. Jetzt kann man bei gestraffter tieferer Schicht die Haut über dem Ohr ausstreichen und nur das überschüssige Gewebe entfernen. Es entsteht keine übermäßige Spannung bei dauerhafterem Erfolg.
3. Die tiefste Schicht ist die Gesichtsknochenhaut. Das Lifting auf dieser Ebene wird meist endoskopisch durchgeführt. Beim Stirn-Lifting hat sich diese Technik bewährt, im übrigen Gesicht scheint sie jedoch nicht einfach und nicht ganz ausgereift zu sein. Manche Autoren zeigen mit hierdurch erfolgten Verjüngungseffekten auch eine deutliche Änderung der individuellen Gesichtszüge. Sind wir jedoch dazu da, den Menschen zu ändern? Diese Frage bedarf einer ethischen Überprüfung.

Schnittführung und Narbenverläufe

Die Schnittführung und späteren Narbenverläufe beim klassischen doppelschichtigen Lifting können den Abbildungen 23, 24 und 25 entnommen werden. Der Schnitt fängt 3–5 Zentimeter hinter dem Schläfenhaaransatz an. Winkel- oder bogenförmig verläuft der Schnitt bis zum oberen Pol der Ohrmuschel, biegt dann davor um, kann aber teilweise im Ohr versteckt sein, wird um das Ohrläppchen fortgesetzt und endet hinter dem Ohr im behaarten Kopfbereich bzw. entlang des Haarrandes. Dabei muß auch der Frisurtyp mit berücksichtigt werden.

Im behaarten Schläfenbereich gibt es einige phantasievolle Variationen der Schnittführung, die den Gegebenheiten eines jeden Gesichts angepaßt werden können. Dabei kann ein Hautstreifen von

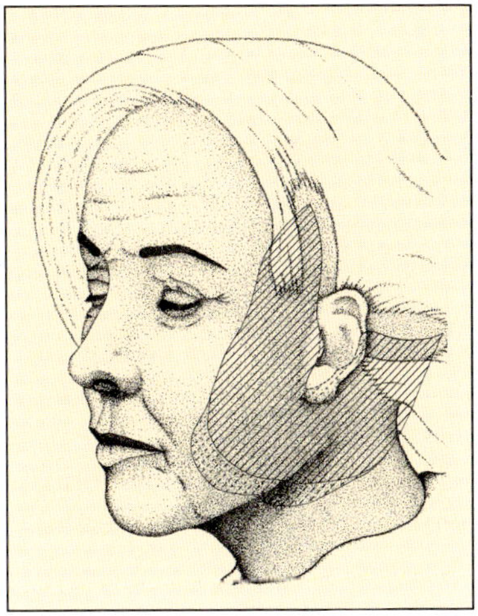

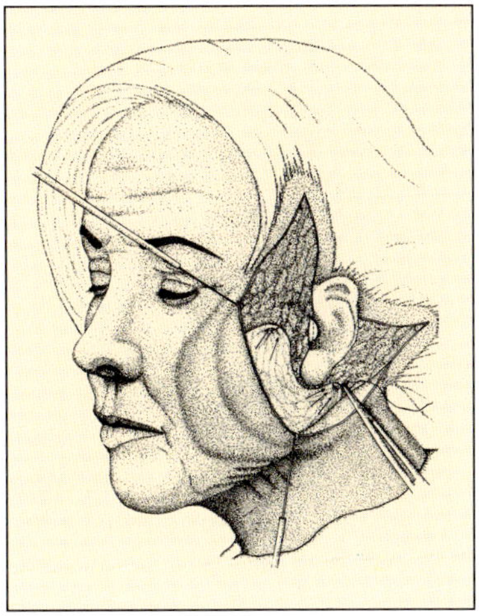

Abb. 23 (links) Schnittführung und Umfang der Hautmobilisation im Gesicht beim klassischen Face-Lifting

Abb. 24 (rechts) Straffung der anatomisch gut definierbaren tiefen Schicht des Gesichts (SMAS)

2–5 Zentimetern Breite entfernt werden, je nachdem, wie weit die Haut erschlafft war. Im sichtbaren Gesichtsbereich werden die fortlaufenden atraumatischen Nylonnähte in die Wundränder versenkt, so daß die anschließende Narbe strichförmig gestaltet wird und mit der natürlichen Hautfalte verwechselt werden kann. Hin und wieder findet man jedoch Patienten, die unsachgemäße »Hühnerleiternarben« von Einzelknopfnähten aufweisen.

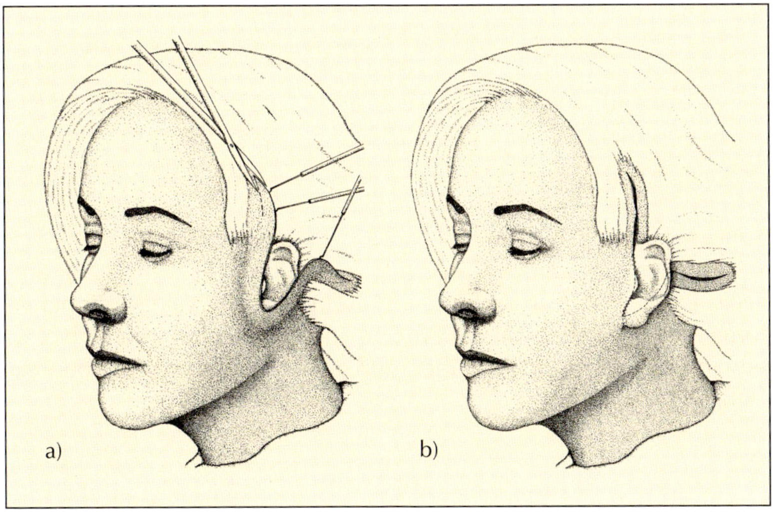

Abb. 25 Klassisches Face-Lifting – Ohrbereich. Bei gestrafftem bindegewebigem Gerüst des Gesichts braucht man die Haut nur leicht über die Ohren zu streichen (a) und ohne Spannung mit den in die Hautränder versenkten Hautnähten wieder zu vereinigen (b). So lassen sich die gefürchteten mimiklosen »Windkanalgesichter« vermeiden.

Nachbehandlung

Diese Operation kann stationär oder ambulant durchgeführt werden. Nach dem Eingriff werden meist Plastikschläuche in die Operationswunde eingelegt, um die sich ansammelnde Gewebsflüssigkeit und kleinere Blutreste auszuleiten. Der weiche Kopfverband bleibt für 1–2 Tage liegen, danach werden auch die Drainagen entfernt. In den ersten Tagen klagen die meisten Patienten nur über Spannungsgefühl, stumpfe Schwellungen und »blaue Flecken«, und zwar im Bereich des Halses, der Wangen und der Augenlider. Man rät dem Patienten, postoperativ den Kopf ruhigzuhalten, damit es zu keinen Nachblutungen kommt. Manchmal schwellen auch die Halslymphknoten an. Diese Schwellung verschwindet jedoch ebenso wie die Blutergüsse innerhalb der ersten 2 Wochen. Das taube Hautgefühl vor den Ohren kann 4–6 Wochen andauern, und eventuelle Schmerzen hinter den Ohren als Ausdruck der gespannten Haut verschwinden meist auch nach 14 Tagen.

Die ersten Fäden werden nach 5–7 Tagen, die letzten nach 10–14 Tagen entfernt. Nach dem Entfernen der ersten Hautfäden kann man sich schon den Kopf waschen. Der Patient kann am späten Nachmittag abgeholt werden oder ins benachbarte Hotel gehen, oder er kann zwischen einem und 6 Tagen in der Klinik bleiben. Man sollte nach der Operation starke Sonneneinstrahlung für 3 Monate meiden oder entsprechende Produkte mit hohem Schutzfaktor von 15–20 benutzen.

Vor Sonnenlicht schützen!

Wann können sich diese Patienten »unter Menschen wagen«? Die meisten sind nach 10–14 Tagen arbeits- und gesellschaftsfähig. Diese Frist kann im Glücksfall kürzer sein, aber auch länger, z. B. bei etwas molligeren älteren Patienten (Nikotin? Alkohol?). Viele Patienten schließen an die Operation einen Kurzurlaub an. Als schönstes Kompliment empfinden sie Kommentare, daß sie aus dem Urlaub frisch und gut erholt zurückgekehrt seien.

Komplikationen

Ein schwankender Blutdruck kann postoperativ zu Blutergüssen führen. Infektionen nach einer Face-Lifting-Operation sind äußerst selten. Manchmal kommt es im Bereich hinter dem Ohr zu einer verzögerten Wundheilung, besonders bei Rauchern. Falls hier eine regelrechte Infektion entsteht, wird sie unter der antiseptischen und antibiotischen Behandlung bald ausheilen. Die Narbe wird dann breiter als normalerweise sein, kann jedoch nach ein paar Monaten ambulant in Lokalanästhesie nachkorrigiert werden.

Risikofaktoren

Außer allgemeinen Risikofaktoren werden in der Literatur auch Verletzungen der Gesichtsnerven angeführt. In diesem Fall entsteht eine Muskelschwäche auf einer Gesichtsseite bzw. ein Mimikausfall. Eine vorübergehende leichte Muskelschwäche um den Mundbereich kann von der Elektrokoagulation zur Blutstillung herrühren, verschwindet jedoch durch Regeneration innerhalb von 3–6 Monaten. Im Schläfenbereich kann es gelegentlich zu Haarausfall kommen. Meist nach 3–6 Monaten wachsen auch hier die Haare wieder nach. Wegen Narben klagen die meisten Patienten nicht. Kein Operateur der Welt kann sich von jeglichen Komplikationen freisprechen, bei gut ausgebildeten und erfahrenen Chirurgen sind Komplikationen jedoch auf ein Minimum reduziert.

Wirkungsdauer

Wie lange ist die Wirkung eines Face-Liftings sichtbar? Die verblüffende Antwort lautet: Für immer! Den Beweis für diese Behauptung erbrachte Bob Flowers, ein plastischer Chirurg aus Honolulu. In den USA und auch anderswo lassen sich eineiige Zwillingsgeschwister parallel liften. Manche Zwillingsschwester bzw. mancher Zwillingsbruder kann sich aus gesundheitlichen, familiären oder finanziellen Gründen nicht operieren lassen. Flowers hat diese Paare auf ein Sofa gesetzt und fotografiert. Auch nach 10, 20 und 30 Jahren ist sofort zu erkennen: Diese Schwester ist geliftet worden und diese nicht, weil die Haut die weggeschnitten wurde, nicht nachwachsen kann.

Die biologische Uhr läßt sich zurückstellen, aber nicht anhalten

Die »biologische Uhr« läßt sich zurückstellen, aber nicht anhalten. Der Alterungsprozeß geht weiter. Jemand, den wir von 55 Jahren auf 40 Jahre verjüngt haben, wird mit 70 nicht mehr wie ein 40jähriger aussehen, sondern wie ein 55jähriger. Wenn dann innerlich noch viel Lebensenergie und Lust vorhanden ist, kann man ein erneutes Lifting ohne weiteres durchführen. Neben der Operationstechnik ist dafür die individuell unterschiedliche Bindegewebsbeschaffenheit entscheidend dafür, ob der Ausgangszustand der Gesichtshaut zum Zeitpunkt der Operation nach 15 oder schon nach 10 Jahren wieder erreicht wird.

Kombinierte Eingriffe

Durch ein Face-Lifting können nicht alle Gesichtsfältchen beseitigt werden, und es muß daher bisweilen mit anderen Eingriffen kombiniert werden, z. B. mit

- Exoderm-Peeling,
- Laser-Peeling,
- Abschleifen der kleinen senkrechten Mundfältchen mit einem Diamantenrotor,
- Unterfütterung der tieferen Falten vom Nasenflügel zum Mundwinkel mit verschiedenen Materialien wie Eigenfett, Kollagen oder künstlichen Stoffen.

Das doppelschichtige Face-Lifting strafft vor allem die unteren zwei Drittel des Gesichts und den Hals, somit bleiben Stirn und Augenpartien unberührt. Man kann also zusätzlich zum Face-Lifting auch ein Stirn-Lifting, ein Augenbrauen-Lifting und eine Lidstraffung vornehmen. Die senkrechten Stirnfalten – nach Lemperle der »böse Blick« – können auf verschiedene Arten angegangen werden.

Gegen den »bösen Blick«

Zusätzlich läßt sich ein Face-Lifting auch mit einer Lippenmodellierung sowie mit einer Doppelkinnkorrektur, z. B. durch Absaugen, kombinieren. In diesem Fall sprechen manche Autoren von Face-Styling.

Zu den Kosten

Face-Lifting ist nicht billig, es kostet meist ab 8000 Mark aufwärts. Je nach Aufwand, zusätzlich angewandten Methoden, ggf. einem längeren Klinikaufenthalt sowie bei Vollnarkose steigen entsprechend auch die Kosten.

Stirn-Lifting

Beim Runzeln der Stirnhaut, das bisweilen auch zum Tic geraten kann, entstehen waagerechte Falten, die sehr stark ausgeprägt sein können und dann möglicherweise im Widerspruch zu einem ansonsten faltenlosen Gesicht stehen. Beim häufigen Zusammenziehen der Augenbrauen bilden sich über der Nasenwurzel meist zwei senkrechte, nahezu parallel verlaufende Stirnfalten. Sie wurden nach den

Gemütszuständen benannt, die sie am häufigsten hervorrufen: Zornes- oder Sorgenfalten.

Zornes- oder Sorgenfalten

Die klassische Operation

Klassisch wird der Schnitt etwa 5 Zentimeter hinter der Haarrandgrenze an der Stirn von der einen bis zur anderen Schläfe gelegt. Bei einer hohen Stirn wird der Einschnitt an den Haarrand heranreichen, damit die Operation nicht zu einer noch höheren Stirn führt. Die Narbe kann dadurch zum Teil sichtbar werden. Die Haut wird mit dem Stirnmuskel umgeklappt, und dieser wird in Höhe der Stirnfalten, die mit Kanülen markiert werden können, an der Rückseite verdünnt. Nach der Operation ist dann der mimische Muskelzug abgeschwächt, und die Falten sind geglättet.

Auch über der Nasenwurzel werden die Muskeln, die die senkrechten Stirnfalten verursachen, zum Teil entfernt. Zum Abschluß der Operation wird ein Hautstreifen von 1–2 Zentimetern Breite entfernt und die Haut wieder genäht bzw. geklammert.

Endoskopische Operation

»Sorgenfalten« können endoskopisch auf verschiedene Weisen angegangen werden:

- isoliert durch einen Nasenvorhofschnitt,
- bei gleichzeitiger Nasenkorrektur von den Augenbrauen her,
- von den Oberlidern her, bei deren gleichzeitiger Straffung.

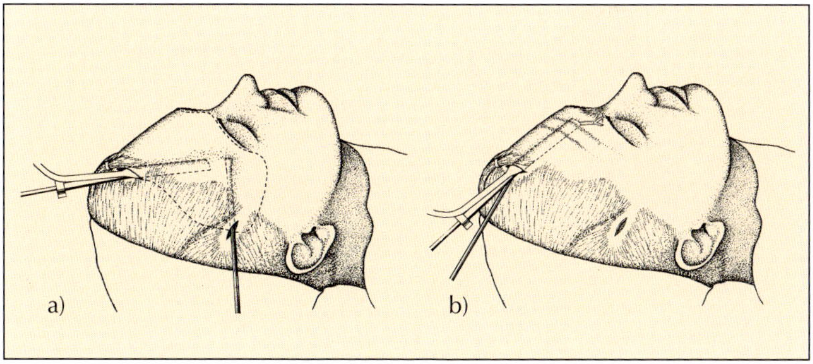

Abb. 26 Endoskopisches Stirn-Lifting
a) Durch 3–5 kleine Schnitte von 1–2 Zentimetern Länge im behaarten Kopfbereich werden die Instrumente, eine Lichtquelle und eine Videokamera eingeführt. b) Beseitigen der Stirnfalten und Heben der Augenbrauen. Die Haare um die Schnitte herum müssen nicht rasiert werden.

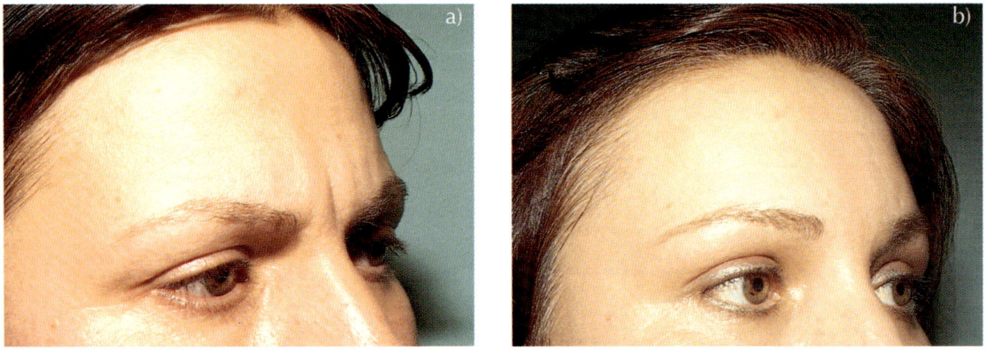

Abb. 27
Endoskopisches Stirn-Lifting
a) Vorher: senkrechte Stirnfalten und tiefstehende Augenbrauen;
b) nachher: faltenfreie Haut, angehobene Augenbrauen und offene Augen

Beim endoskopischen Stirn-Lifting werden 3–5 Schnitte von je 1–2 Zentimetern Länge im behaarten Kopfbereich angelegt. Dadurch werden vor allem die »Sorgenfalten« korrigiert und die Augenbrauen angehoben. Mit speziellen Instrumenten, einer Lichtquelle und einer Videokamera können Stirn- und Kopfhaut von der Unterlage abgehoben und in eine neue, günstigere Position gebracht werden (Abb. 26, 27 und 28).

Meist wird die Operation in Lokalanästhesie, kombiniert mit einem Dämmerschlaf, bisweilen auch in Vollnarkose durchgeführt.

Nachbehandlung

Die Hautfäden bzw. Klammern können 10–14 Tage nach der Operation entfernt werden, und der Patient kann wieder am sozialen Leben teilnehmen.

Komplikationen

Häufig sind Schwellungen und Blutergüsse im Gesicht, vor allem im Lidbereich, zu beobachten. Bei entsprechender Lagerung, Kühlung und Medikation vergehen sie jedoch rasch. Ferner kommt es zu Gefühllosigkeit hinter der Schnittlinie im Schädelbereich, die sich jedoch meist nach 6 Monaten zurückbildet. Wenn ein zu breiter Hautstreifen entfernt wurde, kann es im Schnittbereich zu Haarausfall kommen, der sich jedoch ebenfalls nach einigen Monaten wieder normalisiert.

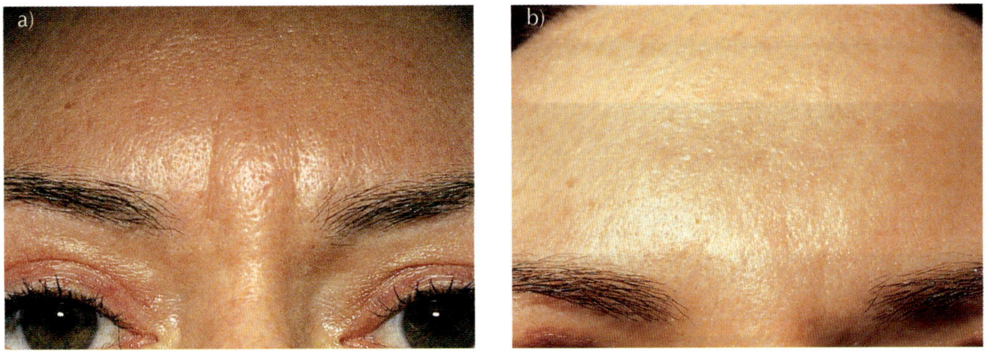

Abb. 28
Endoskopisches Stirn-Lifting. Der Eingriff erfolgte bei dieser Patientin durch die Nase, weil gleichzeitig eine Nasenkorrektur durchgeführt wurde.
a) Vorher: senkrechte Stirnfalten;
b) nachher: faltenfreie Stirnhaut

Zu den Kosten

Die Operation kostet ab 6000 Mark aufwärts. Hinzu kommen die Kosten für die Narkose und den Klinikaufenthalt, der jedoch normalerweise nicht mehr als 2–3 Tage dauert.

Augenbrauen-Lifting

Wenn sich die Augenbrauen tief über die Augen senken und dies als störend empfunden wird, kann eine isolierte oder mit anderen Methoden kombinierte Augenbrauenstraffung vorgenommen werden. Dabei wird – abhängig von der angestrebten Augenbrauenform – ein halbmond- oder bajonettförmiger Hautstreifen vom Rand der oberen Augenbraue entfernt. Der Eingriff kann ambulant und in Lokalanästhesie durchgeführt werden. Die nach der Operation zurückbleibende Narbe muß, wenn sie nicht ganz unauffällig bleibt, bisweilen überschminkt werden. Das Ergebnis dieser Operation, die ab 3000 Mark aufwärts kostet, sind etwas größer erscheinende Augen und eine geglättete Stirn.

Größere Augen und glatte Stirn

Schläfen-Lifting

Ein Schläfen-Lifting wird meist bei Patienten Anfang 30 durchgeführt. Um die Wangenpartie anzuheben und beginnende »Krähenfüße« am äußeren Augenwinkel zu glätten, wird im behaarten Schläfenbereich ein bis zu 60 Millimeter langer und 15 Millimeter breiter

Hautstreifen ausgeschnitten. Die Narbe verläuft entweder bogen- oder zickzackförmig. Die Operation kostet ab 4000 Mark.

Midface-Lifting

Durch das allmähliche »Schwererwerden« der Wangen im mittleren Gesichtsabschnitt und durch Druck auf die Nasolabialfalte, d. h. die Falte zwischen Nasenflügel und Mundwinkel, wird diese Falte tiefer. Dadurch erhält das Gesicht einen depressiven Ausdruck. Durch einen Schnitt unter den Wimpern der Unterlider, der sich horizontal seitlich des äußeren Augenwinkels in Richtung auf die Schläfe verlängert, läßt sich die gesamte Wangenpartie anheben. Die Nasolabialfalte wird flach, und der depressive Gesichtsausdruck verschwindet. Die Operation kostet ab 5000 Mark.

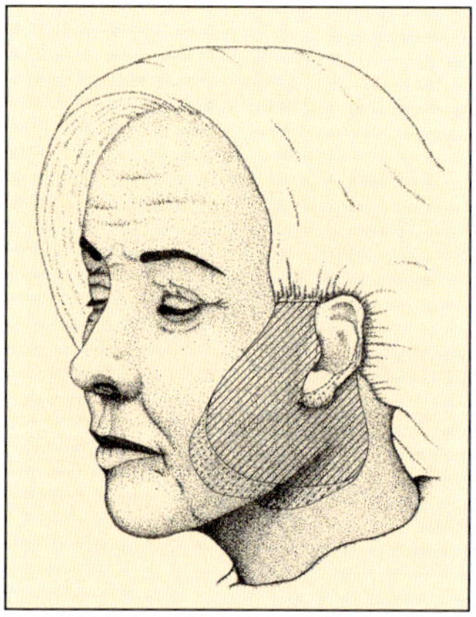

Abb. 29
Der Umfang der Hautablösung beim Mini-Lifting ist geringer als beim klassischen Lifting.

Mini-Lifting

Um die 40 zeigt die Halspartie oft noch keine starken Falten, die Wange und die Begrenzung zwischen Wange und Oberlippe (Nasolabialfalte) sind dagegen bereits erheblich erschlafft. Viele Chirurgen führen dann den Mini-Lift durch, der auch als »Model-Lifting« bezeichnet wird. Die Schnittführung verläuft ähnlich wie beim großen Face-Lifting, ist jedoch kürzer, und die Hautmobilisierung reicht nicht so weit nach oben und hinten (Abb. 29).

Midi-Lifting

Wird bei einem Mini-Lifting zusätzlich noch die tiefe Bindegewebsschicht (SMAS) gestrafft, so gilt dies als Midi-Lifting (Abb. 30 und 31). Immer mehr Geschäftsfrauen und -männer entscheiden sich für diese Operation, weil ihre Wirkung offensichtlich ist und oft 7–8 Jahre anhält. Die Erholungsphase nach der Operation ist kürzer, und

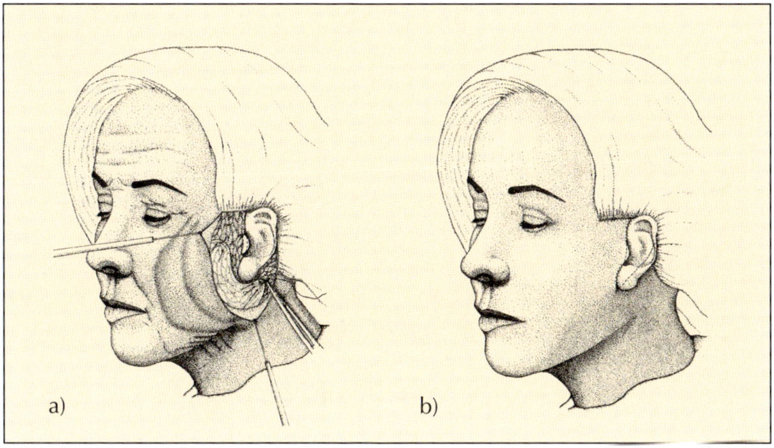

Abb. 30
Wird bei einem Mini-Lifting zusätzlich noch die tiefe Bindegewebsschicht (SMAS) gestrafft (a), so gilt dies als Midi-Lifting. Dabei ist die Hautnaht kürzer und kann zum Teil im Gehörgang versteckt werden (b).

auch die Kosten sind im Vergleich zum großen Face-Lifting niedriger und liegen bei Beträgen ab 6000 Mark.

Halsmuskelstraffung

Bisweilen zeigt im Gegensatz zum Gesicht gerade die Halspartie starke Falten, für die oft Unregelmäßigkeiten im Bereich des ober-

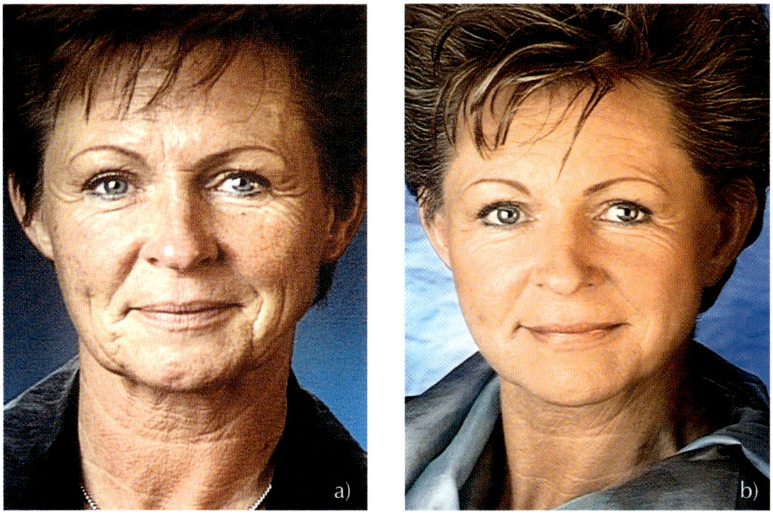

Abb. 31
Midi-Lifting
a) Vorher: Gesicht mittleren Alters mit vielen »Sonnenfältchen«;
b) nach einem Midi-Lifting

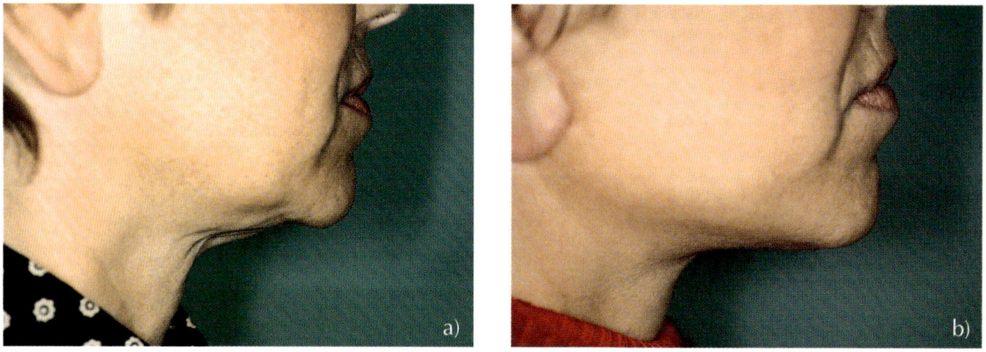

Abb. 32 Halsmuskelstraffung a) Vorher: faltige Halshaut und »Hexenkinn«; b) nachher: harmonische Kinn-Hals-Partie

flächlichen Halsmuskels (Platysma) verantwortlich sind. Bei einem Face-Lifting muß der Halsmuskel entweder seitlich oder in der Mitte umgeformt und so vernäht werden, daß nach der Operation eine harmonische Halskontur gewährleistet ist (Abb. 32). Manchmal wird jedoch zusätzlich ein 3–4 Zentimeter langer, quer angelegter Schnitt unter dem Kinn notwendig sein, um die sichtbaren mittleren Halsmuskelbänder zu korrigieren. Die zusätzlichen Kosten liegen bei 1500 Mark.

Doppelkinnstraffung

Überschüssige Haut am Kinn und das darunterliegende Fettgewebe können durch einen halbmondförmigen Hautschnitt unter dem Kinn entfernt werden. Wenn es nur um überschüssiges Fett geht, kommt auch eine einfache Liposuktion (Fettabsaugung) in Frage. Diese Operation kann ambulant und in Lokalanästhesie durchgeführt werden und kostet ab 2500 Mark.

Kinnvergrößerung

Eigenknochen oder Kunststoff

Bei einem fliehenden Kinn läßt sich durch eine Eigenknochentransplantation oder durch eine Kunststoffimplantation, vor allem über den Zugang durch den unteren Mundvorhof, auch eine Straffung des Kinns erreichen. Auf diese Weise bleibt die bisweilen doch störende Hautnarbe unter dem Kinn aus. Die Operation kann ambulant und in Lokalanästhesie durchgeführt werden und kostet ab 3000 Mark.

Vergrößerung der Wangenknochen

Eine Vergrößerung der Wangenknochen kann bei den Kaukasiern, denen die überwiegende Mehrheit der Europäer angehört, den Gesichtsausdruck attraktiver und »fotogener« machen. Auch wirken die Wangen dadurch gestraffter und verjüngt. Viele Schauspieler in den USA haben diesen Eingriff vornehmen lassen. Die »Wangenknochen« – anatomisch Jochbeine genannt –, werden mittels Implantation von Eigenfett, das vom Bauch oder von den Hüften gewonnen wird, vergrößert. Vor allem über den Zugang von der behaarten Schläfe aus lassen sich aber auch sog. Malarimplantate aus Kunststoff einbringen, die dann dort verbleiben. Wenn die entsprechenden Taschen jedoch nicht sehr sorgfältig gearbeitet werden, kommt es zu einem asymmetrischen Ergebnis. Die Operation kostet ab 4000 Mark.

Beliebt bei amerikanischen Schauspielern

Zur Terminologie

Bei der Kombination einiger der oben beschriebenen Verfahren mit einer Nasenkorrektur, einer Lippenmodellierung oder einer Lidstraffung sprechen manche Ärzte von einem »Face-Styling« bzw. einer »Gesichtsmodellage«. Diese Ausdrücke haben keine wissenschaftliche Bedeutung.

Der Ausdruck »Bio-Lifting« wird von Homöopathen und Kosmetiker/innen als Bezeichnung für das Unterspritzen von Gesichtsfalten mit tierischen Stoffen zwecks Tonisierung der Haut verwendet. Dabei ist es gar kein Lifting, denn das bedeutet im Englischen »Anhebung«. Manche Ärzte bezeichnen damit ein ganz normales Face-Lifting, unterstützt durch Gewebskleber aus Fibrin, einem Eiweiß. Der gesund klingende Ausdruck ist wahrscheinlich mehr auf Medienwirksamkeit ausgerichtet als auf seriöse Aufklärung. Klingt doch logisch: »Bio-Lifting« muß natürlicher sein als ein einfaches Lifting.

Lassen Sie sich nicht verwirren!

Neben SMAS als Abkürzung für das bindegewebige Gerüst des Gesichts wird in den Medien eine Reihe von Ausdrücken und weiteren Abkürzungen angeboten, die Leserinnen und Leser nur verwirren können, z. B. SACS, SMILE, FAME, Composite-Lift, Bivector-Lift, Soft-Lift, S-Lift, Myolift, Mask-Lifting, Omega-Lift etc. Sie tun gut daran, sich einen zuverlässigen plastischen Chirurgen auszusuchen und ihm Vertrauen zu schenken. Dieser kennt etliche Varianten,

Techniken und Kombinationen der Verfahren, die für den Patienten individuell am besten geeignet sind.

Wenn der Blick müde wird – Lidstraffung

Die Haut der Augenlider ist die dünnste Haut am gesamten menschlichen Körper und wird daher auch als erste faltig. Wenn wir miteinander kommunizieren, schauen wir uns meist gegenseitig in die Augen. Erschlaffte Lider lassen dabei die innere Energie eines Menschen, die vielleicht in hohem Maße vorhanden ist, nicht zum Vorschein kommen; einem solchen Menschen erkennt man dann auch unbewußt die Leistungsfähigkeit und sogar seine Lebensfreude ab.

Nichtgeweinte Tränen

An den Augenlidern sind Veränderungen sichtbar, die mit Nieren-, Herz- und Schilddrüsenerkrankungen zusammenhängen können, aber auch bei Alkohol- und Medikamentenmißbrauch sichtbar werden. Manche Psychosomatiker sehen in geschwollenen Augenlidern »nichtgeweinte Tränen« als Ausdruck nicht losgelassener Emotionen. Eine Lidstraffung wird daher den Eindruck eines insgesamt viel frischeren Menschen vermitteln. Bei relativ geringem Aufwand und seltenen Komplikationen hat diese Operation eine verhältnismäßig große Wirksamkeit und ist deshalb nicht nur unter Frauen so beliebt.

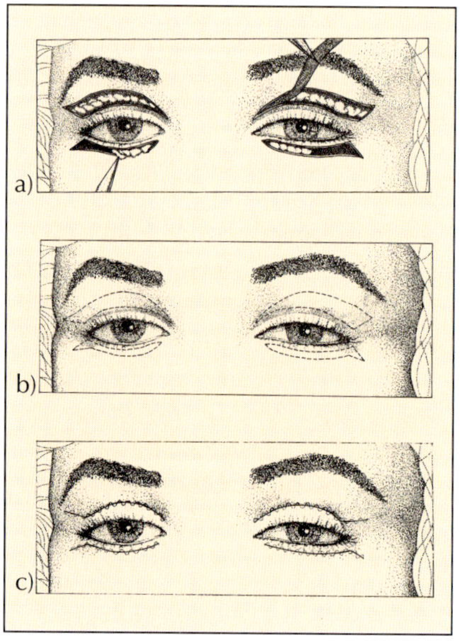

Abb. 33 Straffung der Augenlider. Die »Tränensäcke« der Unterlider können unter gewissen Voraussetzungen auch durch die Bindehaut, d. h. ohne äußere Naht, entfernt werden. a) Angezeichnete Schnittführung; b) Entfernen kleinster Muskelstreifen und Fetttropfen; c) in die Wundränder versenkte Nähte.

Die Operation kann an drei Stellen ansetzen (Abb. 33):

- Oberlider zeigen mit den Jahren meist einen deutlichen Überschuß an Haut und, vor allem an den Innenseiten, etwas zuviel vom Augenhöhlenfettgewebe. Meist bezeichnet man die hängenden Oberlider als »Schlupflider«.
- Unterlider können ebenfalls zuviel Haut aufweisen, besonders bei vielen Lachfalten. Unter den Unterlidern kommen häufig

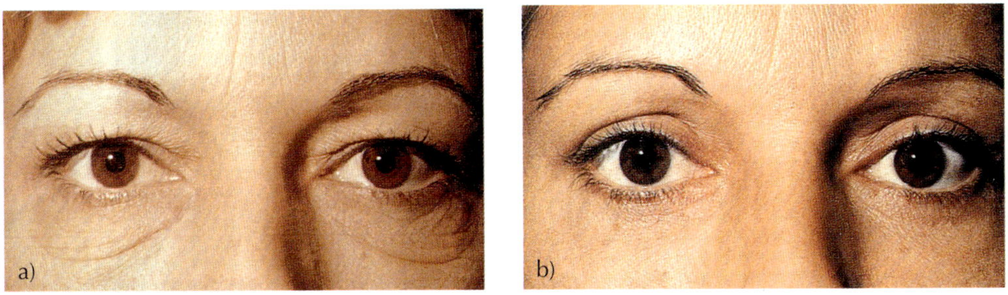

Abb. 34
Faltige und hängende Augenlider bei einer 34jährigen Frau, die 10 Jahre unter Neonlicht gearbeitet hat und dadurch vorzeitig gealtert ist.
a) Vor der Operation;
b) Nach der Lidstraffung oben und unten ist der Blick viel frischer.

die sogenannten Tränensäcke zum Vorschein. In Wirklichkeit handelt es sich dabei nur um aus den Augenhöhlen getretenes Fettgewebe, in dem ansonsten der Augapfel gelagert ist, um sich nicht am knöchernen Skelett zu verletzen.

- »Krähenfüße« an den Augenaußenwinkeln können so stark ausgeprägt sein, daß sie sich manchmal durch eine Lidstraffung nicht beseitigen lassen. Dann ist eine zusätzliche Straffung im behaarten Schläfenbereich notwendig. Unter Umständen kann auch eine Laserbehandlung oder ein Peeling helfen.

Die Operation

Die Operation wird meist in Lokalanästhesie bei Sedierung oder im Dämmerzustand des Patienten durchgeführt, mit je einem Einstich in das jeweilige Lid, und dauert 1–2 Stunden. Ein blutungshemmendes Mittel sorgt dafür, daß wir relativ blutarm operieren können. An den Oberlidern entfernt man halbmondförmig die Haut in der Umschlagfalte und an den Unterlidern bajonettförmig – direkt unter den Wimpern (Abb. 34). Häufiger an den Oberlidern, aber auch an den Unterlidern, wird je ein Muskelstreifen entfernt. Die überflüssigen Muskelstreifen kann man eventuell vernähen und durch zwei je 3 Millimeter große Schnitte im inneren Lippenrot, die später nicht sichtbar sind, in die Oberlippe integrieren. An den Lidern werden dann die überschießenden »Fetttropfen« angehoben und mit dem elektrischen Messer abgetrennt, damit es nicht blutet. Besonders häufig sind diese »Tränensäcke« an den Unterlidern und um die inneren Augenwinkel ausgeprägt (Abb. 35).

Es ist meist ratsam, in den Unterlidern vorübergehend Gummilaschen zu belassen, mit denen die sich ansammelnde Gewebsflüs-

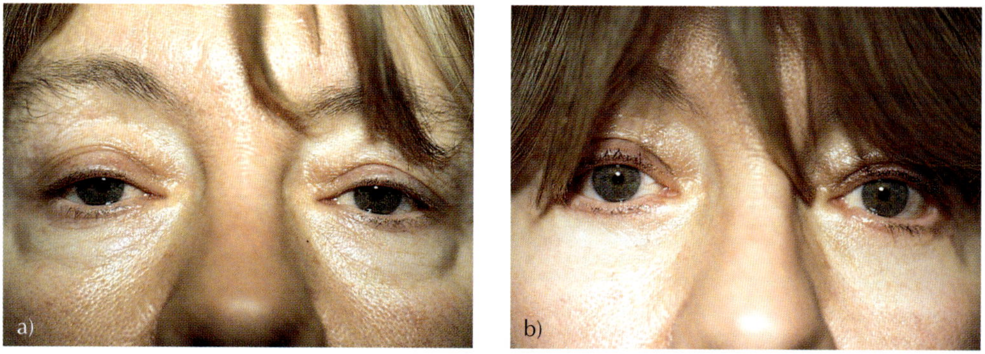

Abb. 35
Operation der »Tränensäcke« bei der Lidstraffung
a) Vorher: stark ausgeprägte »Tränensäcke« der Unterlider;
b) 3 Wochen nach der Unterlidstraffung

sigkeit abgeleitet wird. Bei Anwendung des Gewebsklebers »Fibrin« wird dies jedoch selten notwendig sein. Dieser vermindert genauso wie beim Face-Lifting die Schwellungen und Neigung zur postoperativen Sickerblutung und verkürzt die Erholungsphase nach dem Eingriff um 30–40 Prozent der sonstigen Dauer. Das Medikament ist jedoch teuer und führt zu einem Aufpreis von 400 Mark. Die abschließende Naht wird mit feinstem Material (6.0) durchgeführt, und manche Chirurgen machen sie unter optischer Vergrößerung durch eine Lupenbrille. Die Naht wird in die Haut versenkt (intrakutan), damit die spätere Narbe noch unauffälliger wird. Für die ersten Stunden ist Kühlung mit feuchten Kompressen und eventuell mit einer »Kältebrille« ratsam. Die Operationstechnik ist Abbildung 33 zu entnehmen.

Bei konstitutioneller Neigung zur Bildung von »Tränensäcken«, die auch bei jüngeren Menschen ausgeprägt sein kann, muß der Hautüberschuß nicht entfernt werden. Dann kann man die Fetttropfen der »Tränensäcke« durch einen Schnitt in der Bindehauttasche angehen, so daß von außen kein Schnitt sichtbar ist.

Nachbehandlung

Die Oberlider, aber auch die Unterlider, lassen sich auch ambulant operieren, vor allem unter Anwendung von Fibrinkleber. Wenn Drainagen gelegt werden, ist es ratsam, wenigstens 1 Tag in der Klinik zu verbringen, selten braucht man mit mehr als 3 Tagen Klinikaufenthalt zu rechnen. Es empfiehlt sich, eine dunkel getönte Brille mitzubringen.

Da man nach der Operation regelmäßig »blaue Augen« bekommt, sollte man sich als Laie die ersten 1–2 Tage den Blick in den Spiegel ersparen. Für diese Zeit sind Kühlen mit feuchten Kompressen und Ruhe empfehlenswert. Schon ab dem 3. Tag sieht alles viel besser aus. Die Fäden, die in die Haut versenkt wurden, werden vom 3. bis zum 6. Tag entfernt. Nach 1–2 Wochen verschwinden die Schwellungen und die blauen Flecken, und man kann wieder ohne Sonnenbrille ausgehen und seine normale Tätigkeit aufnehmen. Die Narbenausläufe, je 2–4 Millimeter außerhalb des jeweiligen äußeren Augenwinkels, sind selten mehr als ein paar Wochen sichtbar, können aber überschminkt werden.

Ruhe und feuchte Kompressen

Komplikationen

Bei diesem Eingriff sind schwerwiegende Komplikationen kaum zu erwarten. Bei weniger geübten Chirurgen kann es vorkommen, daß vom Oberlid zuwenig und vom Unterlid zuviel Haut entfernt wird. Den ersten Fehler kann man relativ einfach nachkorrigieren. Beim zweiten Fehler entsteht ein »Triefauge« (Ektropion), das sich in einigen Wochen bis Monaten unter physikalischen Maßnahmen und medikamentöser Unterspritzung zurückbilden kann. Selten ist eine operative Korrektur notwendig.

Triefauge

Für die erste Zeit nach der Operation ist die Bindehaut empfindlich, und es kommt schon einmal vor, daß die Augen etwas nässen, aber das beruhigt sich meist spontan nach ein paar Wochen.

Eine überschießende Narbenbildung trifft man manchmal bei Rothaarigen. In der wissenschaftlichen Literatur ist auch eine stärkere Herabsetzung des Sehvermögens beschrieben worden, daher empfehlen wir, vor der Operation eine augenärztliche Untersuchung durchführen zu lassen, um ganz sicher zu sein. Es kann vorkommen, daß für einige Tage nach der Operation Kontaktlinsen nicht vertragen werden. Dann sollte man sich mit einer Brille helfen.

Kombinierte Eingriffe

Die Lidstraffung wird gern mit dem Face-Lifting kombiniert. Auch andere Gesichtsoperationen kann man gleichzeitig durchführen, außer vielleicht das Stirn-Lifting und die Nasenkorrektur, wenn zu starke Lidschwellungen nach der Operation erwartet werden. Von den Unterlidern aus kann man das Mittelgesicht auch im Bereich der Knochenhaut anheben und straffen. Das empfiehlt sich besonders bei abgesenkten Wangen. Alle anderen ästhetischen Eingriffen im Körperbereich kann man mit einer Lidstraffung kombinieren.

Zu den Kosten

Die Straffung der Oberlider kostet ab 2500 Mark und die Unterlidstraffung ab 3000 Mark, in Kombination jedoch meist ab 5000 Mark. Bei erhöhtem Schwierigkeitsgrad, Vollnarkose und einem Klinikaufenthalt muß mit Mehrkosten gerechnet werden.

Nasenkorrekturen

»Goldnase«

Die Nase ist ein sehr ungewöhnliches Organ: Ihr Rücken liegt vorne, ihre Spitze unten, ihre Wurzel oben und ihre Flügel wiederum unten.

Als erster Abschnitt der Atemwege wärmt sie die einatmende Luft vor und entstaubt sie. Sie ist auch Sitz des Riechsinnes, der vom Hirnstamm gesteuert wird, und entwicklungsgeschichtlich das älteste unserer Sinnesorgane. Während des Eisprungs, wenn die Blutspiegel für das Östrogen am höchsten sind, werden Gerüche am stärksten wahrgenommen. Aufgrund des Östrogens können Frauen auch besser riechen als Männer. Der Mensch kann 4000 Gerüche unterscheiden. Heutzutage herrscht in unserer Welt ein Überangebot an verschiedensten Gerüchen.

Sie können 4000 Gerüche unterscheiden

Der englische Anthropologe Sir James Georg Frazer hat ein sehr gutes Buch geschrieben: »Der goldene Ast«. Er beschreibt die gleiche Sitte bei verschiedenen primitiven Kulturen, die untereinander in keiner Verbindung standen: In Lebensgefahr verstopfen sie ihre Nasen, damit die Seele nicht entfliehen kann. Dasselbe geschieht in manchen primitiven Kulturen bei der Bestattung der nächsten Angehörigen – damit ihre Seele nicht der des Toten folgt.

Die Verbindung zwischen der Außenwelt und der inneren, seelischen Welt durch die Nase wird auch in der Bibel angedeutet: *»Da bildete Gott der Herr den Menschen aus dem Staub der Acker-*

scholle und blies in seine Nase den Odem des Lebens; so ward der Mensch zu einem lebendigen Wesen.«

Sprachgeschichtlich muß die Bezeichnung für die Nase eines der ältesten Wörter gewesen sein, sie fiel unserem Urvorfahr auf. In vielen Sprachen hat die Nase die gleiche Bezeichnung, so z. B. auf Italienisch »noso«, auf Englisch »nose«, im Slawischen »nos« usw., also fast das gleiche Wort in allen drei Familien der europäischen Sprachen.

In der Geschichte können wir das traurige Schicksal der Nase verfolgen. Ehebrecher, Prostituierte, Diebe und bei Friedrich I. auch Deserteure wurden bestraft, indem man ihnen die Nase abschlug. Die zweithäufigste Ursache für einen Verlust der Nase war die Syphilis.

Syphilis

Die Heilige Ebba die Jüngere, auch als Hidda bekannt, hat sich die Nase abgeschnitten, um sich ganz auf Christus konzentrieren zu können.

Interessant ist auch der Fall des grausamen byzantinischen Kaisers Justinian II. (669–711), der nach 10jähriger erbarmungsloser Herrschaft vom Thron gestürzt wurde. Seine Gegner schnitten ihm, bevor sie ihn verbannten, die Nase ab, im Glauben, er sei auf diese Weise endgültig vernichtet. Nachdem er sich eine Goldnase hatte machen lassen, eroberte er im Jahre 704 mit 15 000 Gefolgsleuten den Thron wieder zurück. Nun ließ er jedesmal, wenn er seinen Nasenstummel schnäuzen mußte, jemanden umbringen, der mit seinem Gegner Paticius Leontinus verbündet war. Bei der nächsten gelungenen Meuterei wandten die Gegner Justinians eine wirkungsvollere »Prophylaxe« an: Sie brachten ihn gleich um. Eine Goldnase hat auch der Leichnam Karls des Großen.

1552 eroberten die Türken die Stadt Szeged im heutigen Ungarn. Als Zeichen ihres Sieges schickten sie Sultan Suleiman einen Sack mit 5000 Nasen von getöteten Christen.

Ein Sack voller Nasen

Edmond Rostan hat in seiner heroischen Komödie genial die Lage des Cyrano de Bergerac geschildert, der eine riesige und häßliche Nase und ein großes, wunderschönes Herz hatte. Gogols erschreckende Novelle »Die Nase« schildert die absurde Geschichte eines zeitweiligen Nasenverlustes. Collodi schrieb sein Märchen »Pinocchio«, dem die Nase jedesmal wuchs, wenn der Kleine gelogen hatte. Eine häßliche Nase ist ein häufiges Motiv in der Literatur und Malerei, weil sich Menschen durch ihre Nase eindrucksvoll charakterisieren lassen.

… auf der Nase sitzt der Wille

Nach Johann Gottfried Seume ist die Nase das Emblem der Seele, als Organ der Leidenschaft und Herrschaft. Er schreibt: »*Auf der Stirn thront der Gedanke und auf der Nase sitzt der Wille.*« Im Volksmund wird die Nase auch als Potenzmerkmal verstanden: »*Wie die Nase eines Mannes, so ist sein Johannes.*« Auch auf ethnische Merkmale läßt die Nasenform schließen. So haben nach Johann Caspar Lavater die Tataren platte Nasen, afrikanische Eingeborene haben Stumpfnasen, Juden tragen Habichtnasen, Engländer dagegen Spitznasen, Italiener und Franzosen haben große, bedeutende Nasen etc. Die Lappen haben Stupsnasen, die Mayas große, an der Stirnmitte ansetzende Nasen, Griechen haben gerade und Asiaten sehr kleine Nasen. Wie die Europäer Asiaten als »Schlitzaugen« bezeichnen, sind wir für sie »Langnasen«. Die Lappen und Eskimos sowie einzelne Ethnien Indonesiens und Polynesiens grüßen sich und erweisen sich Zuneigung, indem sie ihre Nasen aneinanderreiben.

Die Nase hat also mehrfache Funktion und Bedeutung: Sie dient nicht nur zum Atmen, Riechen, Küssen sowie als Potenz-, Charakter- und ethnisches Merkmal, sondern auch als ästhetisches Maß. Blaise Pascal hat gesagt: »*Wäre die Nase Cleopatras kürzer gewesen – das Gesicht der ganzen Welt wäre heute anders.*«

Die Nase hat sich fest auch in manchen Sprichwörtern und Redensarten verankert: »man reibt jemandem etwas unter die Nase«, »man dreht jemandem eine lange Nase«, »man wird an der Nase herumgeführt«, »man sieht nicht weiter, als die Nase reicht«. Auch die »Hochnäsigen« können »mit der Nase drauf stoßen«, man kann jemandem »etwas vor der Nase wegschnappen«. Wenn man »die Nase zu tief ins Glas steckt« bekommt man eine »rote Nase«. James Joyce hat in seinem Roman »Ulysses« ein tolles Rezept gegen die rote Nase erfunden: »*So lange saufen, bis sie blau wird.*« Heinrich Zschokke jammert: »*Die arme Nase! Sie hat den Wein nicht getrunken und wird dafür bestraft.*«

Häufig wird die Nase zum Gegenstand einer Herabsetzung der Person, z. B. in Worten wie »Rotznase« oder »Schnorchelgurke« oder in Formulierungen wie »Du kannst deinen Paß wegen der zu großen Nase nicht zumachen« und »Dein Zinken löst beim Rückenschwimmen Haifischalarm aus«. In Ernest Bornemanns Buch »Sex im Volksmund« finden sich für die Nase unter anderem folgende Bezeichnungen: Balkon, Banane, Giebel, Gurke, Haken, Kartoffel, Knolle, Riechbalken, Riechkolben, Rübe, Rüssel, Rotlicht, Schnapsnase, Schnäuztrompete, Schniffling, Staubsauger.

Die Nase hat viele Namen

Als Ziel von Beschimpfungen und Strafen hat die Nase ein grausames Schicksal in der Geschichte. Daher gibt sich niemand mit der eigenen Nase zufrieden. Wie Wolf Frey und Heinrich Grün in ihrem ausgezeichneten »Nasenbuch« schreiben: »*Jeder hat eins, aber keiner mag seins.*«

Orson Welles und die Pappnase

So hatte z. B. Orson Welles in seinem Film »Der Dritte Mann« noch seine winzige Nase, die zu seinem korpulenten Körperbau gar nicht paßte. In späteren Filmen ließ er sich eine größere Nase aus Kunststoff draufkleben. Da war es dann sehr auffallend, daß sich seine Nase bei Äußerungen des Ekels weder rührte noch runzelte. Er muß den Engländer Thomas Wedders beneidet haben. Der hatte nämlich die bislang längste gemessene Nase in der Geschichte: ganze 9 Zentimeter. Normalerweise ist die Nase um 5 Zentimeter lang. Die Nase senkt sich vom 17. bis zum 70. Lebensjahr ab und verlängert sich dabei manchmal um einen ganzen Zentimeter. Verkürzende Nasenkorrekturen werden deshalb im fortgeschrittenen Alter auch als Verjüngungsmaßnahmen durchgeführt.

Am energetischen Feld, das vom Menschen aufgenommen wird, hat die Nase eine zentrale Position, von der eine in konzentrischen Kreisen abnehmende Ausstrahlung ausgeht.

Auch in der gestaltenden Kunst ist die Nase ein zentrales Organ: Wenn Bildhauer eine Büste schaffen, wird oft zuerst am Kopf die Nase »gestellt«.

Sensoren für die Intuition?

In der Nase werden die Sensoren für die Intuition vermutet. Sie liegen angeblich an der Nasenschleimhaut über dem Verbindungspunkt zwischen Dreieck- und Viereckknorpel. Es erscheint einleuchtend, diese Stellen bei einer Nasenkorrektur mit dem Skalpell nicht zu verletzen.

Wie wir sehen, hat die Nase in unserer Zivilisation einen besonderen Stellenwert. Durch Unfälle, bei Kämpfen und von Geburt an deformierte Nasen ziehen in der Umgebung des bzw. der Betroffenen Bemerkungen nach sich, die häufig sehr beleidigend sind. Bei der Nase wird die Reaktion der Umwelt nicht durch Takt gezügelt, wie bei überzähligen Fingern, mongoloiden Gesichtsmerkmalen o. ä.

Es ist daher durchaus verständlich, daß nur sehr widerstandsfähige Persönlichkeiten diesen seelischen Druck aushalten können. Besonders bei Heranwachsenden bis zum 25. Lebensjahr, deren soziale Situation sich noch nicht gefestigt hat, spielen der Spiegel und der vorwurfsvolle Blick, der den Betroffenen daraus entgegenkommt, eine wichtige Rolle. Zwar lenken Beruf und Familie zu einem späteren Zeitpunkt von diesem Problem ab, der Leidensdruck kann jedoch manchmal so groß sein, daß sich die bzw. der Betroffene zu einem Besuch beim plastischen Chirurgen entschließt.

Angesichts der allgemeinen Bedeutung der Nase ist verständlich, daß auch seelisch kranke Menschen ihre neurotische oder psychotische Problematik auf die Nase projizieren. Die operative Korrektur der Nase bei einer nicht behandelten Psychose kann jedoch für beide Seiten verheerende Folgen haben. Mir ist eine Studie bekannt, derzufolge in den USA 6 plastische Chirurgen von ihren Patienten umgebracht wurden, 3 davon waren Nasenpatienten. Wolfgang Gubisch kennt eine noch viel schlimmere Angabe: Insgesamt 19 Nasenpatienten in aller Welt haben ihre Operateure umgebracht (pers. Mitteilung). Wahrscheinlich wurden da auch die HNO-Ärzte mitgerechnet. Größtenteils waren die operativen Ergebnisse nicht einmal schlecht – der Fehler lag darin, daß die Psychose des Patienten nicht erkannt wurde.

Wenn Patienten zu Mördern werden

Wenn dagegen die Indikation für die Nasenkorrektur richtig gestellt wurde und die Operation technisch fehlerlos durchgeführt wurde, ist der psychologische Effekt, den man erzielt, der eindrucksvollste von allen ästhetisch-chirurgischen Korrekturen. Sie oder er wird selbstsicherer, offener, voller Selbstvertrauen, und das Selbstwertgefühl nimmt zu. Das wundert nicht, weil die Nase mitten im Gesicht sitzt und nicht zu übersehen ist. Wenn wir miteinander kommunizieren, schauen wir uns gegenseitig in die Augen und auf den Mund, mitten in diesem trapezförmigen Bild aber sitzt: die Nase!

Um ein ideales Ergebnis zu erzielen, muß vor der Operation eine genaue Absprache zwischen dem Patienten und dem Operateur stattfinden. Es ist nicht häufig, kommt aber immer wieder vor, daß das, was der Chirurg als korrekturbedürftig erachtet, nicht dem Wunsch des Patienten entspricht. Dies muß im Vorfeld geklärt werden.

Nicht jedem Gesicht paßt jede Nase. Bestimmte Formen erwartet man bei einem langen und andere bei einem runden Gesicht. Ich meine, daß die Nase als ureigenstes Merkmal eines Menschen nicht total verändert werden darf, weil man dann den ganzen Menschen ändert, und dazu sind wir nicht berufen. Es gibt leider auch Operateure, die sich damit brüsten, ihre typischen Nasen, z. B. »Meiers-

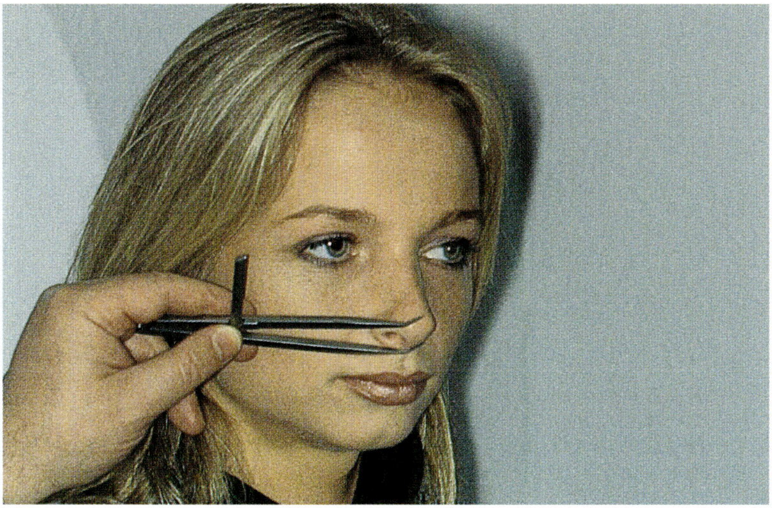

Abb. 36
Mit der Rhinometrie werden die äußeren Maße der Nase vor der Operation festgehalten und nach der Operation dokumentiert.

nasen« zu schaffen. Fremdartig klingt ferner die Anekdote, in der sich in einer deutschen Großstadt vor einem Schaufenster zwei Patientinnen von Dr. X. am gleichen Nasentyp erkannt haben sollen.

Der Operateur sollte versuchen, die anthopometrischen Gesetzmäßigkeiten bei der Planung und Ausführung der Operation voll zu respektieren. Dazu gehört die millimetergenaue Abmessung der Nase (Rhinometrie, Abb. 36) und die fotografische Dokumentation vor und nach dem Eingriff. Während der Operation muß man mit den Fingerspitzen der linken »sehenden« Hand überprüfen, was man macht, weil das Operationsfeld wenig übersichtlich ist. Man soll sich hüten, zuviel zu machen. Der größte Fehler ist zum Beispiel, zuviel Höcker zu entfernen. Für mich ist das schönste Kompliment, wenn mir Patienten später sagen, daß man ihr postoperatives Aussehen folgendermaßen kommentiert hat: «Du siehst schöner aus, aber ich weiß nicht warum.« Dann weiß ich, daß ich mit meinem Eingriff die persönliche Identität nicht beeinträchtigt habe.

Gegenargumente

Die Mehrzahl der Patienten, die sich zu einer ästhetischen Nasenkorrektur entschlossen haben, berichten davon, wie die engsten Verwandten sie von ihrem Vorhaben abbringen wollten. Mehrere Gründe können dafür eine Rolle gespielt haben:
- Angst vor operativen Komplikationen,
- mangelndes Mitgefühl für den Leidensdruck des Patienten,
- religiöse und moralische Vorbehalte,

- die Befürchtung, die Liebe des Partners zu gefährden, denn nachdem dessen Nase schöner geworden ist, kann die ganze Person attraktiver und damit möglicherweise auch stärker umworben werden,
- Bedauern, vor allem seitens der Eltern, daß eines der Familienmerkmale beseitigt wird.

Von Patientinnen, die befragt wurden, stellte die Mehrheit die eigene Nase als der des Vaters ähnlich dar und gab an, daß sich dies später störend auf ihre Entwicklung als Frau herausgestellt habe. Eine meiner Patientinnen hat mir sogar gesagt, daß ihr Vater die Kosten ihrer Operation übernommen habe, obwohl sie schon berufstätig war, weil er »schließlich Schuld daran hatte«. Von ihrem Vater hatte sie eine Höckernase geerbt. Zur Kontrolle nach der Operation kam auch der Papi und war nun ebenfalls zufrieden.

Amerikanische Stupsnasen

In den USA werden für Frauen kleine Stupsnasen und bei Männern große »Charakternasen« produziert. Wir sind hier in Europa noch etwas zurückhaltender, im Zeit-Magazin beispielsweise finden sich aber W. Frey und H. Grün zufolge schon Anzeichen für einen neuen Trend: »*Die Nase ist ganz stark im Kommen.*«

Harmonisierung der Nase

Die Attraktivität eines Gesichts hängt größtenteils von der Harmonie der Nase ab, die in senkrechter Richtung das mittlere Drittel des Gesichts darstellt. Das obere Drittel wird von der Stirn und das untere Drittel von der Mund- und Kinn-Partie gebildet. Die »Frankfurter Linie« zieht durch die Mitte der Ohrmuschel und durch die Mitte der Nase, an der Verbindungsstelle zwischen dem knöchernen und dem knorpeligen Nasengerüst. Im Idealfall teilt sie das Gesicht in zwei gleiche Hälften, eine obere und eine untere. »Leonardos Viereck« umfaßt Nase und Ohr und soll gleich lange Seiten haben. Der Winkel zwischen Stirn und Nasenrücken sollte etwa 35 Grad betragen. Der Winkel zwischen Oberlippe und Nasensteg sollte bei Frauen bis zu 105 Grad und bei Männern zwischen 90 und 95 Grad betragen (Abb. 37).

Kriterien der Harmonie

Je nachdem, ob es sich um einen großen oder kleinen Menschen, um ein rundes oder längliches Gesicht handelt, ist eine Nasenlänge zwischen 4,8 und 5,8 Zentimetern optimal. Die Abweichung der Nasenform von der Norm, und sei es nur um ein paar Millimeter, kann für den Betroffenen einen großen Leidensdruck verursachen. Man unterscheidet dabei:

- Höckernase,
- eine zu lange Nase,
- Sattelnase,
- seitlich verschobene Nase,
- Knollennase (Rhinophym),
- plumpe Nasenspitze (Cherry-Tip-Deformity, Abb. 38) und
- kombinierte Formen.

Kein Wunder also, daß die Nasenkorrektur weltweit die häufigste ästhetische Operation ist. In Deutschland werden jährlich mindestens 20000 Rhinoplastiken, d. h. operative Nasenkorrekturen, durchgeführt.

Selten ist dabei übermäßiger Perfektionismus in bezug auf die Nasenform im Spiel. Am häufigsten wollen Patienten nur die Auffälligkeit der eigenen Nase beseitigen. Keine andere ästhetische Operation bewirkt wie die Nasenkorrektur eine solche Begeisterung nach gelungenem Eingriff und, viel seltener, so tiefe Enttäuschung nach mißglückter Behandlung – entweder durch schlechte Indikationsstellung oder durch mangelnde operative Technik. Also nicht Mut, sondern Sorgfalt und Augenmaß sind vom Operateur gefordert.

Die Nasenkorrektur ist wohl die delikateste ästhetische Operation überhaupt. Vier von den knapp 1000 Nasen, die ich operiert ha-

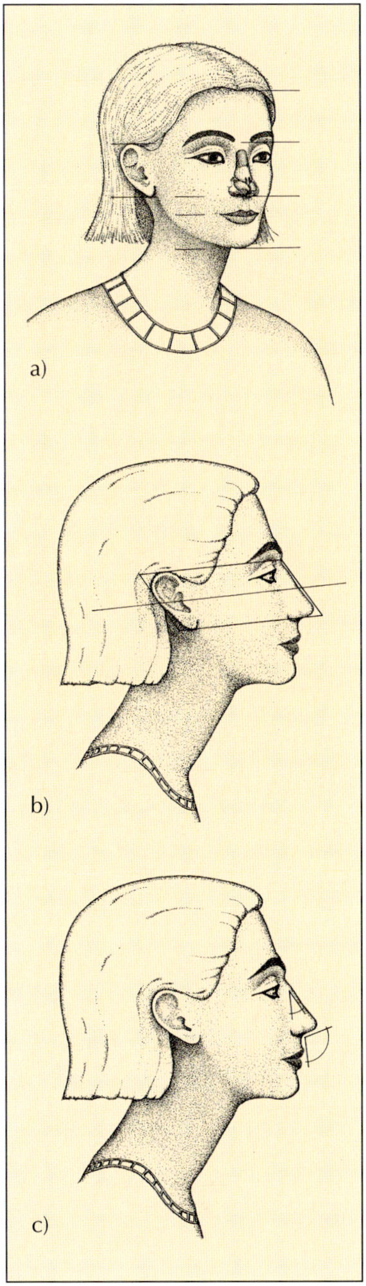

Abb. 37
Parameter zur Planung einer Nasenoperation
a) Die drei Drittel des Gesichts: Stirn-, Nasen- und Mund-Kinn-Region.
b) Die »Frankfurter Linie« zieht durch die Mitte des Ohres und der Nase und teilt im Idealfall das Gesicht in zwei Hälften. »Leonardos Viereck« umfaßt das Ohr und die Nase.
c) Der Nasen-Stirn-Winkel soll 35 Grad betragen. Der Nasensteg-Oberlippen-Winkel soll bei Männen 90–95 und bei Frauen 100–105 Grad betragen.

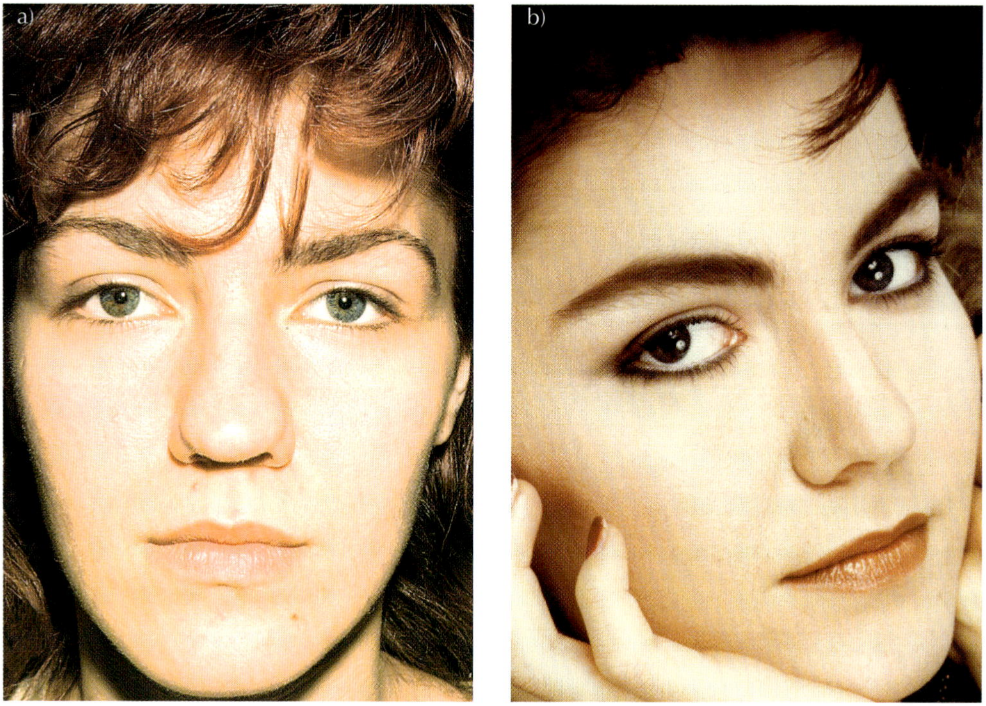

Abb. 38
Korrektur einer typischen Cherry-Tip-Deformity
a) Vorher: plumpe Nasenspitze in Form einer Kirsche;
b) nach der Nasenknorpelkorrektur kam die junge Frau auf die Titelseite der Zeitschrift »Vogue«.

be, mußte ich selbst nachkorrigieren und ambulant noch eine dünne Gewebeschicht vom Profil entfernen. Viel häufiger habe ich Nachkorrekturen von andernorts operierten Nasen vornehmen müssen. Zur Zeit machen sie bis zu 30 Prozent meiner Operationen aus. Die operative Technik ist diffizil, die intraoperative Übersicht gering. Erforderlich sind absolute anatomische Genauigkeit, räumliches Vorstellungsvermögen, Fingerfertigkeit und die Begabung zur Formgebung sowie gute psychologische Kenntnisse. Nicht selten wird eine verborgene psychopathologische Problematik auf die Nase projiziert.

Der Erfolg des Eingriffs wird von limitierenden Faktoren beeinflußt, wie z. B. Kontur und Form des Gesichts und Textur und Dicke der Haut. Bei einer knöchern-knorpeligen Deformität sind bessere Ergebnisse zu erwarten als bei einer fleischigen Nase (Abb. 39).

Früher wurde eine Nasenoperation fast ausschließlich zwischen dem 18. und 40. Lebensjahr durchgeführt. Heute operieren wir auch Patienten im Alter von 15–16 Jahren, wenn das Gesichtsskelett schon

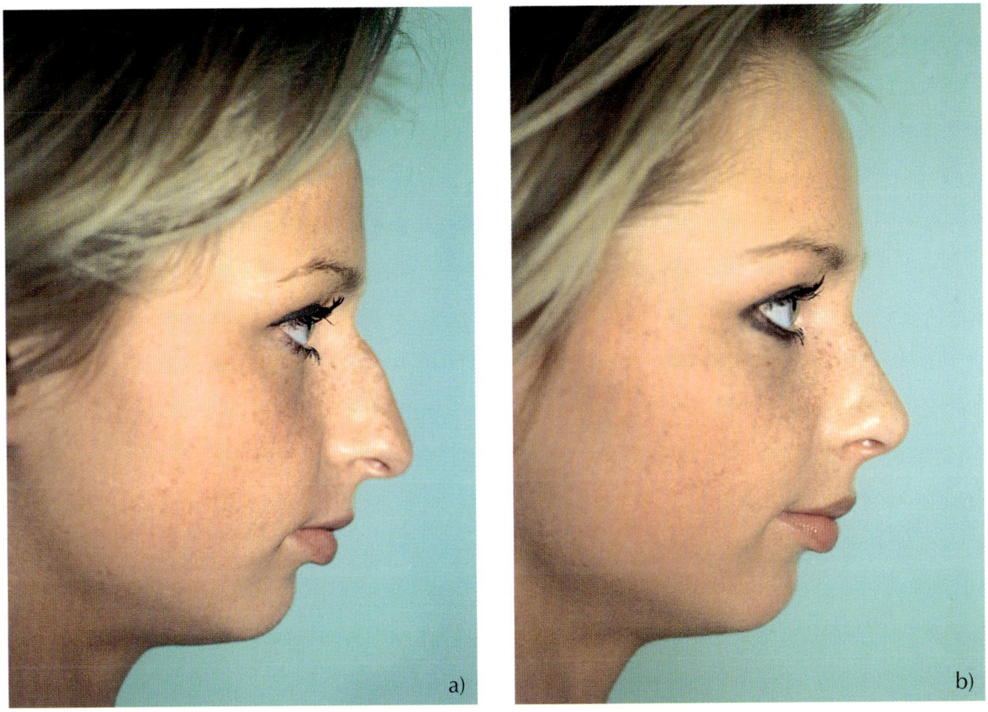

ausgewachsen ist. Auch die Grenze von 40 Jahren wurde fallengelassen, weil sich die Nase im Laufe des Lebens verlängert. Somit wird die Nasenverkleinerung im fortgeschrittenen Alter als Verjüngungsmaßnahme angesehen, soweit der Patient sich im Laufe der Zeit nicht bereits an die Form seiner Nase gewöhnt hat.

Abb. 39
Korrektur einer typischen Höckernase
a) Vor der Operation;
b) nach der Korrektur nahmen ihre Freunde wahr, daß sie schöner geworden war, aber niemand konnte sagen, warum.

Die Operation

Die Operation wird häufig in Vollnarkose durchgeführt, seltener im Dämmerschlaf oder gar in Lokalanästhesie. Die Schnitte werden gewöhnlich in die Nasenvorhöfe gelegt, so daß sie später nicht sichtbar sind (Abb. 40). Nur bei Verschmälerung der Nasenflügel oder Verkürzung der Nasenspitze werden die Narben in den Hautumschlagfalten später nicht auffallen. Die Operation dauert meist weniger als 1 Stunde, je nach Schwierigkeitsgrad auch etwas länger.

Abb. 40
Bei Nasenkorrekturen werden die Schnitte gewöhnlich in die Nasenvorhöfe gelegt, so daß sie später nicht sichtbar sind.

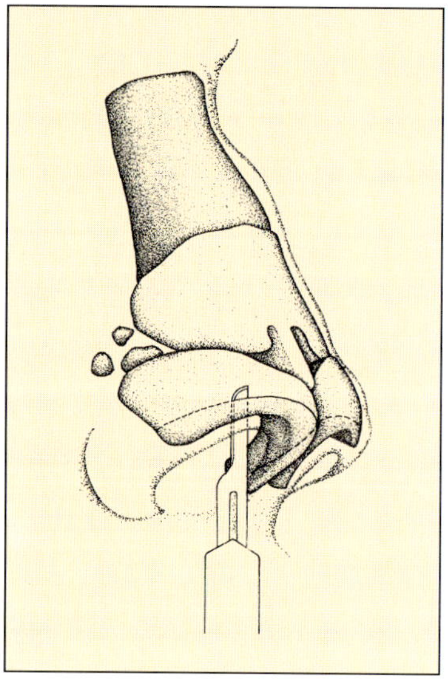

Um die Blutung während der Operation zu verringern, werden entsprechende Medikamente eingespritzt, oder die Schleimhaut wird mit Kokainlösung gespült. Auch der künstlich erniedrigte Blutdruck sorgt für blutarmes Operieren. Mit speziellen Instrumenten wird der Weichteilmantel der Nase angehoben, um Einblick in das Nasenskelett zu gewähren. Hierbei ist eine gute Beleuchtung erforderlich, zu der auch die Stirnlampe dient. Die Nasenlöcher werden austamponiert, und das Blut wird mit einem besonders feinen Saugrohr nach außen geleitet.

Nun wird das Nasenskelett mit feinsten Spezialinstrumenten bearbeitet. Der knöchrig-knorpelige Höcker wird abgetragen, und die knorpeligen Elemente werden nach einer bestimmten Systematik harmonisiert (Abb. 41). Die Nasenbeine müssen vom Oberkiefer und vom Stirnbein her mobilisiert werden, um in der Mitte vereint zu werden. So wird das »offe-

Abb. 41
Korrektur einer Höckernase.
a) Mit einem feinen Meißel oder einer Feile wird der Höcker abgetragen.
b) Auch die knorpeligen Anteile des Nasengerüstes werden begradigt.

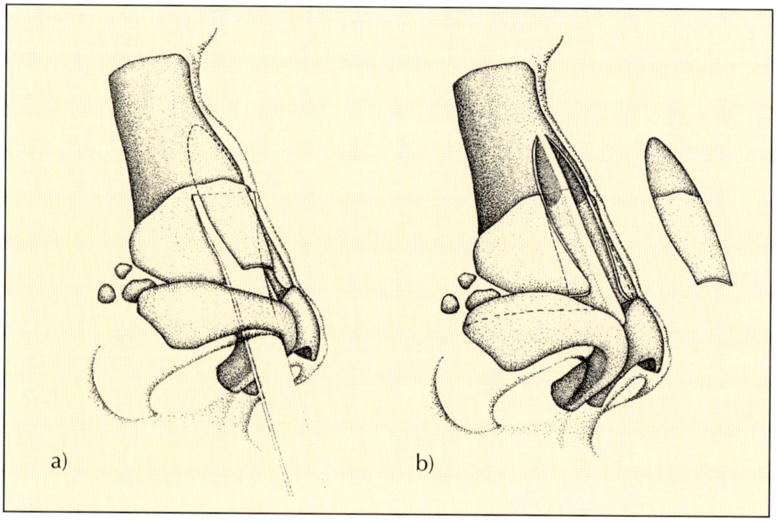

ne Dach« (Open Roof) vermieden und ein schmaler Nasenrücken geformt (Abb. 42). Bei einer Sattelnase wird der Defekt mit Eigenknochen, Knorpel oder Silikonimplantaten aufgefüllt. Knochen gewinnt man vom Beckenkamm und Knorpel von der Ohrmuschel oder einer Rippe. Heute gibt es Operationstechniken, bei denen wir sozusagen eine offene Darstellung des Nasenskeletts bei gleichzeitig geschlossener Operationsmethode erreichen können.

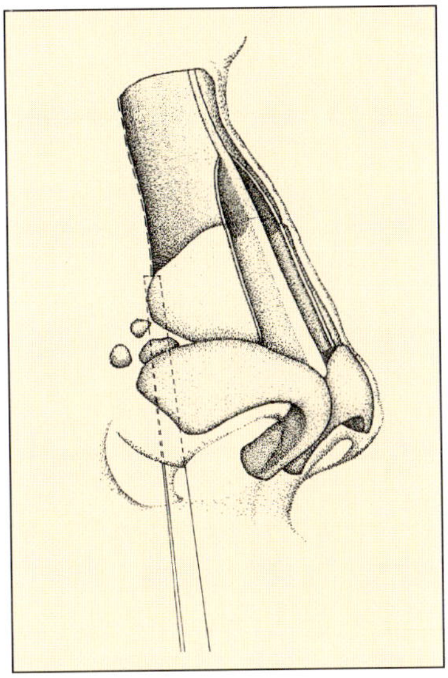

Abb. 42
Korrektur einer Höckernase. Die Nasenbeine werden von der Basis gelöst und zur Mitte hin mobilisiert, um die Deformität des offenen Dachs zu vermeiden.

Anschließend wird gegebenenfalls die Nasenscheidewand gekürzt, und die Nasenflügelknorpel werden verschmälert. Aus dem gewonnenen Knorpel kann man ein Knorpelstück auf den Nasendom fixieren. Damit läßt sich eine reizvolle Profilierung der Nasenspitze, bekannt als »Shin Tip«, erreichen. Es gibt kaum Nasen, die absolut in der Mitte des Gesichts liegen. Bei stärkerer seitlicher Verschiebung bleiben auch später Scherkräfte am Werk, so daß man

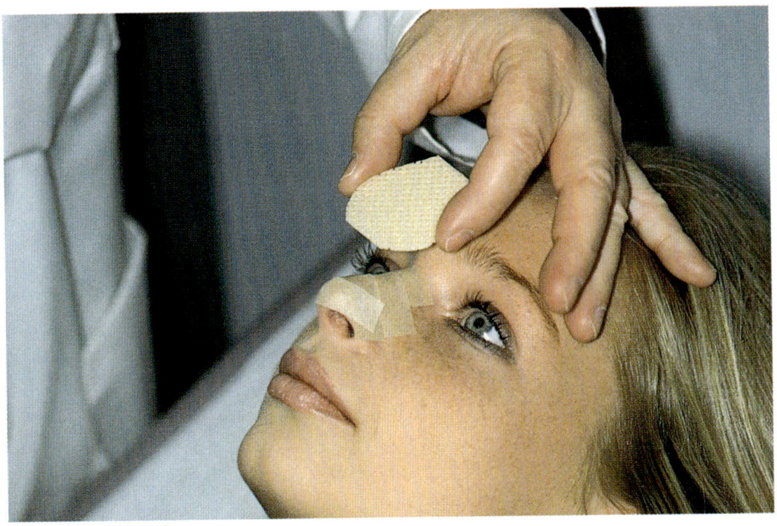

Abb. 43
Thermoplastschiene zur Fixation der Nase nach operativer Korrektur. Die Schiene kann nach dem Rückgang der Schwellung ummodelliert werden und ist im Gegensatz zur Gipsschiene wasserfest.

Abb. 44 (gegenüberliegende Seite)
Korrektur einer Höckernase
a) Profil vor der Operation;
b) Profil nach der Operation;
c) Frontalansicht vor der Operation – der Nasenrücken ist breit, die Nasenspitze zuwenig betont.
d) Frontalansicht nach der Operation – das Gesicht wirkt harmonischer.

eine Seite des Scheidewandknorpels einritzen muß. Die Schnitte werden abschließend vernäht, die Nasenlöcher mit 2 Tamponaden neu tamponiert, und die meist verkleinerte Nase wird mittels einer kleinen »Schmetterlingsmaske« mit Pflastern fixiert. Die Maske kann aus Gips, Aluminium oder, was ich bevorzuge, aus einer Thermoplastschiene (Abb. 43) hergestellt werden.

Nachbehandlung

Nasenkorrekturen werden meist ambulant behandelt, eventuell genügt ein Klinikaufenthalt von 2–3 Tagen. Die Tamponade wird meist nach 2 Tagen entfernt, dann tritt die erste Erleichterung ein: Man kann wieder durch die Nase atmen. Die Nasenmaske bleibt je nach Bedarf 7, 10 oder 14 Tage angelegt. Die Verkürzung der Nase erfolgt überkorrigiert, weil sich die Nase in der Folgezeit etwas senkt.

Anfangs muß der Patient weiche, breiige Speisen zu sich nehmen, wenig kauen, lachen und sprechen und mit leicht angehobenem Kopf schlafen.

Die unvermeidbaren »blauen Flecken« sind individuell unterschiedlich ausgeprägt, können aber mit kosmetischer Camouflage getarnt werden. Mit einer speziellen »Aufrichtbrille« lassen sich die Nasenbeine zusammenhalten, die eigene Brille und sportliche Betätigung müssen dann für 4–6 Wochen gemieden werden. Nach 10–14 Tagen kann man ohne weiteres wieder in der Öffentlichkeit auftreten. Die geringgradigen Verbesserungen sind in den ersten 3 Monaten regelmäßig, aber auch noch in 6–12 Monaten möglich. Sowohl der Patient als auch seine Umgebung vergessen schnell, wie die Nase früher ausgesehen hat, daher ist es gut, die Fotodokumentation parat zu haben (Abb. 44).

Komplikationen

In den ersten 2 Wochen kann Nasenbluten auftreten, später kann vorübergehend die Nasenschleimhaut zu trocken sein. Die Sensibilität an der Nasenspitze, manchmal auch im Bereich der Oberlippe, ist anfangs etwas herabgesetzt. In der Literatur beschriebene Verletzungen des Tränenkanals oder des Wangennervs mit meist vorübergehenden Sensibilitätsstörungen sind extrem selten.

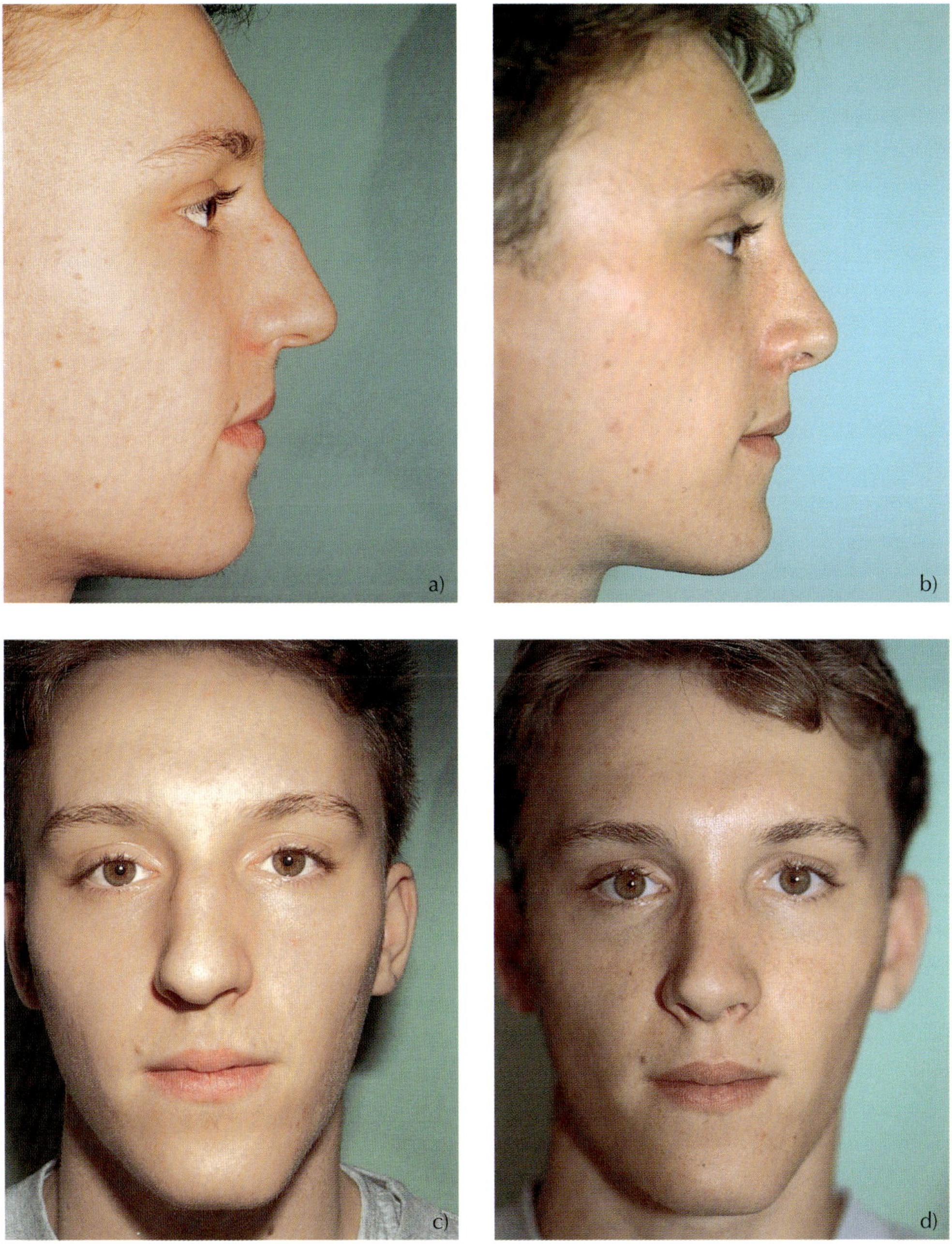
a)
b)
c)
d)

Als Komplikation muß auch gelten, wenn der Patient das Ziel der Operation, die Formverbesserung, als nicht erreicht ansieht bzw. mit dem Ergebnis unzufrieden ist. Entweder stimmten dann die Erwartungen des Patienten mit dem tatsächlich Machbaren nicht überein, oder die Operation wurde technisch mangelhaft ausgeführt. Wenn zuwenig operativ entfernt wurde, läßt sich dies relativ einfach, meist ambulant, nachkorrigieren. Ein schlimmer Fehler ist dagegen, wenn zuviel entfernt wurde. Dann muß man körpereigenes Gewebe (Knorpel oder Knochen) gewinnen, um den Defekt aufzufüllen.

Manchmal wurde der Eingriff unzulänglich ausgeführt, und die Nase wirkt »operiert«. Wenn der Dreiecksknorpel nicht ausreichend bearbeitet wurde, entsteht ein »Citroën-Zeichen«, wenn dagegen die Nasenbeine nicht genug zur Mitte hin mobilisiert wurden, entsteht die Deformität des »offenen Daches« an der Nasenwurzel.

Wenn's danebengeht …

Manchmal entsteht oberhalb der Nasenspitze auch ohne Zutun des Operateurs der sogenannte »Narbenhöcker« (»Parrots Beak« oder »Supratip Deformity«). Das passiert gern bei großporiger, dicker Haut und fleischigen Nasen. Die Nase wird zwischen ihrem Weichteilmantel und dem Skelett operiert. Unter der Haut entsteht eine tangentiale Vernarbung, die nicht immer vorhersehbar ist. Wenn die Deformität nicht nur tastbar, sondern auch sichtbar wird, läßt sie sich relativ einfach ambulant beseitigen.

»Einheitsnasen«

Als operatives Mißgeschick betrachte ich es auch, wenn immer die gleichen »Einheitsnasen« in verschiedene Gesichter geformt werden. Ich persönlich werde versuchen, niemals zwei gleiche Nasen zu produzieren, sondern jede Nase ihrem einmaligen Gesicht harmonisch anzupassen. Es sei denn, es melden sich Zwillinge zur Korrektur.

Zu den Kosten

Eine komplette Rhinoplastik kostet ab 5000 Mark. Je nach Schwierigkeitsgrad, Klinikaufenthalt und Narkoseart steigen die Kosten.

Korrektur des Kinns

Die Kinnpartie kann entweder zu stark nach vorn herausragen (Hypergnathie), oder sie kann zuwenig entwickelt sein. Es handelt sich dann um ein fliehendes Kinn (Hypognathie). Beide Deformitä-

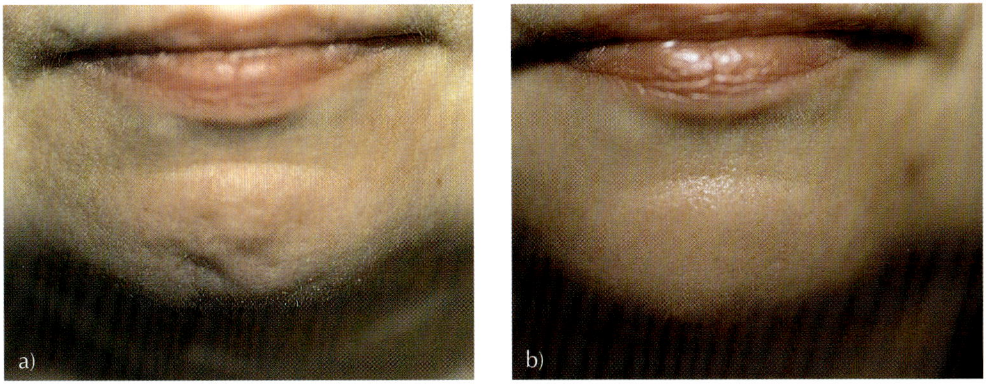

ten können familiäre Merkmale sein. So war z. B. das betonte Kinn typisch für die Habsburger Dynastie.

Abb. 45
Korrektur des Kinns
a) Unterentwickeltes, fliehendes Kinn vor der Operation;
b) Vergrößerung des Kinns durch ein entsprechendes Implantat über einen inneren Zugang.

Bei leicht überbetontem Kinn genügt ein operatives Abmeißeln bzw. Abfeilen des überschüssigen Knochens. Bei stärker ausgeprägter Deformation muß von jeder Seite ein entsprechendes Stück des Unterkieferastes entfernt und der Unterkiefer mit Metallplatten bzw. Schrauben fixiert werden. Das Metall wird dann in einem zweiten, kleineren Eingriff nach 1 Jahr entfernt.

Auch bei sehr stark ausgeprägtem fliehendem Kinn kann man die Unterkieferäste z-förmig verlängern und verschrauben. Meist genügt es jedoch, ein mäßig unterentwickeltes Kinn durch ein entsprechendes Implantat aus eigenem Knochen, Knorpel oder Kunststoff zu vergrößern.

Die Operation

Sowohl das Abmeißeln und Abfeilen als auch die Vergrößerung des Kinns durch ein Implantat können ambulant in Lokalanästhesie – eventuell kombiniert mit einem Dämmerschlaf – durchgeführt werden. Der Schnitt wird vorzugsweise im Mundvorhof tief im Unterlippenrot, nahe der Schleimhautumschlagfalte in einer Länge von 2–3 Zentimetern angelegt. Von außen sind dann keine Narben sichtbar (Abb. 45). Manche Operateure legen den Schnitt unter die Unterkiefermitte und präparieren dadurch den Kinnknochen frei. Der Eingriff dauert etwa 30 Minuten. Danach wird die Kinnregion meist mit Heftpflaster stramm fixiert.

Nachbehandlung

Ähnlich wie bei Nasenkorrekturen soll man in der ersten Zeit den Kopf hochlagern und wenig kauen, sprechen oder lachen. Die Pflasterfixierung wird nach 1–2 Wochen entfernt.

Komplikationen

Verletzung des Unterkiefernervs

Komplikationen sind bei erfahrenen Operateuren äußerst selten. Außer dem Üblichen, wie Schwellungen, Blutergüsse, Infektionen u. ä. wird in der Literatur die Verletzung des Unterkiefernervs beschrieben. Die Folge ist meist eine vorübergehende Sensibilitätsminderung an der Unterlippe. Das Implantat, meist aus Silikon, kann verrutschen, wenn seine Lagertasche zu groß gestaltet wurde. Wenn eine Infektion entsteht, muß man meist das Implantat vorübergehend herausnehmen.

Zu den Kosten

Die einfacheren Kinnkorrekturen kosten ab 3000 Mark. Je nach dem Schwierigkeitsgrad, der Art der Betäubung und einem eventuell erforderlichen Klinikaufenthalt erhöhen sich diese Kosten.

Profiloplastik und Face-Styling

Wichtige Profilpunkte

Zur Korrektur eines unharmonischen Profils werden mehrere operative Verfahren kombiniert. Das Profil ist durch drei Punkte charakterisiert:

- Nasion, d. h. die Eindellung an der Nasenwurzel,
- Gnathion, d. h. die Eindellung zwischen dem Nasensteg und der Oberlippe,
- Mention, d. h. die Eindellung zwischen Unterlippe und Kinn.

Bei einem schönen Gesicht ist die Verbindungslinie zwischen diesen 3 Punkten konvex, also ausgebuchtet. Bei einem weniger schönen Profil verläuft sie gerade, und bei einem häßlichen Gesicht ist sie konkav, also eingedellt. Dann spricht man vom »Schüssel-« oder »Hexengesicht«.

Profiloplastik bedeutet die operative Harmonisierung des Profils. Selten geht es dabei um eine Korrektur der Stirn; Nase und Kinn werden dagegen häufig bearbeitet. Beim »Vogelgesicht« beispielsweise bestehen eine überbetonte Höckernase und ein fliehendes Kinn. Manchmal ist es möglich, das an der Nase entfernte überschüssige Gewebe direkt in das Kinn zu integrieren. Sollte dies nicht ausreichen, muß neben der Verkleinerung der Nase ein Implantat aus patienteneigenem Knochen oder Knorpel oder eines aus Kunststoff eingebracht werden.

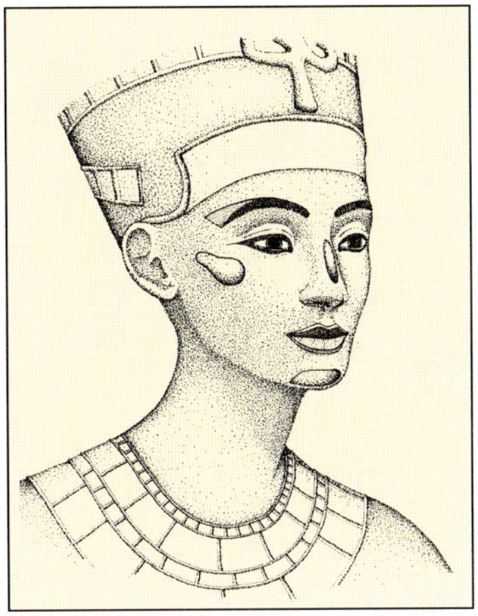

Abb. 46
Face-Styling bedeutet die Kombination verschiedener Gesichtskorrekturen zur Erhöhung der Ausdrucksfähigkeit.

Bisweilen muß auch das zu stark hervorgehobene Kinn verkleinert und die Nase korrigiert werden.

Manche Autoren sprechen von Face-Styling bzw. Gesichtsmodellierung, wenn mehrere Eingriffe im Gesichtsbereich kombiniert werden, etwa Jochbogen-, Augenbrauen-, Lid-, Nasen-, Ohren- oder Lippenkorrekturen in Verbindung mit einem Face-Lifting. Dabei können kleine Details in bezug auf die Ausdruckskraft des Gesichts als Ganzes sehr wichtig sein. Entscheidend ist die Harmonisierung der Gesichtszüge untereinander (Abb. 46).

Details können sehr wichtig sein

Operationen und Kosten

Die jeweiligen Operationen, Nachbehandlungen und Komplikationen wurden bereits erörtert.

Die Kosten sind bei kombinierten Eingriffen oft etwas niedriger, als es die Summe der einzelnen Eingriffe wäre.

Lippenmodellierung

Außer bei Lippenspalten, bei denen es sich um eine funktionell notwendige Operation handelt, kann auch die Lippenform Ursache zur Unzufriedenheit mit dem eigenen äußeren Erscheinungsbild sein.

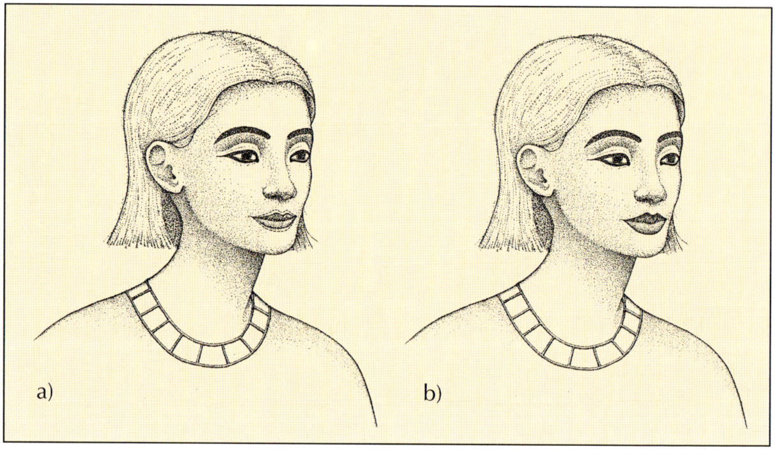

Abb. 47
Größere Lippen können vor allem bei Frauen die Attraktivität erhöhen.
a) Vor der Operation;
b) nach der Operation

Für Lippenkorrekturen interessieren sich fast ausschließlich Frauen. Es handelt sich dabei meist um zu schmale bzw. um zu leere Lippen, die vergrößert werden sollen. Ein attraktives, vor allem weibliches Gesicht hat volle Lippen (Abb. 47). Wenn der Cupido- oder Amorbogen zu flach erscheint, kann man ihn durch Ausstülpung des Lippenrotes besser betonen (Abb. 48). Die gewünschte Lippenvergrößerung läßt sich auf verschiedenen Wegen erreichen. Obwohl sie die einfachste Methode ist, sollten alle seriösen Operateure eine Vergrößerung durch Einspritzung von Flüssigsilikon ablehnen. Die Komplikationen hierbei sind zu häufig und zu schwerwiegend.

Die Einspritzung von Kollagen ist nicht sehr teuer, aber leider vergänglich. Der Hersteller gibt 6–24 Monate an. Artecoll® (PMMA-Mikroperlen) hat eine dauerhafte Wirkung, kann sich jedoch in den Lippen als Fremdkörper anfühlen, was manche Patientinnen bemängeln.

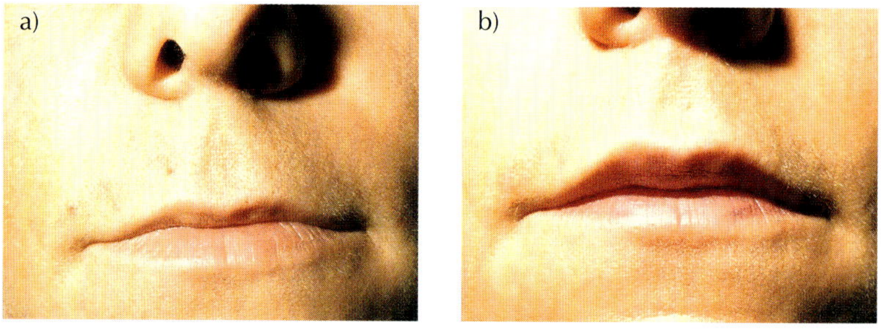

Abb. 48
Lippenvergrößerung
a) Vorher: zu schmale, unweibliche Lippen;
b) nachher: betonter Cupidobogen aus körpereigenem Fettgewebe

Die Lippen lassen sich mit Eigenfett auffüllen. Dabei muß bedacht werden, daß bei der herkömmlichen Methode von der eingespritzten Menge bis zu 70–80 Prozent des Fettes abgebaut (resorbiert) werden, so daß man die Prozedur einige Male wiederholen müßte. Die neueste Coleman-Methode bringt dauerhafte Erfolge, ist aber aufwendig und teuer.

Lippen aus den Oberlidern

Die Lippen beinhalten den runden Schließmuskel des Mundes. Die Muskelstreifen können von den Oberlidern, vom Brustmuskel oder an anderer Stelle des Körpers gewonnen werden, wobei die Entnahmestelle unauffällig verschlossen werden sollte. Auf die Dauer verliert frei verpflanzte Muskelmasse nicht mehr als 50 Prozent ihres Ursprungsvolumens, daher können vollere Lippen bei leichter Überkorrektur am Anfang mit Eigenmuskeln hergestellt werden.

Die Operation

Von der Innenseite der Ober- bzw. Unterlippe, aus dem Mundvorhof, wird durch 2 senkrechte Schnitte von je 3 Millimeter Länge ein Lippenkanal präpariert. Dann wird der zuvor modellierte Muskelstreifen durch diesen Kanal eingeführt und kann in die jeweilige Lippe integriert werden. Die Schnitte werden mit auflösbaren Fäden verschlossen.

Wenn das Oberlippenweiß zu groß erscheint, kann ein schmaler Hautstreifen unmittelbar unterhalb der Nase herausgeschnitten werden. Die klaffende Wunde wird dann mit versenkten Nähten verschlossen. Von dem Hautstreifen kann man dann die Oberhaut entfernen und ebenfalls in die Oberlippe integrieren. Das erwünschte Ergebnis zeigt dann ein verkürztes Oberlippenweiß und ein vergrößertes Oberlippenrot.

Die Operation kann ambulant in Lokalanästhesie mit Vertiefung durch einen Dämmerzustand durchgeführt werden, da die Lokalanästhesie der Lippe allein ziemlich schmerzhaft sein kann.

Nachbehandlung

In den ersten Tagen sollte man die Mimik etwas eindämmen, weichere Speisen zu sich nehmen und eventuell mit einem Strohhalm trinken.

Komplikationen

Außer etwas länger anhaltenden Schwellungen und »blauen Flekken« sind Infektionen und andere Komplikationen praktisch unbekannt. Eine vorübergehende leichte Beeinträchtigung der Sensibilität der Lippen in den ersten Tagen nach der Operation ist zu erwarten, und der Patient sollte darauf vorbereitet werden.

Zu den Kosten

Die Lippenmodellierung wird häufig mit anderen Korrekturen kombiniert und in die Gesamtkosten einbezogen. Allein kostet die Operation ab 3000 Mark.

Korrektur abstehender Ohren

Als Folge von Entwicklungsstörungen haben manche Kinder stark abstehende Ohren, und zwar besonders bei sogenannten ektomorphen, d. h. eher knochigen, asthenisch-athletischen Menschentypen. Es gibt eine große Anzahl von Varianten und möglichen Deformationen im Bereich der Ohrmuschel und des Ohrläppchens. Auch die Größe der Ohrmuschel und der Grad des Abstehens können variieren. Manchmal steht das eine Ohr stark ab, und das andere weniger oder überhaupt nicht.

Wann ist es soweit?

Wann sollen die Ohren operativ angelegt werden? Mit 5 Jahren ist die Entwicklung der Ohrmuschel praktisch abgeschlossen, dann kann man operativ eingreifen. Wenn die Eltern die Operation wünschen, kann man nach Ansicht einiger Operateure annehmen, daß auch das Kind sich das gewünscht hätte. Dann werden auch mögliche psychische Schäden durch Hänseleien vermieden. Manche Chirurgen warten jedoch lieber, bis die Kinder sich selbst ihrer Deformität bewußt werden und eine positive Motivation für die Operation entwickeln. Man sollte diese Deformität bis zur Pubertät operativ beseitigen, wenn sich die Kinder daran stören.

Es gibt in der Natur keine zwei gleichen Ohren, weder vor noch nach der Operation. Nach der Operation betrachten Eltern und Freunde die Ohren in aller Regel viel kritischer als vor der Operation. Das Fehlen absoluter Symmetrie nach der Operation sollte

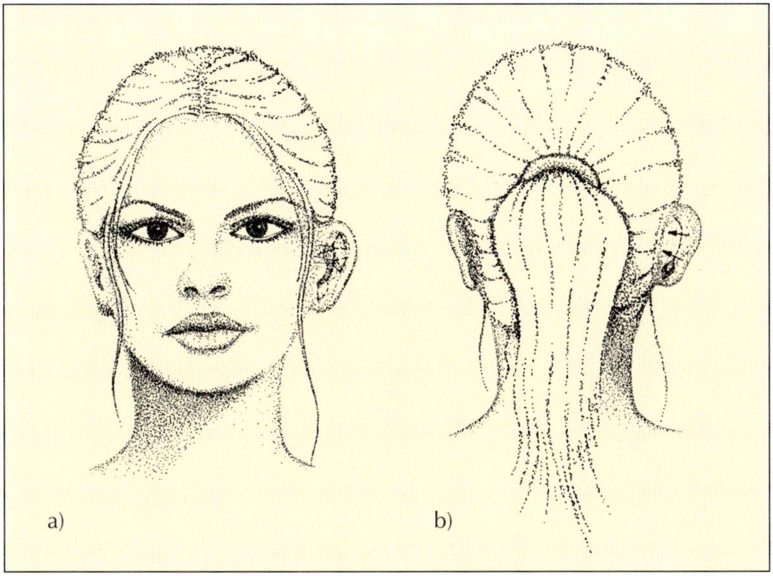

Abb. 49
Korrektur abstehender Ohren
a) Vor der Operation; b) nach der Operation durch einen 1 Zentimeter langen Schnitt an der Rückseite der Ohrmuschel

nicht sehr stören, weil die Ohren nur selten gleichzeitig gesehen werden können (Abb. 49).

Die Operation

Es gibt eine große Anzahl von Operationsmethoden zum Anlegen der Ohrmuschel (Otopexie oder Otoplastik). Abzulehnen ist jene operative Methode, bei der man nur ein spindelförmiges Hautareal hinter dem Ohr ausschneidet. Wenn die Architektonik der Ohrmuschelknorpel nicht umgebaut wird, hebt sich das Ohr nach ein paar Monaten wieder nach vorne.

Kombination aus 3 Methoden

Persönlich bevorzuge ich eine Kombination aus drei Methoden, bei der ein spindelförmiger Schnitt bis zu 1 Zentimeter Länge am rückwärtigen-unteren Anteil der Ohrmuschel angelegt wird. Dadurch wird der untere Pol der Ohrmuschel architektonisch umgelagert, nachdem unter der Haut das vordere Knorpelblatt mit Längsrissen versehen wurde. Dadurch biegt sich der Knorpel nach hinten, und die fehlende Fältelung der Ohrmuschel wird beseitigt. Mit 2–3 speziellen Matratzennähten fixiert man dann die Ohrmuschelknorpel unter der Haut mit feinen, durchsichtigen, bleibenden Nähten.

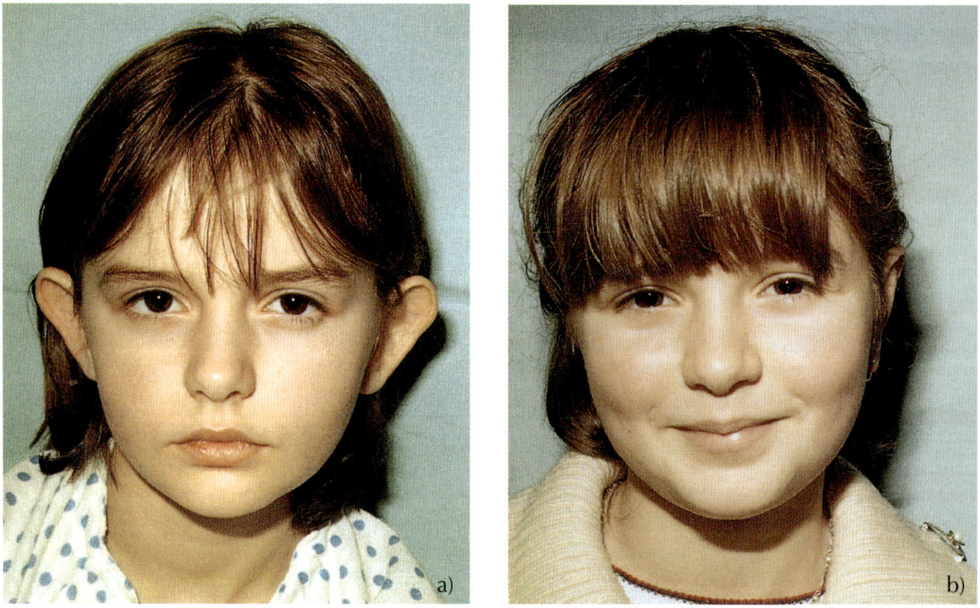

Abb. 50
Abstehende Ohren können schon im Kindesalter verunsichern. Nach einer operativen Korrektur blühen solche Patienten bisweilen richtig auf.
a) Vor der Operation;
b) nach der Operation

Nur äußerst selten werden diese Nähte vom Körper nicht toleriert. Dann können sie durch Nähte aus anderem Material ersetzt werden. Am Ende der Operation wird die Wunde an der Rückseite des Ohres vernäht, was ebenfalls mit auflösbaren Nähten geschehen kann. Die Narbe hinter dem Ohr von 1 Zentimeter Länge bleibt meist sehr unauffällig. Es gibt auch andere Methoden der Ohrmuschelanlage, die ebenfalls zu guten Ergebnissen führen.

Die Operation kann bei Erwachsenen und größeren Kindern (Abb. 50 und 51) ambulant und in Lokalanästhesie durchgeführt werden. Mein jüngster Patient, bei dem ich in Lokalanästhesie diese Operation durchgeführt habe, war 9 Jahre jung. So stark war seine Motivation, daß er die ganze Prozedur wortlos über sich ergehen ließ. Bei kleineren Kindern soll man diese Operation in oberflächlicher Vollnarkose durchführen.

Nachbehandlung

Nach der Operation wird ein Kopfverband – am besten aus elastischem Netzgewebe – 2–3 Tage lang getragen. Danach sollte man

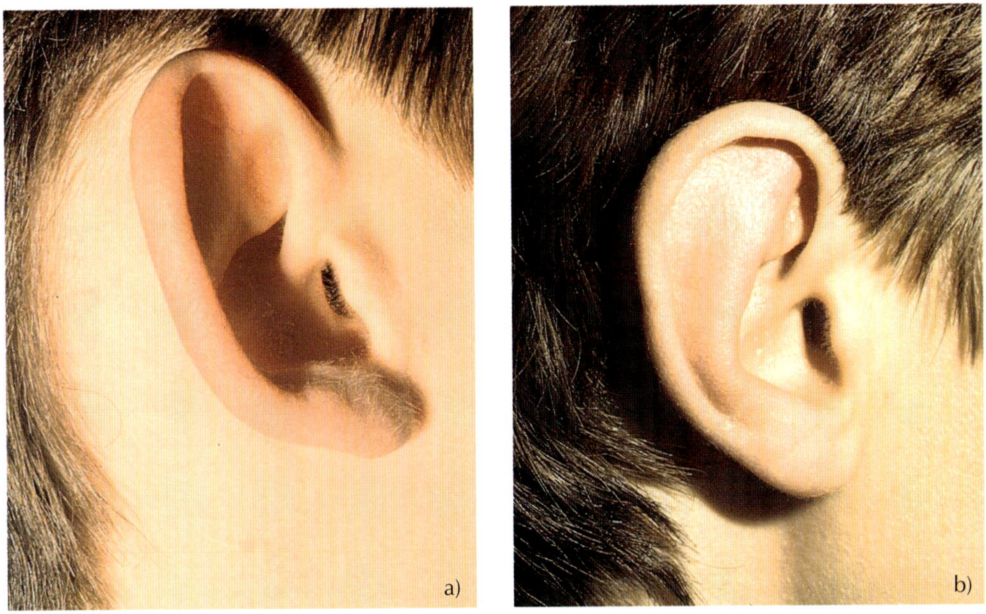

Abb. 51
Korrektur abstehender Ohren
a) Vor der Operation;
b) nach der Operation: Die 1 Zentimeter lange Narbe hinter dem Ohrläppchen ist kaum zu sehen.

diesen Netzverband noch 2 Wochen zum Schlafen anlegen. Damit soll verhindert werden, daß das Ohr im Schlaf ungewollt umgebogen wird – wodurch das gute operative Ergebnis gefährdet würde. Nach der Operation sollte man 4–5 Wochen auf Sport verzichten.

Komplikationen

Außer einer leichten Nachblutung, Schwellungen und Schmerzen sind alle üblichen Komplikationen wie Infektion, überschießende Narbenbildung und ähnliches sehr selten. Auch eine Unverträglichkeit für bleibendes Nahtmaterial ist äußerst selten.

Zu den Kosten

Im Gegensatz zu anderen ästhetischen Operationen erlebt man relativ häufig, daß die Krankenkassen die Kosten für diese Operation bei kleineren Kindern übernehmen. Ansonsten kostet eine einseitige Ohrkorrektur ab 2000 Mark, die beidseitige ab 3000 Mark.

Das schönere und stärkere Geschlecht

Statistiker haben es ausgerechnet: Der Durchschnittsmann auf diesem Planeten ist 175 Zentimeter lang und 72 Kilogramm schwer, und die durchschnittliche Frau ist 162 Zentimeter groß und 61 Kilogramm schwer. Die bekannte französische Schriftstellerin Marguerite Yourcenar schreibt hierzu: »*Die Lage der Frauen ist durch seltsame Sitten bestimmt: Sie sind gleichzeitig untergeordnet und geschützt, schwach und mächtig, zu tief verachtet und zu hoch geschätzt.*«

Bevor wir uns die Frage stellen, welches nun das schönere und welches das stärkere Geschlecht ist, lassen Sie uns versuchen, unter Zuhilfenahme der Statistik einige Unterschiede zwischen Mann und Frau festzustellen. Der männliche Körper beinhaltet 60-70 Prozent Wasser, der weibliche 50–60 Prozent. Der weibliche Organismus besteht zu 27 Prozent aus Fettgewebe, der männliche zu 15 Prozent. Der tägliche Kalorienbedarf beim Mann beträgt 2700 Kalorien, bei der Frau 2000 Kalorien. Männer haben 50 Prozent mehr Muskelzellen als Frauen und sind deshalb physisch um ein Drittel stärker als Frauen. Daher stammt die Illusion der Männer, sie seien das starke Geschlecht.

Der durchschnittliche Mann hat 125 Gramm mehr Hirnmasse als die durchschnittliche Frau, deshalb ist sein abstraktes Denken besser entwickelt. Im Schnitt weiß der Mann mehr, aber die Frau ahnt besser. Doch gegenwärtig ist das intelligenteste Wesen auf diesem Planeten eine Frau – Merilyn vos Savant aus New York mit einem Intelligenzquotient von 228 Punkten!

IQ 228 – eine Frau hält den Rekord

Bei Frauen ist die Haut dünner als bei Männern, dadurch ist sie empfindlicher für Berührungen, wird aber früher faltig. Dafür sitzen die Haarwurzeln bei Frauen um 2 Millimeter tiefer als bei Männern, die dann auch in jüngeren Jahren das Kopfhaar verlieren. Frauen weinen 5mal häufiger als Männer, und zwar am häufigsten zwischen 19 und 22 Uhr. Frauen hören und riechen besser als Männer, die jedoch einen stärkeren Körpergeruch haben. Männer reagieren auf starkes Licht empfindlicher und nehmen deshalb Details besser wahr. Frauen produzieren mehr Antikörper und erkranken seltener an Viruskrankheiten.

Das männliche Hormon Testosteron bestimmt die Natur des Mannes, seine Aggressivität, seine Psyche, die die eines Kämpfers um Erfolg und Macht ist. Während Männer zu körperlicher Gewalt neigen, kämpfen Frauen mit Worten. Testosteron zerstört noch im Mutterleib bei der Frucht die empfindliche Zone im Hirnstamm, die den weiblichen hormonellen Zyklus aufrechterhält. Deshalb bleibt das männliche Baby in seiner Entwicklung zurück.

Während die Jungen noch in die Hose machen, an den Fingernägeln knabbern und Konzentrationsprobleme haben, lernen die Mädchen sprechen und Schleife binden. Den Vorrang in verbaler Ausdrucksfähigkeit behält die Frau ihr Leben lang. Sprache ist ein wichtiges Instrument der zwischenmenschlichen Kommunikation. Deshalb haben Männer mehr Probleme mit Sozialkontakten, aber auch in bezug auf ihre Autoaggression – auf einen Selbstmord bei Frauen kommen 2,6 Selbstmorde bei Männern.

Mehr Selbstmorde bei Männern

Tatsache ist, daß Frauen im Vergleich zu Männern eine um 10 Prozent höhere Lebenserwartung haben. Man vermutet, daß die Gründe für die kürzere Lebenserwartung beim Mann äußerlicher Art sind – Streß und Verantwortung für die Familie –, während die Frau ruhiger lebt. Die amerikanischen Soziologen Rupert Vance und Francis Madigen haben zwei Kollektive, ein männliches und ein weibliches, verglichen, die von der Geburt bis zum Tod unter gleichen Bedingungen gelebt haben. Es waren katholische Nonnen und Mönche. Trotz der gleichen Lebensweise haben Nonnen 10 Prozent länger gelebt als Mönche.

Die Weltgesundheitsorganisation (WHO) hat 1979 alle Krankheiten und deren Häufigkeit untersucht. Abgesehen von den geschlechtsbezogenen Krankheiten, traten alle außer Keuchhusten bei Männern häufiger auf als bei Frauen. Das bezieht sich auch auf angeborene Fehlbildungen. Die Pathologen David Putrilo und John Sallivan von der Universität Massachusetts haben festgestellt, daß sich am 23. Chromosomenpaar Erbinformationen für die Krankheitsbekämpfung befinden. Die Frau hat 2 X-Chromosomen, und der Mann hat ein X- und ein Y-Chromosom. Am Y-Chromosom fehlt ein Schenkel, und das bedeutet, daß der Mann weniger widerstandsfähig, also schwächer ist.

Männer sind häufiger krank als Frauen

Gepränge und Farbe stellen in der Tierwelt perfekte Kommunikationsmittel dar, die über Größe, Stärke, Kampfbereitschaft, Alter und Geschlecht eines Tieres Auskunft geben. Der schweizerische Zoologe Portmann meint, daß sich der Begriff tierischer Schönheit nicht immer mit dem Gesetz der Arterhaltung erklären läßt.

Bei der überwiegenden Anzahl der Tierarten sind die Männchen das deutlich schönere Geschlecht. Denn Imponiergehabe ist wichtig, wenn der Anführer der Herde bestimmt werden soll oder wenn das Revier gegen Konkurrenten verteidigt werden muß. Das Hirschgeweih, die Löwenmähne, der Hahnenkamm versetzen die jüngeren, noch nicht ausgewachsenen Konkurrenten in derartige Angst, daß häufig der Vorherrschaftskampf gar nicht stattfindet. Bei Männchen dient Schönheit häufig der Abschreckung.

Auf der anderen Seite paßt das Weibchen auf die Nachkömmlinge auf und muß sich unauffällig tarnen. Wegen der großen Mähne ist der Löwe auffällig für die gejagten Opfer, so daß das Weibchen geeigneter für die Jagd ist und häufiger Nahrung besorgt als der »König der Tiere«. Den Löwenanteil der Arbeit verrichtet also die Löwin.

Diese zoologischen Assoziationen müssen den Junggesellen, Frauenhasser und Misanthropen Arthur Schopenhauer zu der Aussage bewogen haben: »*Das niedrig gewachsene, schmalschultrige und kurzbeinige Geschlecht das Schöne nennen konnte nur der vom Geschlechtstrieb umnebelte männliche Intellekt.*« Wie viele Philosophen hatte auch Schopenhauer arge Probleme mit Frauen.

Im Sinne des angenehmen Äußeren ist Schönheit ein psychisches, physisches und instinktives Bedürfnis des Menschen. Schön und anziehend auszusehen ist einer der Urinstinkte, eng mit dem Arterhaltungstrieb verbunden. Nach Darwins Selektionsprinzip ist Schönheit auch das Maß der sexuellen Wahl. Während der Evolution habe der Mann die Macht der Auswahl erlangt: Da er die Frau nach den Kriterien der Schönheit wählte, wurde Schönheit zum Lebensprinzip der Frau.

Schönheit als Selektionsprinzip

In seinem Buch »Herkunft des Menschen« schreibt Darwin: »*Frauen, wenn sie die Mittel dazu haben, zieren sich mit allen Sorten Schmuck mit viel mehr Lust wie die Männer. Sie tragen häufig Federn der männlichen Vögel, die die Natur zum männlich-schwächeren Geschlecht bestimmt hat, um das Weibchen zu bezaubern. Da die Frauen lange Zeit wegen ihrer Schönheit gewählt wurden, wurde die Schönheit in höherem Maße auf die weiblichen als auf die männlichen Nachfahren übertragen, und so wurden Frauen, nach allgemeiner Überzeugung, schöner als Männer.*«

Es scheint, daß die Frau sowohl das schönere als auch das stärkere Geschlecht ist. Sie ist zumindest biologisch stärker. Dieses Dilemma läßt sich auch folgendermaßen definieren: Das schwache Geschlecht ist stärker wegen der Schwäche des stärkeren Geschlechtes für das Schwächere. Und ein Zitat des französischen Dichters Louis Aragon mag diesen Abschnitt abschließen: »*Die Frau ist die Zukunft der Menschen.*«

Der Mann als Patient

Immer mehr Männer kommen als Patient zum ästhetisch-plastischen Chirurgen. Auch diese Mode kommt aus den USA. Bis vor 20 Jahren waren mit 90 Prozent fast ausschließlich Frauen Patientinnen in der ästhetisch-plastischen Chirurgie. Mittlerweile hat der Anteil an Männern 30 Prozent erreicht – Tendenz steigend.

Neues Körperbewußtsein

Hierfür gibt es mehrere Gründe. In unserer Zeit wird immer mehr Sport getrieben, seit einigen Jahrzehnten schon ist die Freikörperkultur (FKK) zugelassen, und immer mehr Westeuropäer haben sich an Fitneß-Center, Sauna und Solarium gewöhnt. Man wird kritischer dem eigenen Körper gegenüber, und daraus resultiert ein neues Körperbewußtsein.

Es sind unterschiedliche Motive, die Männer in den einzelnen Altersstufen zum plastischen Chirurgen bringen. Bis zum 25.–30. Lebensjahr sind Nasen- und Ohrenkorrekturen sehr häufig. Wenn die Deformität eindeutig definiert ist, werden die Patienten nach solchen Operationen sehr zufrieden – als Persönlichkeiten können sie sich jetzt voll entfalten.

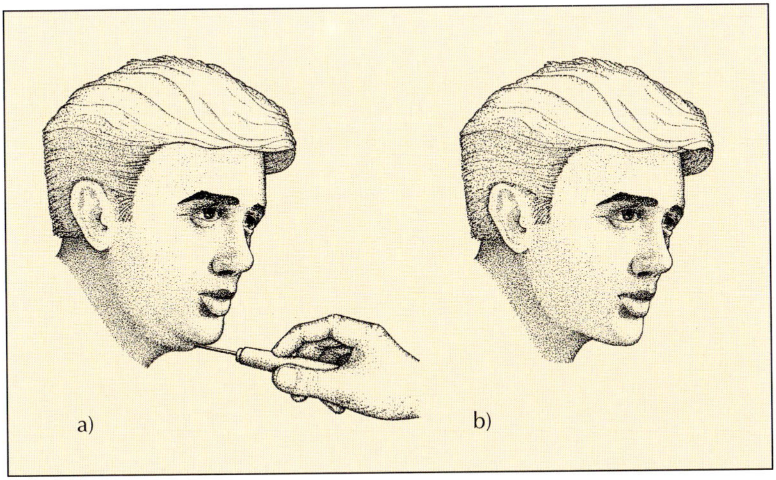

Abb. 52
Beispiel für eine Fettabsaugung – Beseitigen eines Doppelkinns
a) Während des Eingriffs;
b) harmonischer Unterkiefer-Hals-Winkel nach dem Eingriff

Im mittleren Lebensabschnitt, wenn ein sozialer Status erreicht ist und die sportlichen Aktivitäten nachlassen, treten bei prädisponierten Männern Figurprobleme in den Vordergrund. Taille, Bauch, Brust, aber auch Gesäß werden als »schwabbelig« empfunden. Dabei hilft eine Liposuktion (Fettabsaugung; Abb. 52) mit oder ohne Ultraschall.

Neuerdings wird die verfeinerte oberflächliche Liposkulpturierung propagiert. Mit schmaleren Saugkanülen wird das Unterhautfettgewebe harmonisch konturiert. Der operative Aufwand ist größer, aber die Ergebnisse sind besser als bei der herkömmlichen Methode.

Mit fortgeschrittenem Alter fragen immer häufiger auch Männer nach einem Augenlid- und Gesichts-Lifting. Obwohl die Haut bei Männern dicker ist als bei Frauen, wird mit der Zeit auch sie faltig. Zuerst sieht man die Spuren der Zeit um die Augen herum. Die Oberlider hängen wie ein Vorhang bis an die Wimpern, unter den Augen tritt das Augenhöhlenfett hervor. Die Augen sehen müde aus. Der ansonsten dynamische »Managertyp« ist benachteiligt, weil sein müder Ausdruck seine innere Energie nicht vermuten läßt, sie bleibt versteckt. Die Lidstraffung ist daher eine der beliebtesten Operationen bei meinen Patienten. Sie ist mit relativ wenig Aufwand verbunden und läßt den Gesichtsausdruck wesentlich frischer werden. Wenn die Haare zu lang werden, läßt man sie kürzen. Ähnlich ist es mit der Haut an den Lidern, wenn sie sich zu stark gedehnt hat.

Managertypen

Männer, die im Rampenlicht stehen, kommen immer häufiger zum plastischen Chirurgen. Es sind nicht mehr nur Schauspieler, Sänger und sonstige Prominente, sondern auch aktive Geschäftsleute, die ihr nicht mehr so frisches Aussehen verbessern, auffrischen wollen. Als Vorwand sagen sie häufig, daß sie die Operation benötigen, um im Konkurrenzkampf besser bestehen zu können. Doch beim eingehenden Gespräch kommt heraus, daß sie durchaus auch etwas für sich selbst bzw. für ihr angeschlagenes, abgewertetes Körperbild tun wollen.

Mehr als nur Hilfe im Konkurrenzkampf

Die Face-Lifting-Operation bei Männern hat ihre Besonderheiten. Die Schnittführung muß wegen der behaarten Haut im Bartbereich anders verlaufen als bei Frauen. Auch das Doppelkinn kann in einem Kombinationsverfahren oder auch allein mit oder ohne Ultraschall beseitigt werden.

Da die Haarwurzeln beim Mann oberflächlicher liegen als bei der Frau, bekommen Männer viel eher Probleme mit Haarausfall. Hierbei hilft eine Haartransplantation. Man achtet heutzutage nicht nur auf die Menge der transplantierten Haare, sondern auch auf deren Richtung, auf den Haarrand usw.

Auch bei nachlassender Potenz melden sich manche Patienten beim plastischen Chirurgen. Früher hat man Penisprothesen aus erhärtetem Silikon eingepflanzt. Auch im Schlaf oder beim Dinner war dann das Glied aufgerichtet. Inzwischen gibt es neue Techniken, die es ermöglichen, das Glied nach Bedarf durch einen kleinen Ballon mit Ventil aufzurichten und erschlaffen zu lassen.

Da muß der Chirurg aufpassen

Es gibt auch einen nicht ganz deutlich definierten Patiententyp. Er ist um die 30 Jahre alt, unverheiratet, seine Deformität ist meist nicht sehr deutlich, er ist unsicher, und manchmal will er etwas weniger männlich aussehen. Bei solchen Patienten muß die Indikation für die Operation sehr genau und kritisch geprüft werden.

Aufgrund eigener Beobachtungen läßt sich sagen, daß der Mann als Patient im Vergleich zur Frau ein deutlich anderes »Suchbild« oder »Porträt« hat. Während Frauen resoluter sind, überwiegen bei Männern depressive Charakteristiken. Gemeinsam ist beiden Geschlechtern die positive bis dominante Motivation für eine ästhetisch-plastische Korrektur.

Der moderne Mann achtet immer mehr auf sein Äußeres. Ob Garderobe, Frisur, Figur, gepflegte Gesichtshaut, all das gehört heutzutage zur Lebensqualität. Immer mehr Männer besuchen Kosmetikinstitute, und auch unter den ästhetisch-chirurgischen Patienten wächst ihre Zahl ständig – als ob sich die Männer neu entdeckt hätten.

Rein männliche Probleme

Im Gegensatz zur Frau, die außer den primären erogenen Zone (Genitalien und Gesäß) noch eine attraktive, wenn auch sekundäre erogene Zone hat, nämlich die Brust, ist der Mann nur noch mit seinem Bart bestückt. Dieses sekundäre sexuelle Merkmal ist jedoch nicht unbedingt als attraktiv zu bezeichnen, so daß für den Mann sein Glied noch stärker an Bedeutung gewinnt.

Bart nicht immer attraktiv

Männer haben diesbezüglich dreierlei Probleme: Der Penis ist

- insgesamt zu klein,
- zu kurz oder
- die Erektion funktioniert nicht gut.

1 cm im Penis = 1 km im Kopf

Den Wunsch nach einer Penisvergrößerung muß man genauso verstehen wie das Bedürfnis einer Frau nach üppigerer Gestaltung ihrer als zu klein empfundenen Brüste. Marc Abecassis aus Paris behauptet sogar, daß für den armen Mann »1 Zentimeter im Penis 1 Kilometer im Kopf bedeutet«!

Penisvergrößerung

Eine Penisvergrößerung ist heutzutage mit körpereigenem Gewebe, nämlich mit Eigenfett, möglich. Erst seit 1 Jahr hat sich in medizinischen Fachkreisen ein Verfahren durchgesetzt, bei dem über 90 Prozent des Eigenfettes auf Dauer überleben. Sydney Coleman, ein plastischer Chirurg aus New York, hat nachweisen können, daß Eigenfett nach der von ihm entwickelten Methode der Autotransplantation schon 7–8 Jahre hält, seitdem er mit dieser Methode zu arbeiten begonnen hat.

Die Operation

Eigenfett macht's möglich

Die Entnahme des Fettgewebes erfolgt meist von den Innenseiten der Oberschenkel oder vom Bauch, und zwar 1 Stunde nachdem in die jeweilige Region gekühlte Speziallösung mit einem geringen Zusatz eines blutstillenden Mittels instilliert wurde. So gewonnenes Eigenfett wird nicht chemisch gesäubert, wie nach der konventionellen Methode, sondern zart zentrifugiert und dann von Öl und Serum befreit.
Das reine, gelbe Fett wird dann mit Spezialkanülen in Zylindern mit einem Durchmesser von nicht mehr als 1 Millimeter unter die Penishaut eingebracht. Auf diese Weise wird es von den umgebenden Kapillarsprossungen versorgt und überlebt ähnlich wie frei verpflanzte Spalthaut.

Auf diese Weise läßt sich der Umfang des Gliedes von z. B. 8 auf 12 Zentimeter vergrößern, und durch die Schwere verlängert sich das Glied im unerregten Zustand um bis zu 2 Zentimeter (Abb. 53). Man spricht vom »Umkleidekabineneffekt« beim Sport, in der Sauna oder am FKK-Strand.

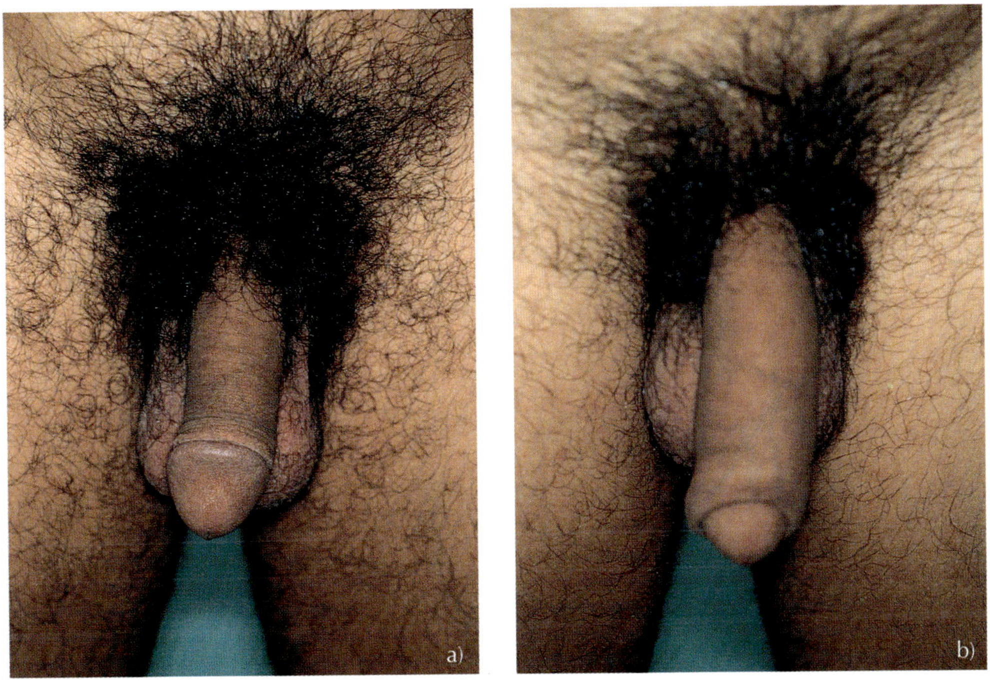

Abb. 53
Penisvergrößerung durch Eigenfett-implantation nach der Coleman-Methode
a) Vor der Operation;
b) nach der Operation nahmen der Umfang des Penis von 8,4 auf 12 Zentimeter und die Länge um 2 Zentimeter zu.

Nachbehandlung

In der Nachbehandlung werden spezielle Verbände angebracht. Außerdem muß der Mann 5–6 Wochen auf Geschlechtsverkehr verzichten, sonst könnten die zart angewachsenen Fettzellen mechanisch geschädigt werden.

Zu den Kosten

Nur die Operation allein kostet ab 5000 Mark.

Penisverlängerung

Die Penisverlängerung wird häufig mit einer Penisvergrößerung kombiniert. Die durchschnittliche Länge des Gliedes beträgt bei Kaukasiern im erigierten Zustand 16 Zentimeter.

Die Operation

Ein zu kurzes Glied kann durch die fast vollständige Lösung eines Bandes zwischen dem Schambein und dem Schwellkörper um bis zu 4 Zentimeter verlängert werden, allerdings auf Kosten der Stabilität der Peniswurzel. Zusätzlich wird die Peniswurzelhaut durch einfache oder doppelte V-Y-Plastik verlängert.

Nachbehandlung

Wurde lediglich eine Penisverlängerung durchgeführt, so genügt nach dem Eingriff eine sexuelle Abstinenz von 3 Wochen.

Zu den Kosten

Die Kosten nur für eine Penisverlängerung betragen ab 4000 Mark, zusammen mit einer Vergrößerung des Penis ab 8000 Mark.

Penisprothesen

Penisprothesen werden verlangt, wenn die Erektion nicht zuverlässig ist bzw. wenn eine ausgeprägte Impotenz vorliegt. »Schlappschwanz« ist im Volksmund die Bezeichnung für einen Mann mit geringem Durchsetzungsvermögen.

Man kann »ihn« aufpumpen

Inzwischen gibt es nicht nur zweikammrige Prothesen aus hartem Silikon. Diese hatten den Nachteil der Dauererektion. Nun liefert uns die Industrie ganz raffinierte Prothesen mit 2 leeren Silikonröhren, die mit einem Ballon zur künstlichen Erektion aufgepumpt werden können. Durch den Druck auf ein Ventil kann dieser Zustand rückgängig gemacht werden.

Operation und Nachbehandlung

Die Prothesen werden meist durch einen Schnitt am Hodensack eingepflanzt. Nach der Operation ist für 4–5 Wochen sexuelle Abstinenz erforderlich.

Zu den Kosten

Allein die Prothesen kosten 6000–7000 Mark, und etwa noch einmal soviel kostet die Operation. Hinzu kommen die Kosten für die Narkose und eventuell für den Klinikaufenthalt.

Wenn die Haarpracht schwindet

In verschiedenen Kulturkreisen herrschen unterschiedliche Schönheitsideale, reine Haut als Ausdruck der Gesundheit und prächtiges Haar als Symbol der jugendhaften Schönheit sind jedoch überall gefragt. Ungefähr die Hälfte der kaukasischen Männer verliert früher oder später das Kopfhaar. Auch bei der Frau kann sich das Haar mit der Zeit ausdünnen. Die Kahlköpfigkeit stört jeden Betroffenen, bei empfindlichen Menschen kommt es sogar zu ernsthaften psychischen Störungen. Es wird geschätzt, daß bundesweit über 150 Millionen Mark jährlich für haarwuchsanregende Mittel ausgegeben werden.

Je nach Haarfarbe hat ein Mensch 100 000 bis 150 000 Haare auf dem Kopf. Die Haarwurzel produziert den Haarschaft und liegt bei Frauen tiefer als bei Männern. Im Schnitt wächst ein Haar in 3 Tagen um 1 Millimeter. Haare wachsen 1000 Tage und ruhen 100 Tage. Täglich verliert der Mensch normalerweise 50–100 Haare. Wenn es mehr werden, dünnt sich das Haar aus, und es entstehen lichte Stellen.

Kahlköpfigkeit kommt beim Mann in verschiedenen Typen vor. Am häufigsten sind Geheimratsecken, der Stirn-Scheitel-Typ und der zentrale Typ. Die Ursachen liegen in Veranlagung, Alter und vor allem in der Konzentration des männlichen Geschlechtshormons Testosteron. Schon Hippokrates stellte fest, daß Eunuchen nicht glatzköpfig werden. Die verbreitete Annahme, daß kahlköpfige Männer sexuell potenter sind, ist jedoch falsch.

Kahlköpfige sind nicht potenter!

Seit der Antike hat man mit verschiedenen Mitteln versucht, einen nachlassenden Haarwuchs wieder in Gang zu bringen. Die alten Ägypter und Griechen verwendeten dafür verschiedenste Substanzen, von Meerkrabbengalle bis zu Taubenkot. Auch die heutige kosmetische Industrie bietet einiges, obwohl weiterhin weltweit nach dem Wundermittel geforscht wird. Die schnellste Hilfe erreicht man durch ein Haarteil (Toupet) oder eine Perücke.

Der Versuch, Fremdhaare zu benutzen, ist gescheitert: Sie werden als fremdes Eiweiß vom Empfänger abgestoßen und hinterlassen eine vernarbte Haut. Die Anwendung von Kunsthaaren ist beispielsweise in den USA wegen der zum Teil katastrophalen Resultate verboten. Sie brechen nach einiger Zeit ab und hinterlassen Narbenplatten.

Formen des Haarersatzes

Ein Haarersatz läßt sich an den empfindlichen Regionen mit verschiedenen operativen Methoden erreichen:

- Hautausschneidung,
- haartragende Hautlappen,
- Hautdehnung durch die Expandermethode und
- Haarverpflanzung.

Hautausschneidung

Durch Ausschneiden der kahl gewordenen Kopfhaut wird die Glatze bei kleineren Defekten beseitigt oder beträchtlich verkleinert. Danach ist die Haartransplantation weniger aufwendig, wenn überhaupt nötig. Besonders beliebt ist die sogenannte Mercedes-Stern-Ausschneidung (Abb. 54). Diese Eingriffe können wiederholt werden.

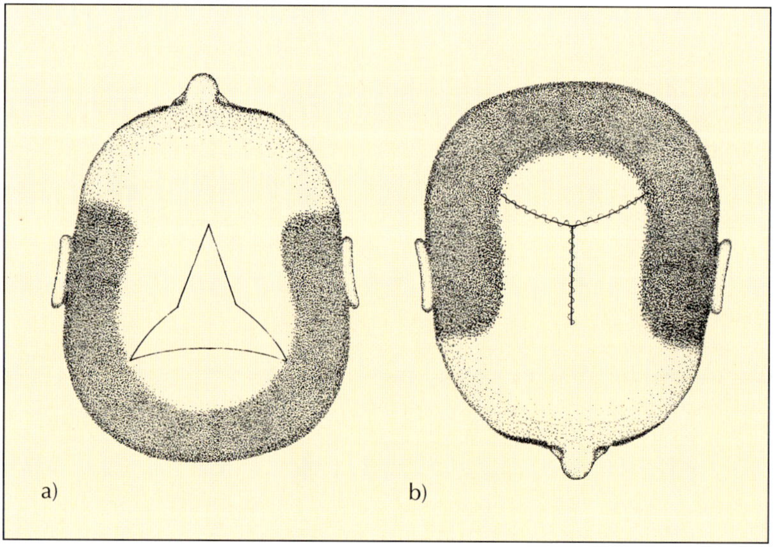

Abb. 54 Kahle Kopfhaut kann durch die sogenannte Mercedes-Stern-Ausschneidung verkleinert werden. Der Eingriff muß bisweilen wiederholt werden. a) Vor der Operation; b) nach der Operation

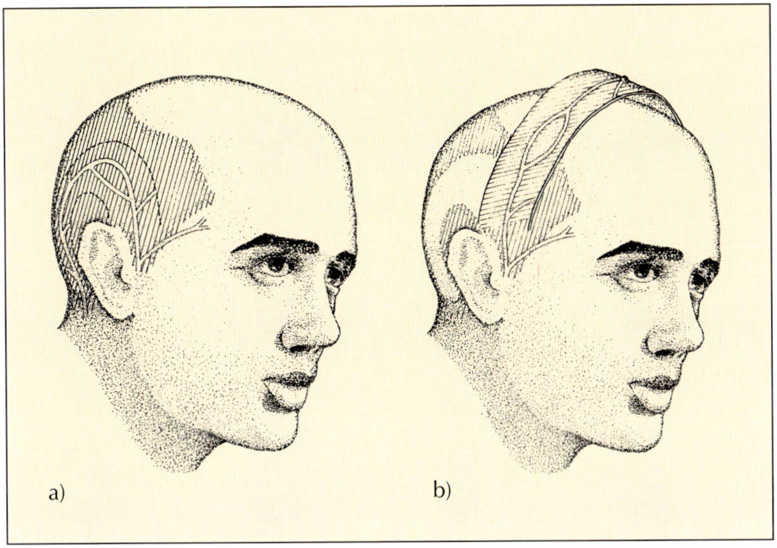

Abb. 55 Kahlköpfigkeit kann durch spezielle Planung haartragender Hautlappen (a) korrigiert werden. Dafür ist es wichtig, die achsengerechte Gefäßversorgung zu kennen (b).

Haartragende Hautlappen

Besonders in der Unfallchirurgie sind Skalplappentechniken entwickelt worden, durch die kahle Stellen mit haartragender Haut bedeckt werden können (Abb. 55). Auch ein »Visierlappen« vom Hinterkopf nach vorne ist beschrieben worden. Gestielte Schläfen-Scheitel-Hinterkopf-Lappen mit einer Breite von 3–5 Zentimetern und einer Länge bis zu 30 Zentimetern bei einer Stielbasis von 2 Zentimetern können von einer oder von beiden Seiten eingebracht werden. Neuerdings werden freie Skalplappen benutzt, deren Gefäße mikrochirurgisch an Gefäße des Empfängers angeschlossen werden. Sie haben jedoch den Nachteil, daß die Haare an der Grenze zur Stirnhaut nicht immer die gewünschte Haarwuchsachse bekommen.

Freie Skalplappen

Hautdehnung durch die Expandermethode

Wenn an der Haut durch Unfall, Vernarbung, Tätowierung oder das Entfernen eines Tumors Defekte entstanden sind, muß man aus der Nähe oder aus der Ferne eine gute, gesunde Weichteildeckung holen. Die Expandermethode macht es möglich, indem man unter die gesunde Haut einen Silikonballon einsetzt und ihn dann nach und nach mit Kochsalzlösung füllt. Die Haut über dem Ballon dehnt sich mit jeder Ballonfüllung, und es entsteht ein Hautüberschuß. Nach etwa 3 Monaten entfernt man operativ den Ballon und minderwertige Haut oder Narben und breitet die überschüssige, gesunde Haut aus. Dies läßt sich auch mit Teilglatzen machen. So ist der Kopf wieder ganz behaart. Nachteilig ist allerdings der auffallende Ballon auf dem Kopf, der 3 Monate wächst – für empfindliche Menschen kaum zumutbar.

Haarverpflanzung

Die Haarverpflanzung ist heute die häufigste und beliebteste Methode des Haarersatzes. Schon 1804 gelang es Baronio im Tierexperiment, haartragende Haut frei zu verpflanzen; 1939 hat Okuda in Japan und 1959 Orentreich in den USA zur Behandlung der Kahlköpfigkeit haartragende Hautinselchen verpflanzt.

Es handelt sich um Haarpfropfung mit Stanztransplantaten. Diese Stanzpfröpflinge oder »Punch-Grafts« werden mit einem runden, zylindrischen Hohlmesser entnommen (Abb. 56). Bei der Entnahme können sie einen Durchmesser von 4–5 Millimetern haben. An der Empfängerstelle werden Löcher mit einem etwas kleineren Durchmesser vorbereitet, weil sich die ausgeschnittenen Hautinselchen etwas zusammenziehen.

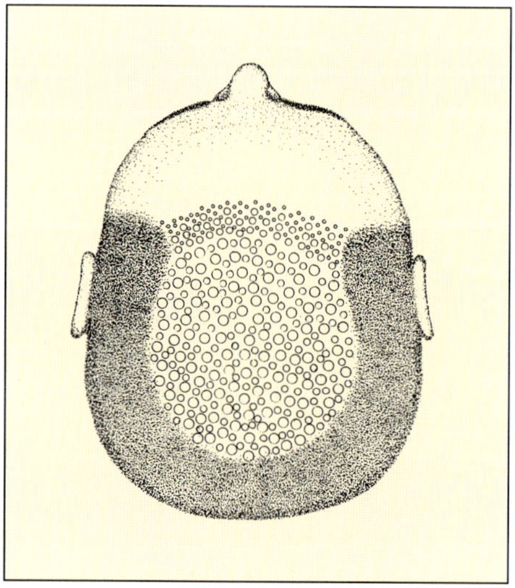

Abb. 56 Entnahme und Implantation von Stanzpräparaten zur freien Haartransplantation. Bei der Stanztechnik werden 3–5 Millimeter große Hautinseln entnommen. Es können auch Mini-Grafts mit 3–5 Haarwurzeln bzw. Mikro-Grafts mit nur 1–2 Haarwurzeln oder beide Techniken gemeinsam eingesetzt werden. Am häufigsten wird die Kahlköpfigkeit durch freie Haartransplantation beseitigt.

Die größeren Inseln haben den Vorteil, daß die Prozedur schneller und preiswerter ist. Die Stirnhaut-Haar-Grenze zeigt dann aber einen »Bürsten-« oder »Büscheleffekt«, was ästhetisch nicht voll befriedigt. Deshalb wurden die Mini- und die Mikrohaarpfropfung entwickelt, die ergänzend die Stirnhaut-Haar-Grenze harmonisieren. Das erfolgt meist in zweiter oder dritter operativer Sitzung.

Von den Stanzpfröpflingen (»Punch-Grafts«) von 4 Millimeter im Durchmesser überleben etwa 20 Haarwurzeln. Mini-Grafts haben 3–5 Haarwurzeln und Mikro-Grafts 1–2 Haarwurzeln. Die Empfängerstellen für Mikro-Grafts werden mit einer Nadel von 1,4 Millimeter Durchmesser in Abständen von 2 Millimetern eingestanzt.

An welcher Stelle des Körpers lassen sich am besten Haare entnehmen? Die Haarwurzeln am Hinterkopf unter der Verbindungslinie zwischen beiden Ohren haben sogenannte Spenderdominanz. Wo immer sie eingepflanzt werden, wachsen diese Haare am sichersten und bis ins hohe Alter. Manche Hautkrankheiten, wie z. B. Lupus erythematodes, haben jedoch Empfängerdominanz, das heißt: Da wächst kein Haar mehr. Deshalb müssen die Empfängerregionen sorgfältig voruntersucht werden.

Was geschieht vor der Operation?

Der Patient muß ein paar Tage vor und nach der Operation auf acetylsalicylsäurehaltige Schmerzmittel, Alkohol und Nikotin verzichten. Am Morgen vor der Operation soll er sich den Kopf mit medizinischem Shampoo waschen. Waschantiseptikum ist in jeder Apotheke erhältlich.

Vor der Operation soll am stehenden oder sitzenden Patienten die Stirnhaut-Haar-Grenze bestimmt werden. Dabei werden Frisurart, Scheitel und Wuchsrichtung des Haars berücksichtigt. Die Schläfen-Haar-Grenze soll nicht korrigiert werden. Der Patient erhält bei der Untersuchung einen Handspiegel und entscheidet diese wichtigen Details mit.

Bei der Planung ist zu berücksichtigen, daß das Gesicht in senkrechter Richtung in 3 ungefähr gleiche Drittel unterteilt wird. Die Stirn stellt das oberste Drittel dar. Dabei mißt man die geringste Höhe im mittleren Drittel.

Spenderregion genau definieren

Vor der Operation soll auch die Spenderregion genau definiert werden. Die Haare sollen hier auf 1–2 Millimeter gekürzt werden, dann kann man noch die Neigung der Haarachse erkennen. Die Entnahme erfolgt durch scharfe, hohle, zylindrische Stanzmesser, die mechanisch oder mit einem Motorsystem betrieben werden. Man kann auch mit einer speziellen Skalpellhalterung und 3–4 parallel eingespannten Klingen mehrere Hautstreifen auf einmal entnehmen. Diese werden dann in Mini- oder Mikro-Grafts geteilt. Die Entnahmestelle ist bis zu 15 Millimeter breit und bis zu 12 Zentimeter lang und kann anschließend direkt vernäht werden.

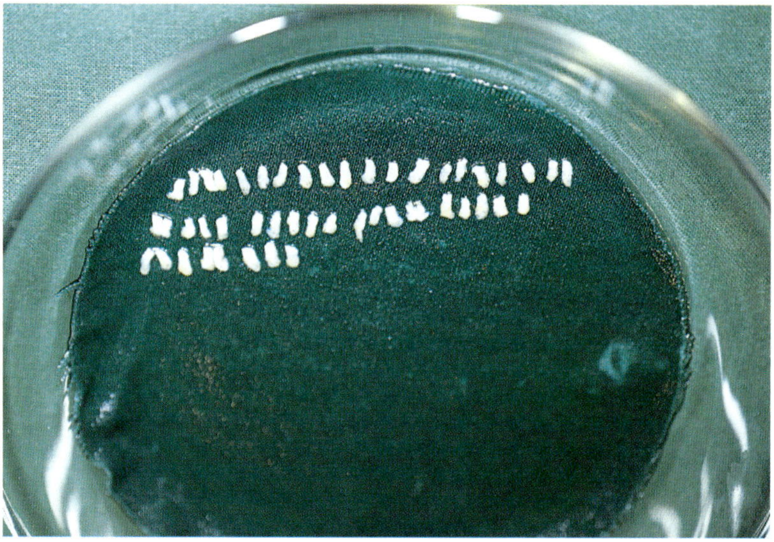

Abb. 57
Mikro-Grafts mit je 1–2 Haarwurzeln – entnommen vom Hinterhaupt

Die Operation

Die ganze Prozedur wird üblicherweise in Lokalanästhesie und ambulant durchgeführt. Die Entnahmestelle wird prall-elastisch mit Kochsalzlösung und Anästhetikum unterspritzt – das erleichert die Prozedur. Das Zerteilen der entnommenen Streifen in implantierbare Pfröpflinge verlangt Geduld und Zeit. Keine spektakuläre Technik ist dabei gefragt, sondern äußerste Sorgfalt.

Geübte Helfer zerteilen die Hautstreifen und greifen die Hautinselchen am Fettgewebe unter der Haut, das auf 1–2 Millimeter unter der Haarwurzel entfernt wird. Die vorbereiteten Inselchen (Grafts) werden auf Mullkompressen in Glasschalen mit gekühlter Kochsalzlösung gelagert (Abb. 57).

Währenddessen hat der Chirurg die Empfängerstelle vorbereitet; er beachtet dabei den Winkel des Kanals, der später die Haarrichtung bestimmen wird. Man kann 100 größere Transplantate aus zweireihigen Hautstreifen gewinnen. Die Prozedur muß zügig vorgenommen werden, weil dadurch auch die Infektionsgefahr gemindert wird. Eingeübte Teams schaffen 1000 Mini- und Mikro-Grafts in 3 Stunden.

Es wurde auch eine Methode der kapillaren Mikrohaartransplantation entwickelt. Es handelt sich dabei um ein Gerät, das im Sekundentakt ein Mikro-Graft am Hinterkopf nimmt und durch einen 1 Millimeter dünnen Schlauch zur vorbereiteten Empfängerstelle hindurchschleust. Das Gerät ist jedoch teuer, was sich im Preis des Eingriffs widerspiegelt.

Nach Abschluß der Haartransplantation wird ein leichter Druckverband angelegt. Manche Operateure fixieren die Stanzpfröpflinge zusätzlich mit einem Gewebekleber aus Cyanoacrylat.

Immer wieder wird gefragt, ob sich eine Haartransplantation auch mit dem Laser durchführen läßt. Die Antwort klingt wie bei Radio Eriwan: Man kann natürlich die Empfängerlöcher auch mit dem Laser ausdampfen. Nur ist zu bedenken, daß dadurch der kapillare Anschluß zu der verpflanzten Hautinsel erschwert wird. Somit würde der Anteil verlorengegangener Haare steigen.

Nachbehandlung

Der Verband wird nach 3–4 Tagen abgenommen, vorsichtiges Duschen ist nach 1 Woche erlaubt. Die transplantierte Fläche sieht zunächst wie ein Kopfsteinpflaster aus, was dem Patienten im voraus gesagt werden muß, denn es wirkt doch ziemlich auffällig. In den ersten Wochen fallen Haare aus, andere wachsen schon früh. Nach 3–6 Monaten hat sich das Haarwachstum völlig normalisiert. Bei sorgfältigem Operieren und bei eingeübten Teams werden über 95 Prozent der verpflanzten Haare anwachsen (Abb. 58).

Um die verbliebenen Lücken bei einer neuen Sitzung zu füllen, muß mindestens 4 Monate abgewartet werden.

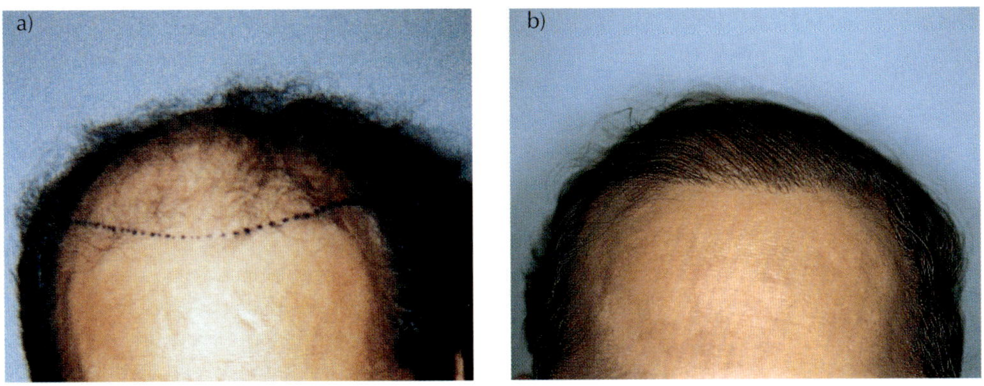

Abb. 58
Ergebnis einer Haarverpflanzung
a) Vor der Operation festgelegte Haargrenze;
b) Zustand 8 Monate nach einer freien Haartransplantation vom Hinterkopf mit der sog. Mikro-Graft-Methode. Die ersten Haarwurzeln beginnen nach 4 Monaten zu wachsen.

Komplikationen

Abgesehen von den allgemeinen Komplikationen, kann sowohl eine Nachblutung als auch eine Infektion das Anwachsen der verpflanzten haarwurzeltragenden Inselchen gefährden. Deshalb sollen acetylsalicylsäurehaltige Präparate (z. B. Aspirin® oder ASS-ratiopharm®), Alkohol und Nikotin verboten werden. Infektionen sind wegen der guten Durchblutung im Kopfbereich sehr selten. Sorgfältiges Abwaschen sowie vorsichtiges und zügiges Operieren helfen, dieses Risiko auf ein Minimum zu reduzieren.

Infektionen sehr selten

Zu den Kosten

Häufig werden pro Sitzung 1000 Mark verlangt; zusätzlich werden 15–20 Mark pro eingesetztes Haartransplantat veranschlagt, unabhängig davon, ob es sich um größere Transplantate, um Mini- oder um Mikro-Grafts handelt. Vom operativen Aufwand her variieren die Kosten also beträchtlich. Die eventuelle Inanspruchnahme eines Anästhesisten oder ein Klinikaufenthalt erhöhen entsprechend die Gesamtkosten.

Laserenthaarung

Man sollte meinen, daß sich nur Frauen für eine Enthaarung interessieren. Erstaunlicherweise befinden sich unter unseren Patienten aber auch 25 Prozent Männer, die unliebsame Haare loswerden wollen.

Bis vor kurzer Zeit war die Depilation in der Medizin und Kosmetologie ein leidiges Thema, weil die Erfolge so kurzfristig waren. Vor ca. 1 Jahr ist in den USA ein Rubinlaser extra für die Depilation entwickelt und fertiggestellt worden. Er ist nicht zu verwechseln mit »laserähnlichen Geräten«, die eine Art von Blitzlicht benützen und bei weitem nicht so wirksam sind wie ein richtiges Lasergerät.

Drei Wochen vorher nur noch rasieren

Vor dem Eingriff sollte mindestens 3 Wochen keine andere Art der Enthaarung (Rupfen, Wachs etc.) außer einer Rasur angewandt werden. 24–36 Stunden vor dem Behandlungstermin sollte sich der Patient das letzte Mal rasieren. Die Haarstümpfe dienen als Leitung, durch welche die Laserenergie bis zum tiefsten Punkt der Haarwurzel eindringt. Das Haar wird evaporisiert und die Haarwurzel abgetötet.

Auf diese Weise lassen sich allerdings nur die Haare in der Wachstumsphase ausrotten. Im Gesicht sind dies durchschnittlich 60 Prozent und auf den Waden nur 20 Prozent der Haare, die übrigen Haare kommen erst nach 6–10 Wochen zum Vorschein. Deshalb sind im Gesicht häufig 2–3 Sitzungen im Abstand von 8–10 Wochen erforderlich, und an den Waden können auch 6–7 Sitzungen notwendig sein.

Am häufigsten werden Enthaarungen an folgenden Regionen gewünscht: Oberlippe, Kinn, Hals, Schulter, Achselhöhle, Brust, Bikinilinie, Gesäß und Waden.

Das Vorgehen

Zunächst wird mit dem Spektrometer die Energie (Joule-Zahl) bestimmt, die therapeutisch wirksam ist. Ideal ist die Kombination von heller Haut und dunklen Haaren. Hier kann mit maximaler Leistung von 20 Joule gearbeitet werden. Bei etwa 20 Prozent der Patienten entstehen vorübergehend Pigmentverschiebungen und Krüstchen. Die Laserschüsse tun nicht mehr weh als ein Insektenstich, wobei der Laserstrahl senkrecht auf die Oberfläche der Haut gerichtet sein soll. Es sollten jedoch nicht allzu große Flächen auf einmal damit behandelt werden, weil es zu sonnenbrandähnlichen Zuständen kommen kann.

Laserschüsse wie Insektenstiche

Nachbehandlung

Nach der Behandlung kann eine besonders dafür geeignete Salbe empfohlen werden. Auch wenn wir mit dieser Methode keinen 100prozentigen Erfolg garantieren können, ist sie bei weitem treffsicherer als alle anderen bisher bekannten Methoden.

Erst wenn man sich eingehender mit solchen Patienten beschäftigt hat, erfährt man, wie sehr z. B. manche Frauen seelisch unter einem übermäßigen Haarwuchs leiden. Ein Damenbart (Abb. 59) beispielsweise wird emotional, sexuell und sozial als äußerst hemmend empfunden. Manche Frauen ordnen ihren gesamten Lebenslauf diesem Problem unter, um z. B. eine Partnerschaft nicht zu belasten.

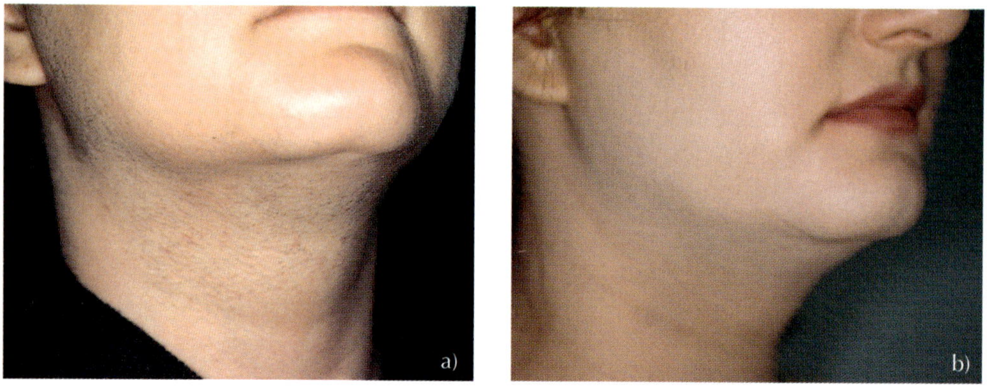

Abb. 59
Korrektur eines Damenbartes, der für die Betroffenen eine schwere seelische Belastung bedeuten kann
a) Vor der Laserenthaarung;
b) Zustand nach 3 Behandlungen

Zu den Kosten

Das Gerät für eine gute Enthaarung kostet immerhin rund 180 000 Mark, so daß auch die Behandlung nicht gerade billig ist. Die erste Sitzung an der Oberlippe kostet z. B. ab 500 Mark und am Rücken ab 2000 Mark. Die zweite und dritte Sitzung sind dann erheblich (um ein Drittel bzw. um die Hälfte) preiswerter.

Eingriffe am Fettgewebe

Körperideale

Schönheitsideale sind einem kontinuierlichen historischen Wandel unterworfen. Aus der Vorgeschichte, einer Zeit des Matriarchats, ist uns als Symbol der Fruchtbarkeit die Sanduhrform (Klepsidra) mit betonten Brüsten und Hüften überliefert worden. Berühmt durch ihre ausufernden Konturen sind die »Venus von Willendorf« und die »Venus von Odžak« mit überdimensionalen Hüften, die wohl Fruchtbarkeitsgöttinen darstellen sollen.

Um 1600 v. Chr. wurde auf Kreta ein eiförmiger Kopf geschaffen, aus dessen völlig glatten Konturen sich die Nase als einzige Struktur hervorhebt. Aus der gleichen archäologischen Quelle stammt die prächtige Statuette der »Schlangengöttin« (Abb. 60).

Im 5. und 4. Jahrhundert v. Chr. schufen griechische Künstler wie Phidias und Praxiteles männliche Statuen mit zauberhaft harmonischen Proportionen. Erst später zeigen griechische Statuen weibliche Körper von einfacher, aber ewiger Schönheit. Es fällt auf, daß die Brüste viel kleiner waren als heute. Nach Untersuchungen von Kenneth Clark entsprach der Abstand zwischen den Brustwarzen genau der Entfernung von einer Brustwarze zum Bauchnabel und von da bis zum Schritt.

Während der Gotik und gegen Ende der Renaissance dominiert der sehr schlanke Frauenkörper mit kleinen Brüsten, wie er z. B. bei der »Venus« von Lucas Cranach oder der »Eva« von Albrecht Dürer zu finden ist. Die Frauen der Renaissance sind grazil und durchscheinend. Botticellis Frauen haben leicht angedeutete Bäuche, als seien sie »ein bißchen schwanger«. Michelangelos »David« blieb in der gesamten Kunstgeschichte das unübertroffene Beispiel für männliche Schönheit. Katharina von Medici (1519–1589) schrieb ihren Hofdamen einen Taillenumfang von 33 Zentimetern vor! Das war nur durch rigoroses Fasten und schnürende Korsetts zu erreichen.

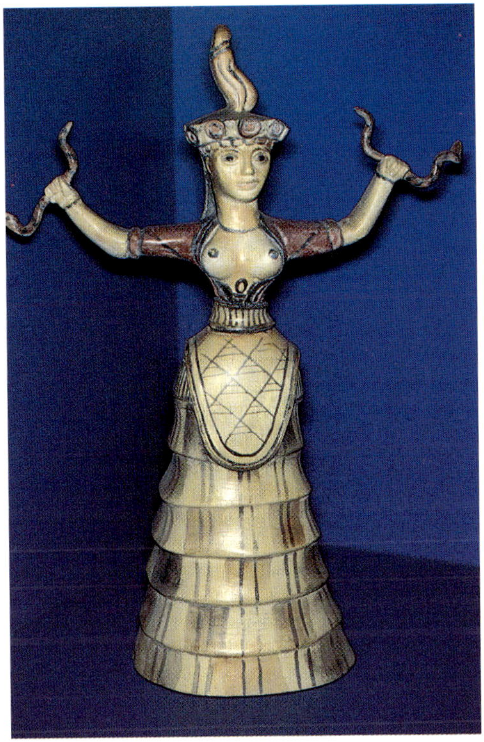

Abb. 60
Die »Schlangengöttin« (Kreta, um 1600 v. Chr.)

Im Barock sind wieder üppige Konturen modisch, wie bei der »Venus vor dem Spiegel« von Rubens.

Im Rokoko wird die weibliche Taille in Form der sogenannten Wespentaille überbetont, so daß Brüste und Hüften besser zum Ausdruck kommen. Damit wiederholt sich das Klepsidra-Modell aus der Steinzeit.

Im viktorianischen England geht die Mode wieder so weit, daß Frauen sich einige der unteren Rippen herausoperieren lassen, um die Körpermitte in das Korsettmieder für die Wespentaille zu zwingen.

In unserem Jahrhundert haben »die Bilder laufen gelernt«. Aus Galerien und Museen wandern sie in die Kinos, und die Schönheitsideale flimmern von der Leinwand auf uns herab. Die Filmindustrie produziert Frauen- und Männertypen, die der Öffentlichkeit dann geradezu diktiert werden. Der Anfang des Jahrhunderts ist charakterisiert durch Balkonkorsetts mit großem Busen. Nach dem 1. Welt-

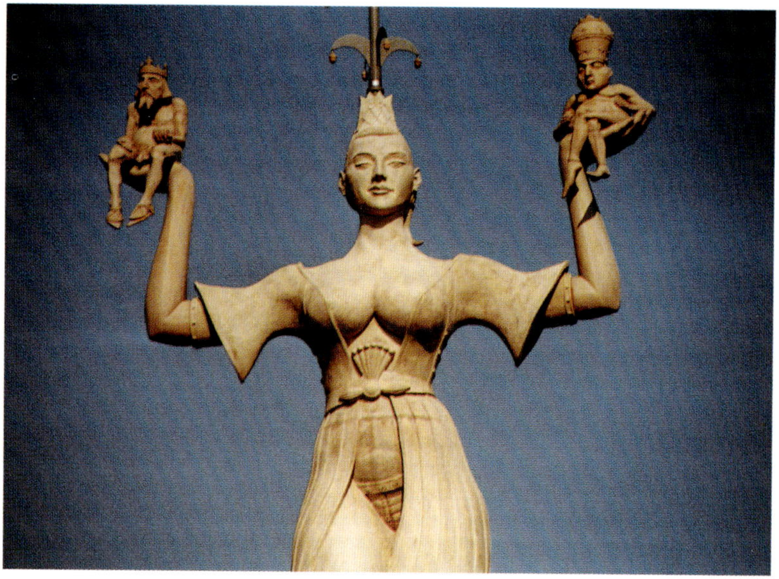

Abb. 61
Die Größe der Brust war im Laufe der Geschichte gegenläufigen Trends unterworfen. Hier die von Peter Lenk geschaffene vollbusige »Imperia« in Konstanz am Bodensee, deren Idealform zu Beginn des Jahrhunderts und in den 50er Jahren Mode war.

krieg werfen die Frauen in ihrem Emanzipationskampf das Korsett weg, und in den 20er Jahren herrscht der knabenhafte »Garçon-Typ« der Frau mit schlankem Körper und kleinen Brüsten vor.

Nach dem 2. Weltkrieg, in den 50er Jahren, dominieren wieder große Brüste. Federico Fellini, der berühmte italienische Regisseur, erklärte dies in einem Zeitungsinterview sozialpsychologisch als Bedürfnis nach der Hungerperiode des Krieges. Als Symbol der Nahrung in Fülle *»brodeln die Brüste vor den Augen der ausgehungerten Menschheit. Weibliche Brüste sind Glückssymbole, das ist Nahrung, das sind Geschenkpakete«*, so Fellini (Abb. 61).

In den 60er Jahren wiederholt sich der magere Frauentyp, nach dem englischen Mannequin Twiggy benannt. In den 70er Jahren wachsen die Brüste bis zum birnenförmigen Ideal, und der weibliche Teil der Menschheit gerät unter den »Jane-Fonda-Look«. Nach den 80er Jahren zeigen die Frauen wieder vollere Konturen. Das Modependel schwingt zur vorgeschichtlichen Sanduhrform zurück.

Das männliche Schönheitsideal

Das männliche Schönheitsideal hat sich während der Jahrhunderte fast überhaupt nicht geändert: breite Schultern, schmale Hüften, große Statur, und das Gesicht spiegelt Entschlossenheit und Charakter wider. Neben den alten Griechen haben noch Carravagio und Michelangelo in ihren Werken die männliche Schönheit gepriesen.

Währenddessen beugt sich die Frau dem Modediktat körperlicher Idealvorstellungen, ohne selbst vor fast masochistischen Torturen zurückzuscheuen.

Interessant ist der Standpunkt einer Frau aus München, die als Fotomodell arbeitet: »*In gewissem Sinne regt die Männer alles auf, was die Frau tut, um zu gefallen.*« Die Mode der größeren bzw. kleineren Brüste ist indirekt auch in den plastisch-chirurgischen Praxen zu spüren. Wenn große Brüste im Trend sind, verlangt eine größere Zahl von Frauen eine Brustvergrößerung, und eine geringere Anzahl verlangt eine Brustverkleinerung – und umgekehrt.

Brüste immer mit dem Trend

Gewissenhafte Chirurgen werden ohne Rücksicht auf Modetrends nach den optimalen anthropometrischen Proportionen streben.

In verschiedenen Epochen und Kulturkreisen werden besondere Körpermerkmale als Ausdruck der Völker- bzw. Stammestradition gepflegt. Die Angehörigen des Mangbetu-Stammes in Zaire z. B. halten Turmschädel für besonders schön. Mit einer speziellen Verbandstechnik erreichen sie in der frühesten Kindheit, wenn die Schädelknochen noch nicht zusammengewachsen sind, dieses Ideal. In Namibia erachten die Männer gewellte Schädel für besonders elegant. In Malaysia gelingt es den Frauen mit besonderen Gewichten, die Ohrläppchen zu verlängern, die im »Idealfall« ganze 20 Zentimeter lang werden können.

Auch in Indochina, beim Stamm der Karen in Birma, streben Padaung-Frauen nach einem ganz besonderen Schönheitsideal. Es handelt sich um eine Art »Giraffenhälse«. Diese erreicht man, indem schon in frühester Kindheit Messingringe um den Hals montiert werden, im Extremfall bis zu 24 Stück. Die Verlängerung entsteht, indem die Metallringe von ihrem Widerlager unter dem Kinn der Frau auf deren Schultergürtel und Schlüsselbeine im Laufe der Zeit nach unten drücken, wodurch der Hals weiter nach oben ragt. Ein so verlängerter Hals kann bis zu 40 Zentimeter lang sein und wäre ohne diese Ringe nicht in der Lage, das Haupt zu tragen! Diese Frauen schleppen bis zu 30 Kilogramm Messing mit sich!

30 Kilo Messing für die Schönheit

Botokudo-Indianerinnen am Amazonas lassen sich Holzzylinder in die Unterlippe einsetzen. Obwohl sie keine Kleidung tragen, fühlen sie sich ohne dieses Stück Holz nackt.

In vornehmen chinesischen Familien herrschte jahrhundertelang die Sitte, den Mädchen vom 6.–7. Lebensjahr an die Fußzehen unter der Fußsohle zu fixieren, um das Wachstum des Fußes zu verhindern. Die Ideallänge dieses »Lotus-Fußes« betrug 7,5 Zentimeter!

Mit solchen Füßen konnten Frauen nicht normal gehen und auch nicht vor ihren Männern fliehen. Erst Anfang dieses Jahrhunderts schließlich wurde der »Lotus-Fuß« in China abgeschafft. Diese Sitte war eindeutig eine Art Versklavung der Frau.

Übergewicht brauchen Sumo-Ringer in Japan, die durchschnittlich 143 Kilogramm wiegen. In westlichen Ländern hat die Süßwarenindustrie den Slogan »Fat is beautiful« lanciert, der jedoch nicht glaubhaft wirkte und dem Publikum nicht zu vermitteln war. In arabischen Ländern sind mollige Konturen dagegen erwünscht.

Fat is beautiful?

In unserem Kulturkreis hat sich das Körperbewußtsein bis zu einem wahren Körperkult entwickelt. Ein dynamisches »Outfit« suggeriert Aktivität und Ausdauer, und das sind Voraussetzungen für beruflichen und jeden anderen Erfolg. Ein sportliches Aussehen ist der Inbegriff des Erfolgsimage, und so betreiben 67 Prozent der Bundesbürger irgendeine Art von Sport! Zu diesen Zwecken florieren in der Bundesrepublik um die 5000 Fitneßzentren.

Maßvolle sportliche Aktivitäten sind empfehlenswert und gesund, weil sie den täglichen Streß abbauen helfen. Dagegen kann der Leistungssport in letzter Konsequenz zur Invalidität führen.

Körperbewußtsein und Sexualität sind in unserer Kultur eng miteinander verbunden. Wissenschaftler haben bewiesen: Fitneß macht sexy! Während wir körperlich aktiv sind, schüttet unser Nervensystem opiumähnliche Substanzen aus, die Endorphine. Sie sind Neurotransmitter der Euphorie, der fröhlichen Stimmung. Die alte Auffassung, daß sexuelle Aktivität die sportliche Leistung mindert, ist weit überholt.

Fitneß macht sexy!

Extreme körperliche Belastungen, wie z. B. ein Marathonlauf, verbrennen alle Körperreserven, unter anderem auch die Sexualhormone. Noch schlimmer ist die Situation bei Sportlern unter Doping und/oder Hormonen. Der Preis für diesen Mißbrauch ist: »Oben top – unten flop«.

Oben top – unten flop

Der Apostel Paulus hat den Körper als Tempel der Seele bezeichnet. Wir wissen heute, daß der Körper die Alarmglocke der Seele ist. Der allgegenwärtige Streß verursacht psychosomatische Störungen. Das widerspricht der Auffassung von zwei verschiedenen Wirklichkeiten: einer seelischen und einer körperlichen. Der Psychologe Fritz Perls behauptet: »*Wenn Körper und Seele den Kontakt zueinander verlieren, führen wir eine ›Pseudoexistenz‹.*«

Von den Asiaten können wir lernen, daß die Seele unglaubliche Macht über den Körper haben kann. Den tibetanischen Mönchen und den indischen Yogis gelingt es durch Meditation, ihre vegetativen Funktionen zu beherrschen. Das hat auch den Philosophen Wilhelm von Humboldt verwundert: »*Es ist unglaublich, wieviel Kraft die Seele dem Körper zu leihen vermag.*«

Die heutigen unnatürlichen und übersteigerten Lebensgewohnheiten machen es notwendig, körperlich-seelische Ausgeglichenheit herbeizuführen. In der Bundesrepublik werden heute über 200 Therapiearten angeboten, die durch Meditation, bestimmte Bewegungsabläufe, Massagen, Diäten und Atemübungen Spannungen abbauen helfen und ein ganz neues Körpergefühl ermöglichen. Erwähnen wir nur einige: Aquado-System, Direct-Body-Touch-Therapy, Psychostructural Balancing, Touch-for-Health, Alexander-Technik, autogenes Training, Bioenergetik, Eutonie, Feldenkreis-Methode, konzentrative Bewegungstherapie, posturale Integration, Rolfing, Hatha-Yoga etc.

Wege zur Ausgeglichenheit

Der Bioenergetiker Aleksandar Loven behauptet: »*Je lebendiger Ihr Körper ist, desto mehr sind Sie auf der Welt.*« Neben der neuartigen operativen Methode des Body-Skulpturing durch oberflächliches Fettabsaugen mit oder ohne Ultraschall gibt es auch andere Methoden, um ein optimales Verhältnis zum eigenen Körper herzustellen. Ideal ist dabei der Körper, in dem wir uns wohl fühlen und mit dem wir harmonisch leben können.

»Die Dicken leben kürzer, sie essen aber länger«

Die erste Hälfte dieses Bonmots des polnischen Dichters und Satirikers S. J. Lec muß nicht unbedingt stimmen, jedoch ist zu bedenken, was alles mit Übergewicht verknüpft ist. Jedes Kilogramm des Fettgewebes beinhaltet 15 Kilometer Kapillaren – kleinste Gefäße – bis zu größeren Gefäßen. Bei 10 Kilogramm Übergewicht ist das Gefäßnetz um 150 Kilometer länger als normal notwendig. Das bedeutet, daß das Herz des Betroffenen das Blut in jeder Sekunde zusätzlich durch eine Gefäßstrecke pumpen muß, die der Entfernung zwischen Bonn und Frankfurt am Main entspricht. Bei einem Übergewicht von 30–40 Kilogramm ist diese Strecke noch um ein vielfaches länger. Das bedeutet für das Herz eine enorme mechanische Belastung.

1 kg Fett = 15 km Kapillaren

Auch das Risiko für bestimmte Erkrankungen ist bei übergewichtigen Personen erhöht: Diabetes, Arteriosklerose, Herz- und Hirninfarkt usw. Deshalb besagt ein türkisches Sprichwort: »Wer auf vollen Magen ißt, gräbt sich mit den eigenen Zähnen sein Grab.« Der Ernährungsfachmann Ante Gasparov bezeichnet die Übergewichtigkeit als »Fettkrebs«.

»Fettkrebs«

In der freien Natur gibt es keine Beispiele dafür, daß Tiere dauerhaft ein Übergewicht mit sich herumschleppen. Worauf ist das zurückzuführen? Evolutionsforscher behaupten, daß der Klimaschock im Myozän vor 13–16 Millionen Jahren mit seinen Hungersnöten für die damalige Fauna in das »genetische Gedächtnis« der Menschheit integriert wurde. Seither bedeutet das Gefühl eines vollen Magens Sicherheit. Wenn man neue Nahrung zu sich nimmt, bedeutet dies einen erneuten Gewinn an Sicherheit.

In der Natur sind zyklische Gewichtsschwankungen bekannt, z. B. nehmen Tiere vor ihrem Winterschlaf an Gewicht zu, um während des Winterschlafes von diesen Reserven leben zu können. Der Mensch ist das einzige Wesen, das sich mit übermäßigem Essen und Trinken selbst umbringt. Die Fettsucht könnte man als Folge dieses übertriebenen Selbsterhaltungstriebs erklären. Man kann es nur als krankhaft bezeichnen, wenn ein Amerikaner 635 Kilogramm wiegt. Dieser Weltrekord hört sich genauso unglaublich an wie das Gegenteil davon: Die magerste erwachsene Person auf dieser Welt ist eine 21 Kilogramm leichte Mexikanerin.

Fettsucht

In fast allen Religionen gibt es im Jahreskreis auch Fastenperioden. Dabei besteht ein großer Unterschied zwischen Fasten und Hungern. Wenn man zur gewohnten Zeit Nahrung erwartet und nicht bekommt, dann produziert die Magenschleimhaut Magensaft mit Magensäure – man verspürt Hunger. Beim Fasten wird ein anderes Energieprogramm eingeschaltet: Anstatt aus Nahrung von außen werden Kraft und Wärme aus körpereigenen Depots gewonnen, man fühlt sich zufrieden, leistungsfähig, gesund. Man fühlt den Hunger nicht, weil man keine Nahrung erwartet.

Wo ist nun die Grenze? Welches Gewicht soll angestrebt werden? Vor ungefähr 100 Jahren hat der Franzose Paul Broca seine Gewichtsformel entworfen: Wenn von der Größe in Zentimetern 100 abgezogen wird, bekommt man das sogenannte Normalgewicht in Kilogramm. Wenn Frauen davon 15 Prozent und Männer 10 Prozent abziehen, ergibt sich das jeweilige Idealgewicht. Anstatt Schnürmieder gibt es nun andere Formen der Selbstquälerei.

Das Wohlfühlgewicht

In der modernen Ernährungswissenschaft spricht man heute von »Wohlfühlgewicht«, d. h. ein Gewicht, bei dem man sich gesund, leistungsstark und seelisch ausgewogen fühlt. Diese neue Betrachtensweise hat in der Formel für den Body-Mass-Index ihren Niederschlag gefunden. Er wird ermittelt, indem man das Körpergewicht (KG) in Kilogramm durch die mit sich selbst multiplizierte Körperlänge (KL) in Meter teilt.

Body-Mass-Index

$$\mathrm{BMI} = \frac{\mathrm{KG\ (kg)}}{\mathrm{KL(m)^2}}$$

Der Body-Mass-Index soll zwischen 18 und 30 betragen. Über 30 ist man übergewichtig, unter einem Wert von 18 kann von Untergewicht ausgegangen werden. Ein 70 Kilogramm schwerer Mann mit einer Körperlänge von 1,75 Meter hätte demnach einen Body-Mass-Index von 22,85 und läge mit diesem Wert im unteren Normbereich

Jonathan Swift schrieb seinerzeit: »*Die drei besten Ärzte der Welt sind: Dr. Diät, Dr. Ruhe und Dr. Fröhlichkeit.*« Wenn man abnehmen muß, was soll man tun? Bewegung und Sport verhelfen sicherlich zu einem günstigen Verhältnis zwischen Muskulatur und Fett. Sport allein kann jedoch nicht genügen, um Kalorien zu verbrauchen, denn um eine Scheibe Brot zu verbrennen, muß man 5 Kilometer laufen. Da verzichtet man doch lieber auf diese Scheibe Brot.

Crash-Diäten und der Jo-Jo-Effekt

Es werden verschiedene Diäten in zum Teil sehr guten Ratgebern empfohlen. Vor »Crash-Diäten« soll man sich allerdings hüten. Auch der Autor dieser Zeilen hat in 13 Tagen Null-Diät ganze 9 Kilo abgenommen. Aber was hilft das, wenn im nächsten Monat das ganze Gewicht wieder da ist? Das bringt nur den unbeliebten Jo-Jo-Effekt.

Folgende Diäten haben einen größeren Bekanntheitsgrad erreicht: Atkins-Diät, Schnitzer-Kost, Trennkost, Brigitte-Diät, Mayr-Kur, Heilfasten. Im Zweifelsfall sollte man einen Arzt konsultieren. Diätologen sind speziell ausgebildete Ärzte, die sich mit medizinisch kontrollierten Diäten befassen. Es gibt auch Diät-Sanatorien, die vor allem die Gefahren der »Kühlschrankkrankheit« bannen. Auf jeden Fall sollte man nach beendeter Diät seine Eßgewohnheiten ändern, keine Kalorienbomben dulden und sich ein »Stoppschild« setzen: Ein bestimmtes Grenzgewicht, das nicht überschritten werden darf, sonst gibt es Strafe: 1 Tag fasten.

Bei einer vernünftigen Diät sollten mindestens 1000 Kalorien pro Tag aufgenommen werden, dann läuft der Stoffwechsel auf Sparflamme. Die sogenannte Carnitindiät bewirkt eine bessere Fettverbrennung. Carnitinkapseln oder -sirup kann man in der Apotheke

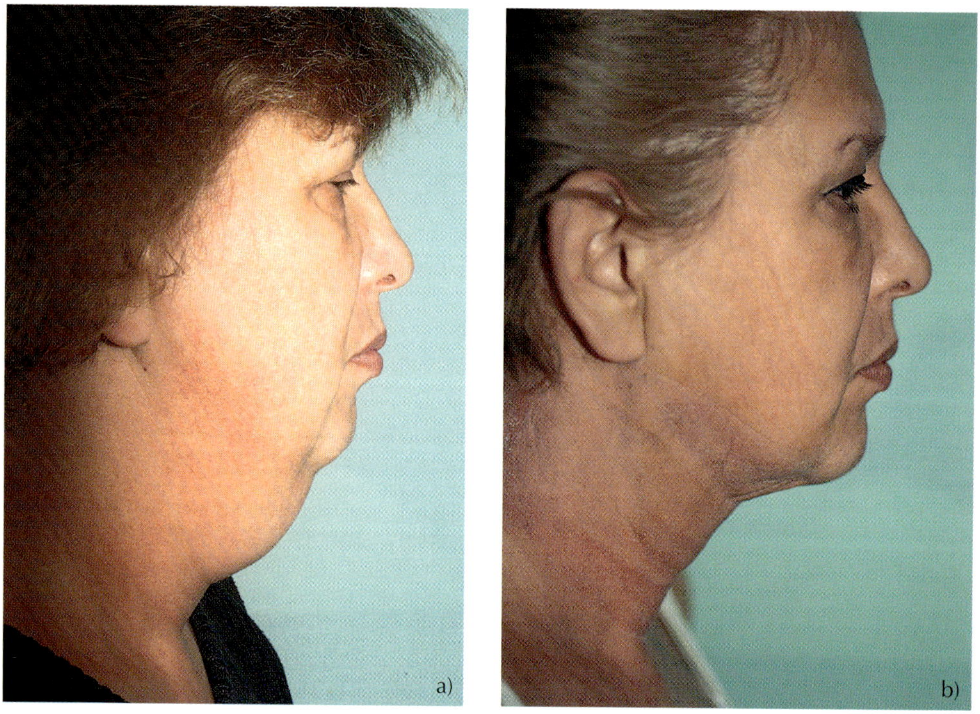

Abb. 62 Fettproblemzone am Hals, auch als »Truthahnhals« bekannt
a) Vor der Behandlung;
b) 10 Tage nach einer Ultraschallfettabsaugung (s. dort)

kaufen, der Wirkstoff findet sich in Fleisch, Fisch, Käse, Eiern, Bohnen und anderen Hülsenfrüchten.

Auch das Wachstumshormon Somatotropin gilt als Schlankmacher, es ist nur sehr teuer. Um seine Produktion zu erhöhen, sollte man am Abend auf Kohlenhydrate verzichten, dafür etwas Eiweiß zu sich nehmen und dazu etwas Saures essen oder trinken. Die Enzymdiäten sind noch nicht genau erforscht, sie schwemmen den Körper aus, und dabei können Mineralien und wichtige Spurenelemente verlorengehen. Cholezystokinin ist ein Sättigungshormon, dessen Freisetzung begünstigt wird, wenn man eine halbe Stunde vor der Mahlzeit ein großes Glas Wasser trinkt. Das Gefühl, man sei satt, setzt dann früher ein als sonst.

Serotonin ist ein Regulator des Hunger-Sättigungs-Zustandes, und sein erhöhter Spiegel im Blut verbessert auch die Laune. Die Aufnahme von Zucker und Kohlenhydraten fördert die Insulinausschüttung, die wiederum die Fettspeicherung verursacht und den Fettabbau verhindert.

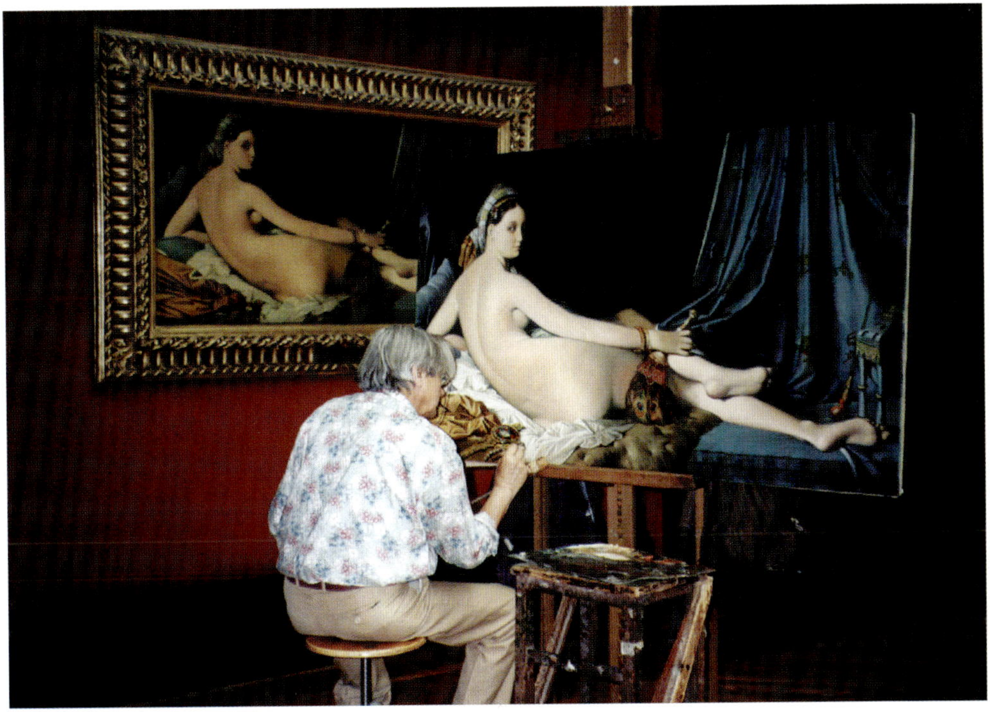

Abb. 63
Einen der schönsten weiblichen Körper schuf Ingres mit seiner »Odaliske«

Diätexperten empfehlen eine ausgewogene Diät mit Kohlenhydraten, die ohne Zwischenlager als Energiequelle dienen. Während der Diät sollten 30–40 Gramm und später 60–80 Gramm Fett täglich aufgenommen werden. Die Fetteinnahme sollte insgesamt gesenkt werden, weil überschüssige Nahrungsenergie aus Fett sofort in den Fettdepots abgelagert wird.

Wenn eine unförmige Verteilung von Fettgewebe, z. B. am Hals (Abb. 62) nicht durch andere Maßnahmen beeinflußt werden kann, steht uns seit Anfang der 80er Jahre die operative Methode der Fettabsaugung (Liposuktion) zur Verfügung. Die besten Ergebnisse lassen sich erzielen, wenn nur fest umrissene Fettansammlungen beseitigt werden. Dann kann die ersehnte harmonische Körperkontur erreicht werden. Und solche Patienten sind erfahrungsgemäß dann auch die glücklichsten.

Wie in der gesamten ästhetisch-plastischen Chirurgie sind deutlich mehr Frauen unter den Patienten. Aber es kommen auch immer mehr Männer, die den Frauen im Körperbewußtsein nicht mehr nachstehen, obwohl es noch gar nicht lang her ist, daß man als Graffiti lesen konnte: »*Frauen passen auf die Linie auf, Männer auf die Kurven*« (Abb. 63, vorangehende Seite).

Harmonisierung der Figur durch Fettabsaugung

Die Bezeichnung »Liposuktion« hat in der Umgangssprache dem etwas unappetitlich klingenden Ausdruck »Fettabsaugung« Platz gemacht. Auch andere Ausdrücke werden benutzt: Aspirationslipektomie, Liposculpturing, Body-Contouring, Silhouettenchirurgie, Körperformung oder Konturchirurgie.

Es handelt sich um die Behandlung von Problemzonen, an denen die Körperkontur durch vermehrte Fettansammlung deformiert wirkt. Im Zeitalter des bis zum Körperkult gesteigerten Körperbewußtseins können auch kleinere Unvollkommenheiten der eigenen Silhouette zu seelischem Leid führen.

Bei einem schwerwiegenden Mißverhältnis zwischen der gewünschten Vorstellung vom eigenen Körper und seinem tatsächlichen Aussehen kann es zur sozialen Marginalisierung durch Selbstisolierung kommen. Das körperliche Kostüm entspricht nicht dem

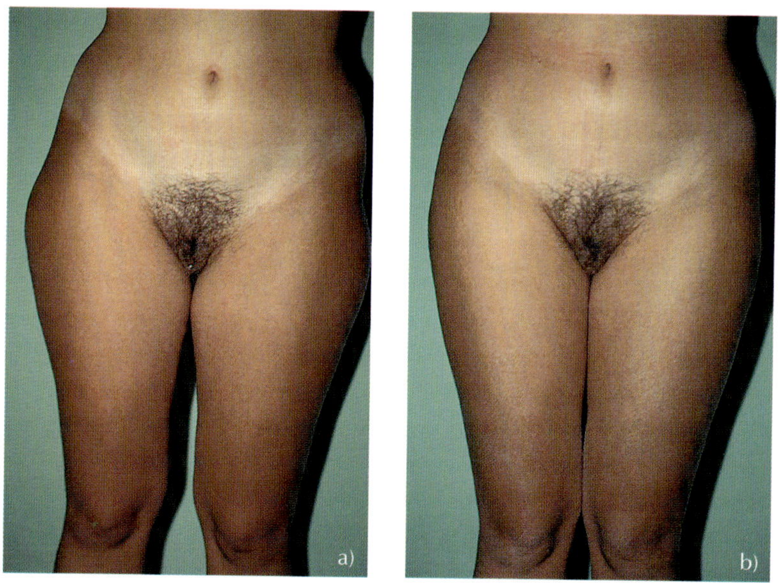

Abb. 64
Korrektur von Fettansammlungen an der Hüfte und »Reithosen« am Oberschenkel
a) Vor dem Eingriff;
b) Ergebnis nach Ultraschallfettabsaugung

seelischen. Wegen der flatternden, offenen Mode hassen daher manche Frauen den Sommer (Abb. 64).

Problematische Fettverteilungen versucht man mit allen möglichen Mitteln zu bekämpfen: Diät, Sport, Fitneß-Training, Massagen, kosmetische Präparate, Hypnose, Akupunktur. Erst wenn alle anderen Maßnahmen versagen, wendet man sich an den plastischen Chirurgen. Das ist auch richtig so, weil jede Operation als letzte aller Möglichkeiten gesehen werden sollte. Ein allgemeines Übergewicht bei Fettsucht kann jedoch keine Indikation für eine Liposuktion sein! Eine sinnvolle medizinische Diät läßt sich in einem solchen Fall nicht durch Absaugkanülen ersetzen.

Die besagten Problemzonen liegen meist in der Mitte des Körpers und sind auf Fettzellen mit Alpharezeptoren zurückzuführen. Diese lagern das Fett leicht an und geben es sehr ungerne ab. Jeder Fettleibige kennt das aus eigener Erfahrung: Am Anfang der Diät oder der Fastenkur magert man zuerst am Kopf, an den Händen, Unterarmen und Waden ab – dort, wo es eigentlich keine Probleme gibt.

Die Problemzonen der Fettverteilung bei Frauen (Abb. 65) sind folgende:

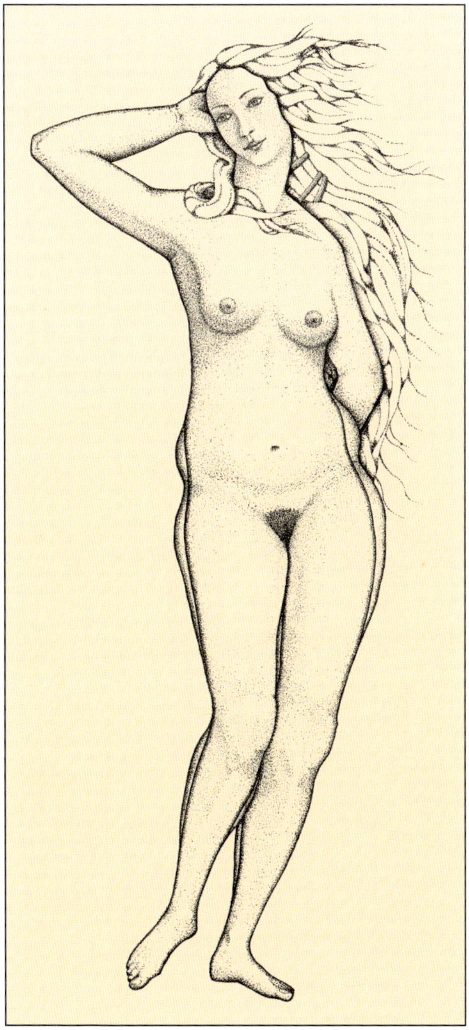

Abb. 65
Die wichtigsten Problemzonen der Fettverteilung bei der Frau: Unterbauch, Hüften, Oberschenkel (»Reithosen«), Innenseite der Knie und Waden

Problemzonen der Fettverteilung

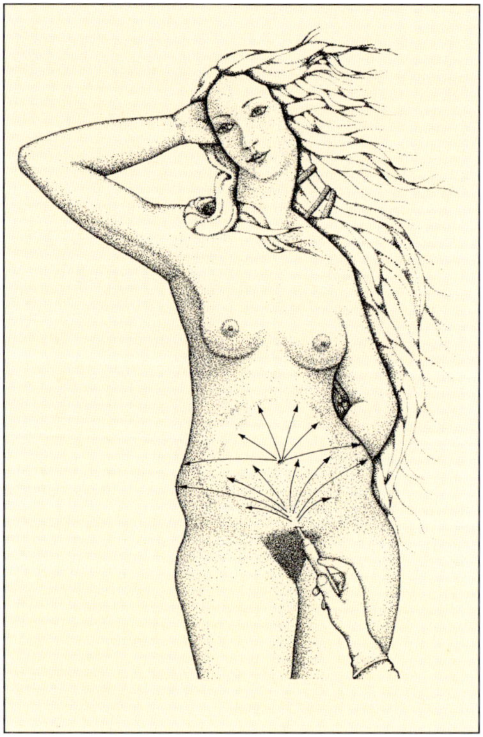

Abb. 66
Entfernen von Bauchfettgewebe durch Fettabsaugung

- »Reithosen« an den Hüften (am häufigsten)
- Hüften,
- Bauch (vorwiegend Unterbauch, Abb. 66),
- Gesäß mit »Bananenzone« unter dem Gesäß,
- Innenseite der Oberschenkel,
- Innenseite der Knie,
- Waden,
- Fesseln.

Beim Mann sind es folgende Problemzonen:

- Spitzbauch (»Bierbauch«, Abb. 67),
- Fettansätze in der Lendenregion, »Rettungsring«,
- Fettansätze in der Brustregion (kann auch bei Bodybildern schwabbelig wirken),
- Doppelkinn.

Auch ein Doppelkinn wird häufig durch Liposuktion beseitigt.

Bei der Fettverteilung spielen mehrere Faktoren eine Rolle, darunter:

- familiäre Anlage,
- Konstitution,
- Eßgewohnheiten,
- körperliche Aktivitäten (Sport),
- Hormonstatus,
- Alter.

Zwischen der Haut und den Muskeln befindet sich also Fettgewebe. Es ist überall, außer an der vorderen Brustwand, in zwei Schichten unterteilt. An verschiedenen Stellen speichern diese Schichten das

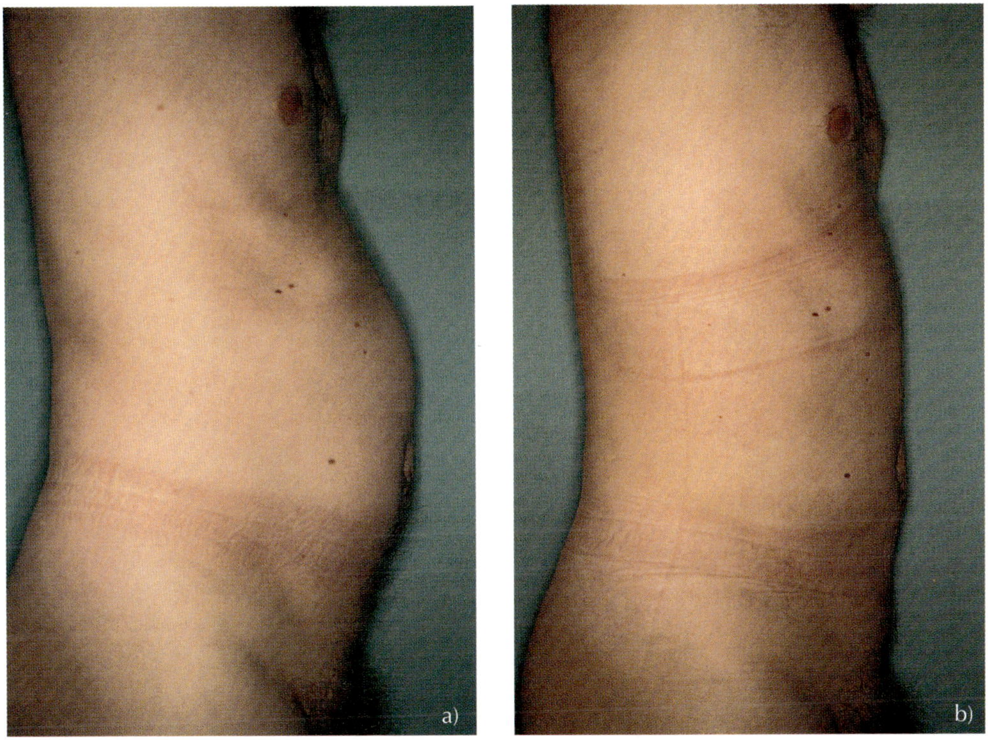

Abb. 67
Korrektur eines Kugelbauchs beim Mann. Bei diesem Eingriff muß allerdings berücksichtigt werden, daß drei Viertel des Bauchfettes innerhalb der Bauchhöhle und nur ein Viertel in der Bauchdecke liegen.
a) Vor dem Eingriff;
b) nach Ultraschallfettabsaugung

Fett ungleichmäßig ab: Im Bauchbereich (Abb. 68) ist es die tiefe Schicht, die dick wird, und an den Hüften die oberflächliche. Bei der Operationsplanung ist es wichtig, sich daran zu erinnern.

Lokalisierte Fettansammlungen können operativ beseitigt werden. Vor Jahren, als ich angefangen habe, mich mit der Liposuktion zu befassen, war ich im Zweifel, ob diese Tätigkeit das Richtige wäre. Die Prozedur selbst wirkt nicht besonders elegant, es sind meist Stunden körperlicher Schwerstarbeit. Auch wenn man nicht immer ein dem Venuskörper ähnliches Ergebnis erzielt, wirkt die Harmonisierung der Körperform jedoch segensreich.

Die Begeisterung der Patienten im nachhinein hat auch mich überzeugt. Sie fühlen sich überglücklich, daß sie die gehaßten Problemzonen losgeworden sind, daß die Taille und die Hüfte um 10 oder 15 Zentimeter schmaler geworden sind und daß sie wieder ins Schwimmbad oder auf Fahrradtouren gehen können.

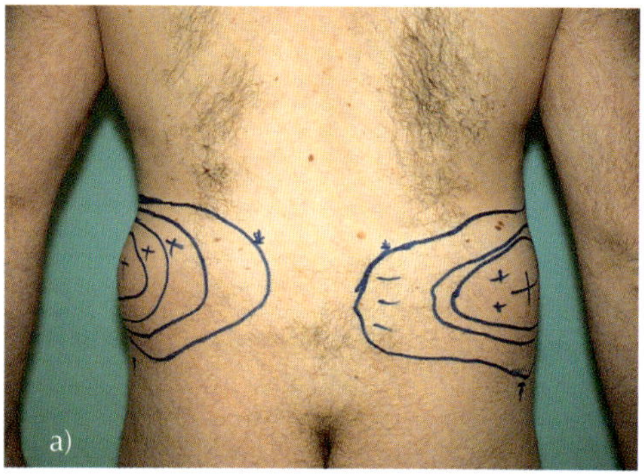

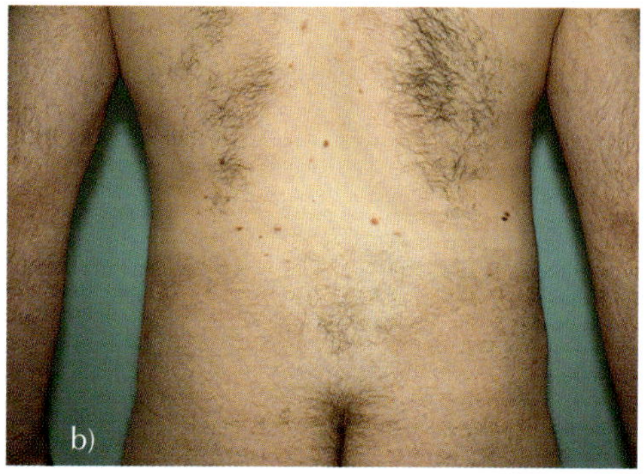

Abb. 68
Korrektur einer Fettansammlung in der Taille beim Mann (»Rettungsringe«). Die Höhenlinien und Pluszeichen zeigen, wo das meiste Fett beseitigt werden wird.
a) Vor dem Eingriff;
b) 4 Wochen nach Ultraschallfettabsaugung

Die Operation

Bei der früher üblichen Methode mit dicken Saugkanülen von 8–10 Millimetern Durchmesser (!) hat man ziemlich schnell relativ viel Fett entfernen können. Damals wurde die Altersgrenze bei 30 Jahren angesetzt, darüber hinaus – hieß es – wären die Ergebnisse wegen unelastischer Haut nicht mehr zufriedenstellend. Heute gibt es Techniken, bei denen mit feinen Kanülen mit einem Durchmesser von 5, 4, 3 oder 2 Millimetern gearbeitet und eine Feintunnelierung durchgeführt wird. Die Operation dauert dann länger, ist kostspieliger, aber bringt auch im fortgeschrittenen Alter gute Ergebnisse. Auch bei einem früheren Eingriff mit konventioneller Technik hinterlassene Unebenheiten können auf diese Weise beseitigt werden.

Vor der Operation werden im Stehen die Problemzonen angezeichnet. Mit Höhenlinien wie auf einer Landkarte werden die höchsten Erhebungen gekennzeichnet. Manche Operateure bevorzugen die Zeichen »+« und »–«. Der Filzstift hinterläßt eine wasserunlösliche Zeichnung, die auch ein Abwaschen mit dem Antiseptikum übersteht. Diese stereometrische Planung muß im Stehen ausgeführt werden, weil sich das Fettgewebe im Liegen ganz anders verteilt. Auch die Fotodokumentation gehört zur Vorbereitung. Im Operationsraum aufgehängte Polaroidbilder erinnern den Operateur zusätzlich an die Konturen, die korrigiert werden sollen.

Eine größere Liposuktion wird in Vollnarkose durchgeführt. Wegen der zu erwartenden Kreislaufbelastung lehne ich größere Fettabsaugungen über 5 Liter pro Sitzung ab. Kleinere Fettabsaugungen bis zu 0,5 Liter sind in Lokalanästhesie möglich. Wenn der Patient nicht sehr empfindlich ist, läßt sich die Lokalanästhesie mit einem Dämmerschlaf kombinieren, und dabei können bis zu 2,5 Liter Fett entfernt werden.

Die Lagerung auf dem Operationstisch ist unterschiedlich. Für den Eingriff am Bauch legt man die Patientin bzw. den Patienten auf den Rücken, bei Bearbeitung des Gesäßes wird sie bzw. er auf dem Bauch gelagert. Für die Seitenpartien an Hüften und Flanken wird unterschiedlich gelagert. Ich bevorzuge die Seitenlagerung (Abb. 69), auch wenn man den Patienten umdrehen, neu abwaschen und abdecken muß. Man kann dann sehr leicht die aufrechte Stellung simulieren, indem man leicht die Haut von oben nach unten drückt. Ich ziehe es vor, zum Abschluß der Operation den OP-Tisch mit dem Patienten aufzurichten und in dieser Position die feinsten Unebenheiten zu korrigieren (Abb. 70).

Die Schnitte werden präoperativ fest geplant und sind je 3–8 Millimeter lang. Sie werden an möglichst versteckten Stellen gesetzt: in der Gesäßfalte, am Nabel, am Rand des Scham-

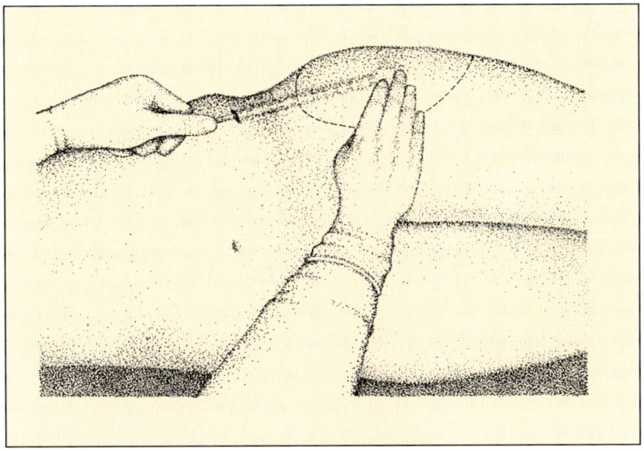

Abb. 69
Fettabsaugung an den Oberschenkeln in Seitenlage. Mit den »sehenden Fingern« der nichtarbeitenden Hand läßt sich das Ausmaß der Fettbeseitigung kontrollieren.

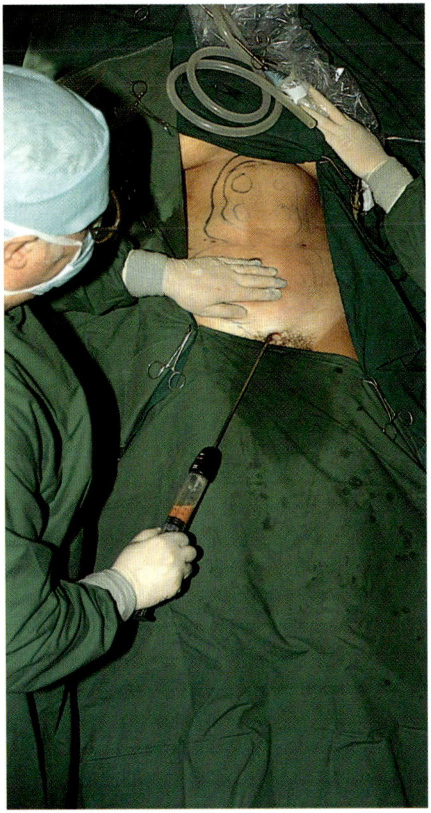

Abb. 70
Zum Abschluß einer Fettabsaugung – hier mit der Vakuumspritze – sollte der Patient mit dem OP-Tisch aufgerichtet werden, um feinste Korrekturen vornehmen zu können.

haars, in der Kniebeuge, an den Hüften, im Bikinibereich usw. Spätere Narben werden deshalb sehr unauffällig, und die Patienten klagen in der Regel nicht darüber. Sie ähneln eher einem Muttermal.

Früher wurde neben der »feuchten« auch die »trockene« Methode angewandt. Heute wird fast überall mit einer langen, stumpfen, 2 Millimeter breiten Kanüle zuerst eine Speziallösung in die abzusaugenden Areale instilliert. Diese gekühlte Tumescent-Lösung enthält physiologische Lösung, Anästhetika und blutungshemmende Mittel, Bikarbonat und ein Enzym zur Fettzersetzung. Diese Lösung allein reicht als Betäubung für kleinere Konturkorrekturen aus. Bei umfangreicheren Prozeduren muß dann ein Dämmerschlaf bzw. die Vollnarkose zusätzlich eingesetzt werden. Auch etliche Stunden nach der Operation bleiben die abgesaugten Areale dank dieser Lösung schmerzfrei.

Gekühlte Tumescent-Lösung

Die Operation beginnt mit der fächerförmigen Bearbeitung der vorgezeichneten Areale mit Saugkanülen von größerem Kaliber. Diese Kanülen haben unter der stumpfen Spitze eine, zwei oder drei Öffnungen und sind durch einen durchsichtigen Schlauch mit einer Vakuumpumpe verbunden. Diese Pumpe erzeugt einen Unterdruck von 0,8 Atmosphären und befördert das abgesaugte Fett in mit Maßeinheiten versehene Behälter. So läßt sich jederzeit ablesen, wieviel Kubikzentimeter Fett abgesaugt wurden. Anstatt der Pumpe kann man Spezialspritzen von 60 bzw. 35 Kubikzentimetern Volumen benützen, die besondere vakuumerzeugende Verschlußvorrichtungen haben. Auch auf diese Weise lassen sich beträchtliche Mengen an Fett entfernen. Am Ende der Prozedur fährt man mit einer Kanüle tangential über die Haut und versucht die kleinsten noch vorhandenen Erhebungen zu finden und zu entfernen. Dieses Verfahren nennen die italienischen Kollegen »Pizza-Roller-Technik«.

Auf diese Weise wird im abgesaugten Areal ein schwammartiges Geflecht mit Hunderten von dünnen Kanälen erzeugt. Man nennt das Bienenwaben-, Feintunnelierungs- oder Backsteinmethode. Wenn die Gefahr einer Nachblutung besteht, wird ein Plastikröhrchen eingelegt, das für 1–2 Tage in einem Vakuumfläschchen die austretende Gewebsflüssigkeit sammelt.

Feintunnelierungsmethode

Sehr wichtig ist, daß man dieses schwammige Bienenwabengeflecht nach der Operation kräftig auf der Unterlage komprimiert. Zuerst wird mit stark haftenden Spezialverbänden die Haut in die gewünschte Richtung hochgezogen, damit wir eine möglichst glatte Kontur erzeugen.

Noch im Operationssaal wird dem Patienten dann ein Mieder übergezogen, das sehr fest sitzen muß und für diese Region noch vor der Operation anprobiert worden ist (Abb. 71). Es wird 6 Wochen lang Tag und Nacht getragen und ist für ein gutes Ergebnis fast ebenso wichtig wie die Operation selbst. Danach wird das Mieder für 2–3 weitere Wochen nur zeitweise getragen.

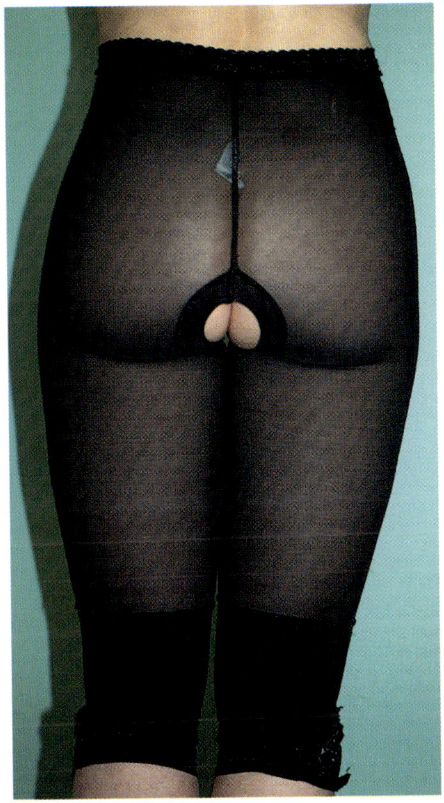

Abb. 71
Nach der Fettabsaugung wird ein spezielles, festsitzendes Mieder angelegt, das 6 Wochen lang Tag und Nacht getragen werden muß.

Nachbehandlung

Auch wenn sich kleinere Liposuktionen ambulant durchführen lassen, empfehlen wir schon bei mittelgroßen Eingriffen einen Klinikaufenthalt von 1–2 Tagen. Die Schmerzen nach der Operation werden individuell unterschiedlich empfunden und sind auch in den ersten Tagen nach der Operation nicht übermäßig stark. Eine Korrektur von »Reithosen« beispielsweise ist weniger schmerzhaft, als eine Fettabsaugung an der Bauchdecke. Später ist es bloß ein unbehagliches Gefühl, als würde man bei Bewegungen »ein Brett unter der Haut« spüren.

Bei größeren Eingriffen empfehlen wir das Tragen von Thrombosestrümpfen und eine Antibiotikaprophylaxe. Die Schmerzmittel dürfen keine acetylsalicylsäurehaltigen Präparate sein. Die Blutergüsse nach der Operation sind lästig und können über Wochen bestehenbleiben. Bei der Ultraschallanwendung werden Blutergüsse fast gänzlich vermieden.

Ein gutes Ergebnis unmittelbar nach der Operation wird nach 1–2 Wochen durch Schwellungen etwas überdeckt, und die Patienten können dadurch verunsichert sein. Bei der Kontrolle können sie dann beruhigt werden, weil das Endergebnis erst nach 8–10 Wochen zu erwarten ist (Abb. 72). Auch der Telefonkontakt zum behandelnden Chirurgen kann, wenn der Patient weit entfernt wohnt, eine segensreiche Beruhigung bedeuten. Auf keinen Fall darf der Patient in dieser Phase seinen Zweifeln überlassen werden.

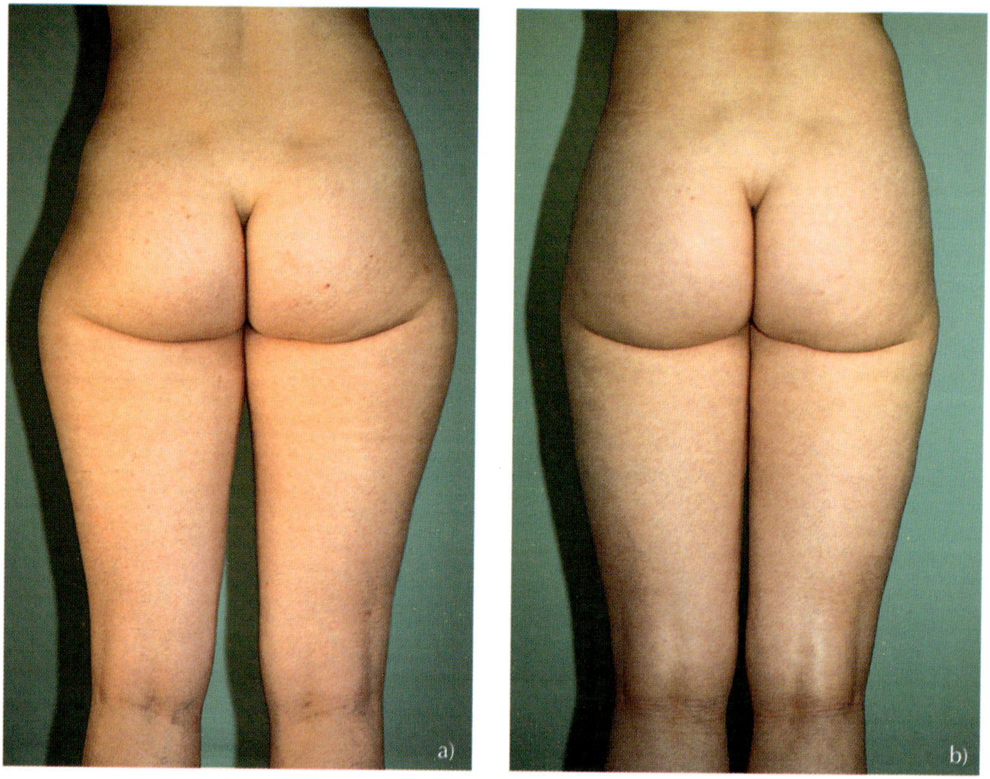

Abb. 72
Korrektur einer »Reithose« sowie von Bananenfalten unterhalb der Gesäßbacken und Fettablagerungen an der Innenseite der Knie.
a) Vor der Operation;
b) nach der Operation wirkt das mittlere Drittel des Körpers insgesamt harmonischer.

Unmittelbar nach der Liposuktion ist die Sensibilität im abgesaugten Areal vermindert, sie kehrt jedoch meist nach 4–6 Wochen wieder zurück.

Nach der Operation sollte man für 2–3 Tage keine Bürotätigkeiten vornehmen sowie für 2–3 Wochen keine größeren körperlichen Aktivitäten und für 2–3 Monate keinen Sport mit ruckartigen Bewegungsabläufen (Jogging, Tennis, Reiten) durchführen.

Eine Zellulitis wird durch Fettabsaugung an den Hüften von der inneren Spannung durch übermäßiges Fettgewebe befreit. In etwa 80 Prozent der Fälle tritt Besserung ein, so daß man das Verschwinden der unbeliebten »Orangenhaut« zwar nicht versprechen, wohl aber auf eine zumindest mäßige Verbesserung hinweisen kann.

Schon ab der zweiten Woche nach dem Eingriff sollte der Patient die Haut mit Naturborsten massieren. Auch spezielle Vitaminsalben helfen, die Oberfläche der Haut zu verbessern.

Komplikationen

Abgesehen von kreislaufbedingten Komplikationen der ersten Tage bei Patienten, die zu mutig ambulant operiert wurden, sind schwerwiegende Komplikationen selten. Im allgemeinen entstehen Infektionen oder Nachblutungen, kleinere Unebenheiten oder länger andauernde Fußödeme nur selten. Sie treten dann auf, wenn die Beine z. B. rundum bearbeitet wurden. Man muß den Lymphgefäßen Zeit lassen, sich zu regenerieren.

Nachblutungen, Infektionen

Kombinierte Eingriffe

Häufig wird eine Liposuktion mit Straffungsoperationen kombiniert, so z. B. eine Doppelkinnabsaugung beim Face-Lifting oder Flankenabsaugungen bei einer Bauchdeckenplastik. Theoretisch kann jede Gesichtskorrektur mit einer Liposuktion in der mittleren oder unteren Körperetage kombiniert werden. Auch vor einer Brustverkleinerungsoperation kann man mit Liposuktion einiges Fett entfernen und somit die übermäßige Spannung der Haut abbauen. Dadurch wird die Operation selbst erleichtert. Bei manchen Brüsten kann die Liposuktion alleine die Reduktion bewirken.

Zu den Kosten

Obwohl häufig danach gefragt wird, ist mir kein Fall bekannt, bei dem die Krankenkasse die Kosten für die Liposuktion übernommen hätte. Theoretisch wäre eine medizinische Indikation bei sehr seltenen Krankheiten, z. B. Lipodystrophia paradoxa und Lipodystrophia dolorosa gegeben.

Die Behandlungskosten einer Fettabsaugung sind von dem geschätzten operativen Aufwand und von der gewählten Methode abhängig. Die konventionelle tiefe Methode ist preiswerter als die Feintunnelierungsmethode. Der Einsatz von schonendem Ultraschall erhöht ebenfalls den Preis. Es ist ein deutlich anderer Zeitaufwand, ob 0,5 oder 5 Liter Fett absaugt werden.

Konventionelle Methode preiswerter

Sehr überschlägig läßt sich sagen, daß kleinere Eingriffe ab 2500 Mark, mittlere ab 5000 Mark und größere ab 9000 Mark kosten. Hinzu kommen ggf. die Narkose- bzw. Klinikkosten.

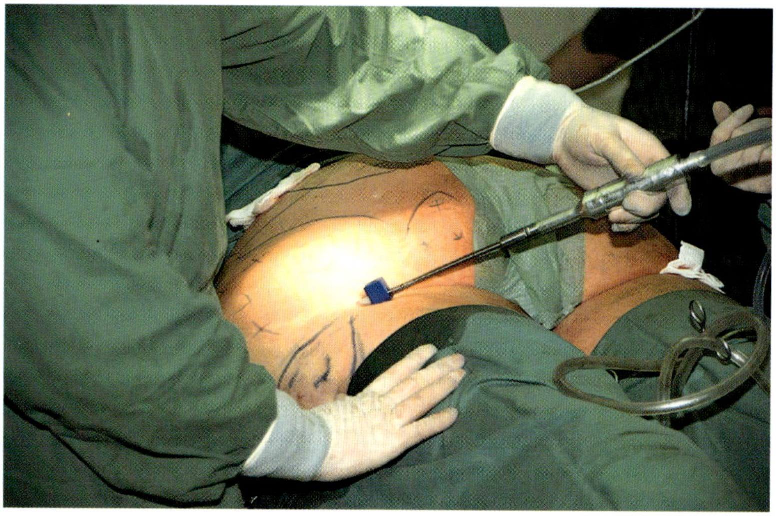

Abb. 73
Einsatz der Ultraschallsonde zur Fettabsaugung

Ultraschallfettabsaugung

Konturunebenheiten durch diätresistente Fettproblemzonen, vornehmlich in der Körpermitte, können durch moderne Verfahren ziemlich sicher und erfolgreich harmonisiert werden. Folgendes Vorgehen ist bei der Figurmodellierung nach eigener Erfahrung am besten geeignet:

1. genaue stereometrische Planung,
2. Instillation einer Tumescent-Speziallösung zur Anästhesie,
3. Ultraschallsondierung des betroffenen Fettgewebes (Abb. 73),
4. vakuumbetriebene Fettabsaugung mit feinen Kanülen bei einem Unterdruck von 0,5–0,8 Atmosphären,
5. Heftpflasterverband zur Formmodellierung der Haut,
6. konsequentes Tragen eines engen Mieders für mehrere Wochen.

Die stereometrische Planung setzt anatomische Kenntnisse und große operative Erfahrung voraus. Die Tumsecent-Speziallösung wird vor der Operation gekühlt und instilliert, um die Blutungsneigung zu senken und das Fett enzymatisch aufzuweichen. Außerdem werden Schmerzen auch postoperativ durch betäubende Komponenten der Lösung gemindert.

Es gibt zwei konkurrierende Ultraschallsysteme: Das italienische und das französische. Ohne auf Details eingehen zu wollen, scheint

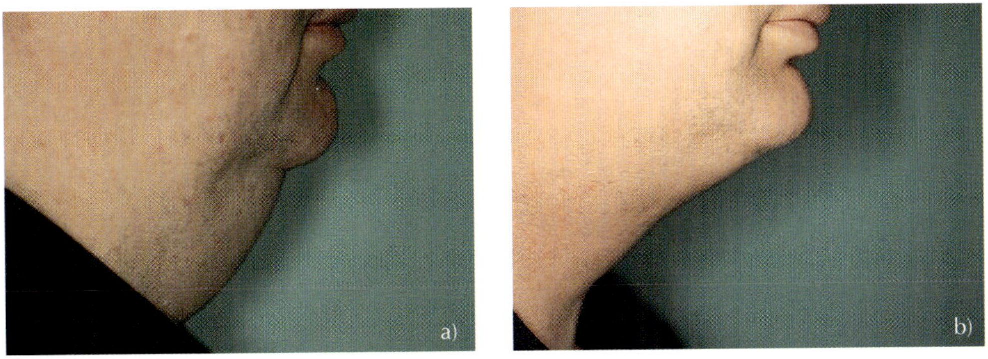

Abb. 74
Korrektur eines Doppelkinns mittels Ultraschallfettabsaugung – vorgenommen vom Chirurgen an sich selbst
a) Vor dem Eingriff;
b) nach dem Eingriff

nach den physikalischen Gesetzen das italienische Modell logischer zu sein: Es bringt die Fettzellmembranen zum Platzen. Für 200 Milliliter Fettgewebe muß 5 Minuten geschallt werden, für 2 Liter ganze 50 Minuten. Es fällt einem Chirurgen schwer, etwas zu tun, bei dem nichts Sichtbares passiert. Doch wenn man anfängt zu saugen, sieht man im durchsichtigen Saugschlauch im Gegensatz zur gelblich-rötlichen Masse bei der herkömmlichen Methode ganz weißes Fett. Die italienische Methode schont die Blutgefäße, so daß Blutergüsse überhaupt nicht entstehen oder nur minimal zum Vorschein kommen. Das ist der größte Vorteil gegenüber der konventionellen Methode, bei der manchmal sehr lästige Blutergüsse auftreten, die dann über Wochen sichtbar und spürbar sind.

Beim letzten Weltkongreß der plastischen Chirurgen in Yokohama 1995 hat man beide Methoden gegenübergestellt. Im Gremium saßen Experten wie Toledo, Gasparotti und Watanabe. Michele Zocchi, der Erfinder der italienischen Ultraschallmethode aus Turin, konnte sein Konzept behaupten.

Manche Patienten haben vor Jahren an anderen Körperstellen eine Fettabsaugung durchführen lassen. Nachdem sie jetzt mit Ultraschall vorbereitet wurden, waren sie überrascht, wie wenig Blutergüsse sie dieses Mal hatten. Das ist ein weiteres Argument für die Anwendung des Ultraschalls (Abb. 74). Dagegen spricht die Verteuerung des Eingriffs. Das Gerät selbst ist mit etwa 40 000 Mark nicht gerade billig, auch der Zeitaufwand und der Gesamtaufwand sind größer als bei der herkömmlichen Methode.

Die Anwendung von feinen, nur ein paar Millimeter dicken Saugkanülen in der mehr oberflächlichen Schicht verfeinert ebenfalls das Ergebnis, verlängert und verteuert aber die Operation. Mit zusätzlicher Klebeverbandstechnik für 8 Tage und konsequentem Tragen eines engen Mieders für 6 Wochen erreicht man optimale Ergebnisse, so daß kleine Nachkorrekturen sehr selten geworden sind.

Seinerzeit behauptete Sigmund Freud, Vater der Psychoanalyse: »*Anatomie ist Schicksal.*« Durch die Kombination neuester Techniken unter dem Begriff Ultrasonolipocontouring läßt sich diese Behauptung entschärfen: Das anatomische Schicksal können wir jetzt in etlichen Fällen positiv beeinflussen.

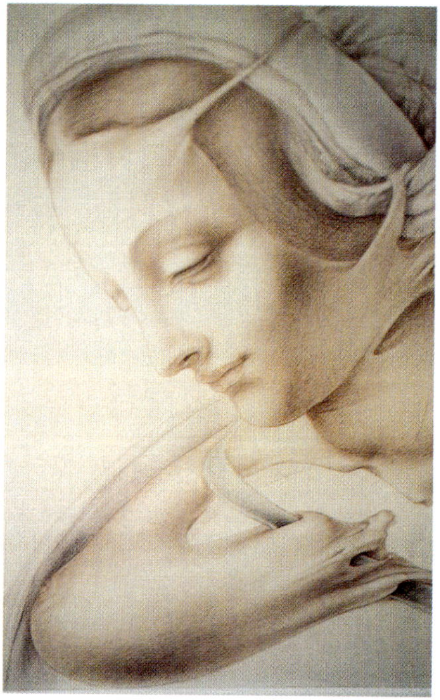

Abb. 75
Diese christliche Madonna aus dem Zyklus »Omaggio a Leonardo« von Dimitrije Popović tabuisiert die weibliche Brust als Symbol der Mütterlichkeit.

Korrekturen der Brust

Die weibliche Brust

Nicht nur in unserem Kulturkreis ist die weibliche Brust Symbol, ja Inbegriff der **Mütterlichkeit**. Das Unterbewußtsein jedes Erwachsenen – ob Mann oder Frau – wird sich erinnern, welch ein Gefühl von Sicherheit es war, bei der Mutti an der Brust die vorgewärmte Nahrung zu bekommen. Diese blinde Wärme, dieser allumarmende Schutz lassen uns lebenslang Sehnsucht nach jenem Geborgensein spüren. Die Brust kann demnach auch als **Ernährungsorgan** angesehen werden. Ein schönes Beispiel dafür ist J. Fouquets Bild »Maria mit Kind« aus dem Diptychon von Melun, Antwerpen (Museum voor schone Kunsten), das um die Mitte des 15. Jahrhunderts entstand. Dieses Thema wird von Renaissancemalern häufig aufgegriffen und als »Maria Lactans« (Stillende Maria) bezeichnet (Abb. 75).

Die weibliche Brust wird außerdem mit dem Begriff der **Fruchtbarkeit** in Verbindung gebracht. Im Tempel der Göttin Artemis in Ephesos, einem der sieben Weltwunder der Antike, findet sich die Göttin Artemis mit 18 Brüsten geschmückt. Bei genauer Betrachtung sieht man, daß es sich nicht um Brüste, sondern um Stierhoden handelt. Der Stier gilt als Ursymbol der Fruchtbarkeit, und auf diese Weise wollte der antike Künstler die Bedeutung der Brüste als Fruchtbarkeitssymbol hervorheben.

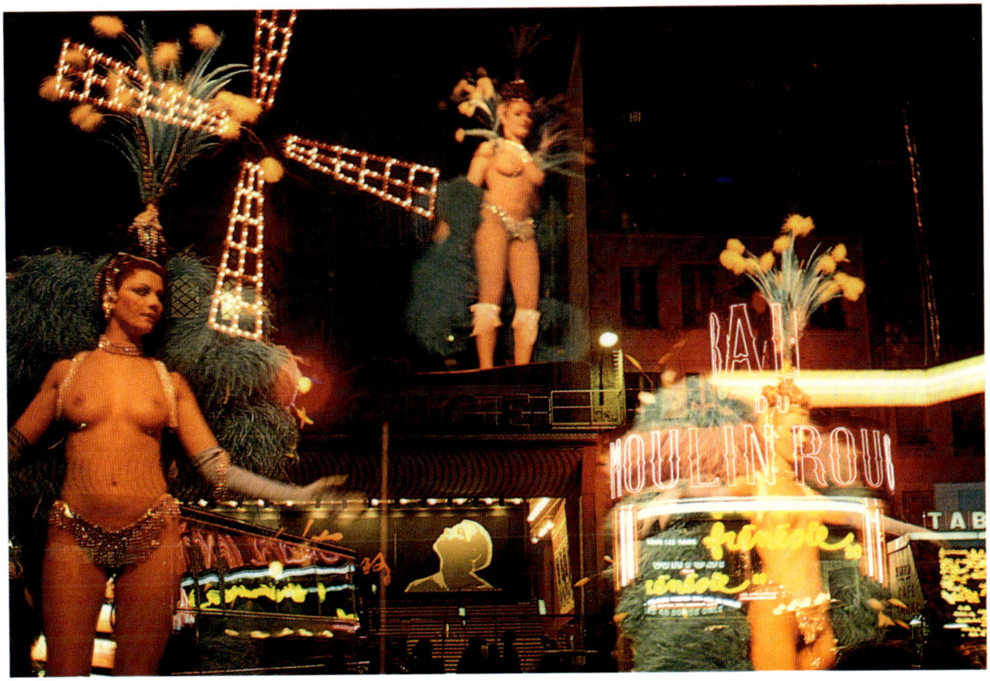

Abb. 76
Im »Moulin Rouge« in Paris und an zahllosen Kiosken wird die weibliche Brust zum Symbol für sexuelles Prestige.

Zusammen mit dem breiten Becken, das ebenfalls für die Fruchtbarkeit wichtig ist, bildet der breite Busen die charakteristische Sanduhrform des weiblichen Körpers, die auch noch aus weiter Entfernung zu erkennen ist. Sicherlich ist die Brust das weiblichste aller Organe und symbolisiert die **Weiblichkeit** selbst. Weil die Brust mit Weiblichkeit identifiziert wird, ist sie für jede Frau auch mehr oder weniger ein **Organ der Identifikation**. Ein Mädchen in der Pubertät wird sich erst durch die Reaktionen seiner Umwelt, d. h. der Mutter oder von Mitschülerinnen und Mitschülern, seines Reifeprozesses bewußt. Die eigene Brust wird so zur Quelle und zum **Organ des Selbstwertgefühls**. Später wird die Brust dann mehr als ein bloßes **sekundäres Sexualorgan**. Sie wird zum Sinnbild der Sexualität der Frau. Noch während der Pubertät oder auch danach lernt die Frau, daß ihre Brust lustvolle Empfindungen sowohl wahrnehmen als auch auslösen kann. Allein durch Reizen der weiblichen Brust, was über 95 Prozent der Männer beim Geschlechtsverkehr tun, kann ein Orgasmus ausgelöst werden. Die Brust ist also auch ein **Reizorgan** (Abb. 76).

Interessant ist, daß sich die stillende und die sexuelle Funktion der Brust gegenseitig ausschließen. Wenn das Kind gestillt wird, ist die Brust der Frau für den Mann-Vater tabu. Sobald die Stillzeit vorbei ist, wird die Brust tabu für das Kind. So streng sind die Grenzen zwischen der nährenden und der sexuellen Funktion der Brust gezogen.

1 Drittel Drüsen-, 2 Drittel Fettgewebe

Anatomisch besteht die Brust im Durchschnitt etwa zu zwei Dritteln aus Fettgewebe und zu einem Drittel aus Drüsengewebe. Die Stillfähigkeit der weiblichen Brust wird zwar immer weniger gefordert, trotzdem nimmt der Umfang der Brust im Laufe der Geschichte auch ohne chirurgische Hilfe ständig zu. Das Brustvolumen erhöht sich während der Schwangerschaft und in der Stillzeit um ein Drittel und bei sexueller Erregung um ein Viertel, verglichen mit dem Ruhezustand.

Interessant erscheinen auch die Ergebnisse einer Umfrage in der Zeitschrift »Playboy« vom April 1985. Darin wurden über 10 000 Frauen und Männer befragt, und es stellte sich heraus, daß Frauen mit großen Brüsten – Oberweite über 96 Zentimeter – zu 66 Prozent und Frauen mit eher kleineren Brüsten – Oberweite unter 86 Zentimetern – zu 78 Prozent mit ihrem Sexualleben zufrieden waren.

Das widerspricht der allgemeinen Auffassung, daß große Brüste sich mit Begriffen wie »Dummheit« und »Sexbombe« assoziieren und kleine Brüste auf Intelligenz und Frigidität schließen lassen. Noch vor 15 Jahren sagte der Dichter Dušan Radović: »*Kleine Brüste sind im Trend. Niemand mehr will das, wovon die anderen mehr Nutzen haben.*« In letzter Zeit wird der knabenhaft-sportliche Frauentyp jedoch wieder zugunsten einer größeren Oberweite verlassen. Die heutige Frau »trägt wieder mehr Weiblichkeit«.

Große Brüste sind im Kommen

Wenn sich ein Mann einer Frau nähert, spürt er zuerst ihre Brust. Der Körperkontakt wird um so eher hergestellt, je größer die Brust ist. Somit ist die weibliche Brust auch ein **Kontaktorgan**, und dies nicht nur beim Geschlechtsverkehr, sondern auch schon beim Tanzen, in der überfüllten U-Bahn usw.

Ungewollt und unbewußt wird die Brust auch zum Blickfang, sie fällt ins Auge, besonders wenn sie von der normalen Größe und Form abweicht. Insofern muß die weibliche Brust auch als **Kommunikationsorgan** verstanden werden.

Da die Brust der Frau eine schwungvolle, sinusoide Silhouette verleiht, ist ihr Körper insgesamt schöner als der des Mannes, wie der bei Danko Grlić erwähnte englische Maler und Kunsthistoriker William Hogarth in seiner »Analyse der Schönheit« noch im

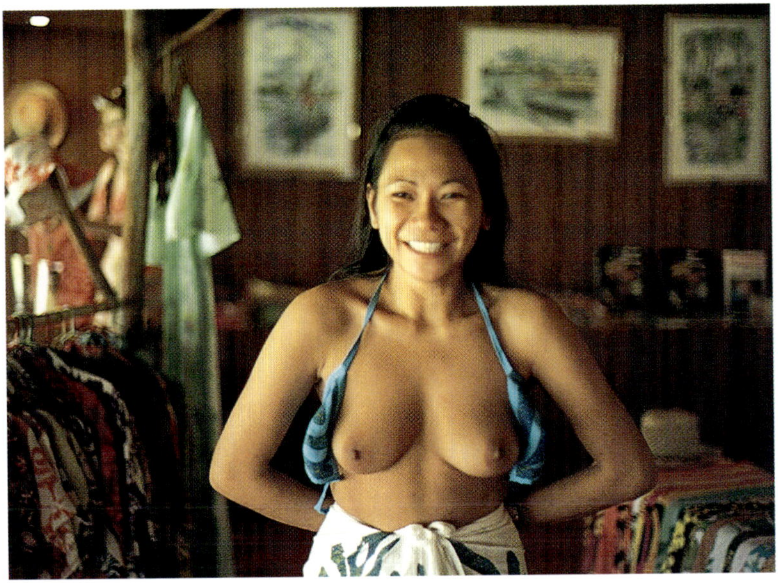

Abb. 77
Bis zur Kolonisation durch Europäer und amerikanische Missionare trugen Polynesierinnen ihre Brust unbedeckt.

18. Jahrhundert schreibt. Insofern ist die weibliche Brust auch ein **schmückendes Organ** der Frau.

In Polynesien halten die Einheimischen den Europäern und Amerikanern entgegen, an der »Krankheit des Fleisches« zu leiden. Sie würden sich der weiblichen Brust schämen, so daß Frauen in unserem Kulturkreis ihre Brüste tatsächlich nicht in der Öffentlichkeit zeigen. Die FKK- und Saunagewohnheiten setzen sich nur zögernd durch. Der Einfluß der kolonisierenden Europäer hat auch polynesischen Frauen im ganzjährigen Paradiesklima auferlegt, ihre Brüste im Büstenhalter zu verstecken, obwohl sie das gar nicht sinnvoll finden (Abb. 77). Die weibliche Brust ist also auch ein **Tabuorgan**, wenigstens in unserem Kulturkreis.

Einen weiteren wichtigen Aspekt der weiblichen Brust beschreibt die Schriftstellerin Christa Wolf in ihrem Buch »Kassandra«: »*Abends vor Sonnenuntergang stand sie auf der Mauer, mit jenem neuen fernen Lächeln, und blickte auf Achill hinab. Der stierte. Beinahe tropfte ihm der Speichel. Da entblößte meine Schwester Polyxena langsam ihre Brust, dabei blickte sie – immer wie von weit – auf uns: Ihren Geliebten, ihren Bruder, ihre Schwester (...) für Monate war meine Schwester Polyxena die bewundertste Frau in Troja. Das hatte sie gewollt.*«

Christa Wolf, eine Frau, schreibt, wie Achilles beim Anblick der nackten Brust Polyxenas fast der Speichel tropft. Bei Homer finden sich diese Details nicht. Eine Frau beschreibt also die Macht der weiblichen Brust über einen, der zwar ein Held, doch in diesem Augenblick nur ein armer, stierender Trottel ist. Das beweist einmal mehr: Die Brust ist auch das **Organ weiblicher Macht**.

Die allgegenwärtige Brust

Im Gegensatz zur Pornographie ist die Erotik fast unschuldig. So gibt zum Beispiel das Dekolleté den Blick auf die weibliche Brust nur andeutungsweise frei. Ganz anders springen uns nackte Mädchenbrüste von der Mattscheibe, von Titelseiten der Magazine am Kiosk oder von Plakaten der Topless-Bars mit »Oben ohne«-Kellnerinnen entgegen. Auch manche Zahnbürsten, Gläser und Seifen haben schon die Form einer weiblichen Brust. Würde Aristoteles heute leben, würde er den Menschen vielleicht nicht mehr als »Zoon politikon« (politisches Wesen), sondern als »Zoon erotikon« (erotisches Wesen) bezeichnen. Die weibliche Brust ist eben ein **hocherotisches Organ**.

Nur, man muß aufpassen: Auf den Werbeplakaten und in den Zeitschriften der Regenbogenpresse sind nicht die durchschnittlichen, sondern die vollbusigen »Schönheitsideale« zu sehen. Eine durchschnittliche Frau hat selten eine ideale Brust. Und bei jeder Frau ist die Brust im Alter von 25 Jahren am schönsten. Wenn die Brust anfängt zu hängen, kann das bei empfindlichen Frauen zur Ablehnung des eigenen Körpers führen. Dysmorphophobie ist der Fachausdruck für die Angst vor der Deformation. Da in unserer Zivilisation jede 9. Frau damit rechnen muß, Brustkrebs zu bekommen, konzentriert sich natürlich ihre Angst vor Verstümmelung auf die Brust. Diese ist also auch das **Organ der weiblichen Angst** vor Verstümmelung.

Der Amazonenkomplex

In Psychologenkreisen der Gegenwart wurde der sogenannte »Amazonenkomplex« diskutiert. Der Begriff stammt aus der griechischen Mythologie: Die Amazonen, ein kriegerischer Frauenstamm, entfernten sich eine Brust, um besser mit Pfeil und Bogen umgehen zu können. Eine moderne Hypothese lautet dagegen, daß Frauen selbstzerstörerischen Neigungen ausgesetzt sind, weil sie ihre Frauenrolle nicht akzeptieren und deshalb an Brustkrebs erkranken. Obwohl tatsächlich erheblich mehr Frauen an Brustkrebs erkranken, die nicht gebären und selbst stillen, halte ich den »Amazonenkomplex« für eine gefährliche, nicht belegbare Vereinfachung der Problematik.

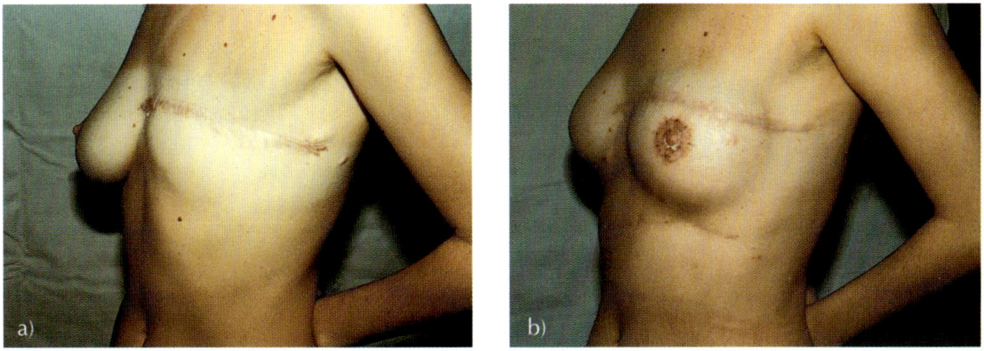

Abb. 78
Wiederherstellende plastische Chirurgie bei Brustkrebs
a) Amputation der linken Brust;
b) nach der Rekonstruktion

Die Rekonstruktion der weiblichen Brust nach einer Amputation wegen Krebs hat im psychologischen Sinne einen besonderen Stellenwert. Auch wenn sie nicht zu den ästhetischen Operationen im engeren Sinne gezählt wird, muß die Rekonstruktion in ästhetischer Hinsicht optimal ausgeführt werden. Die amerikanischen Psychologen Renneker und Cutler werden im Werk von Frau Schmidt-Tintemann mit der Feststellung erwähnt, daß der psychische Schock der Frau nach einer Brustamputation (Abb. 78) dem Schock des Mannes nach der Penisamputation seiner Intensität nach gleich ist.

Manche Patientinnen möchten von der grausamen Wahrheit gar nichts wissen. Nur, bei einer amputierten Brust wissen sie ziemlich genau, worum es geht. Wenn sie aus der Narkose aufwachen und wahrnehmen, daß sie ihre Brust doch verloren haben, so ist das ein enormer psychischer Schock, der manchmal lange anhält. Es ist bewundernswert, daß sich die meisten Frauen nach einer relativ kurzen Phase der seelischen Verarbeitung (3–7 Tage) dann dennoch zurechtfinden und ein Selbstschutzsystem aufbauen. Dieser »Modus vivendi« hilft ihnen, die grausame Wirklichkeit zu ertragen. Neben einer verständnisvollen Familie und der ungebrochenen Zuneigung des Partners spielt dabei auch der Chirurg eine wichtige Rolle. Er muß die Patientin aufmuntern, das Vertrauen in die Weiterbehandlung und Rekonstruktionsmöglichkeiten wecken, er muß trösten und engagiert neuen Mut zusprechen.

Der Chirurg als seelischer Begleiter

Eine Patientin mit amputierter Brust hat zunächst Angst, einen Blick auf den verunstalteten Körperteil zu werfen. Psychologisch gesehen ist es für sie von großer Hilfe, wenn der Chirurg die Narbe abtastet und sagt: »Die Wunde ist gut geheilt.« Die Patientin fürchtet nämlich, es könnte jemand anderem peinlich sein, diesen Körperteil überhaupt zu berühren. Mit diesen Frauen muß viel ausführlicher diskutiert werden als mit jemandem, dem der Blinddarm herausoperiert wurde. Sie brauchen mehr Zeit und Aufmerksamkeit und müssen sie auch bekommen.

Eine Patientin kommt, um ihre Brust untersuchen zu lassen. Es muß nicht unbedingt der Verdacht auf eine Erkrankung vorliegen. Es kann sich um Veränderungen der Größe oder Form handeln – auch die Asymmetrie der Brüste ist häufiger, als allgemein angenommen wird.

Asymmetrie der Brüste

In 95 Prozent der Fälle steht die Frau vor einem männlichen Arzt. In solchen Konstellationen, bei denen sich die Patientin wenigsten zum Teil nackt zeigen muß, versucht man, das Einführungsgespräch etwas zu verlängern, um gegenseitiges Vertrauen herzustellen. Wenigstens in meiner Praxis gab es noch nie Eröffnungen wie z. B. diese: »Guten Tag, Frau M., machen Sie bitte den Oberkörper frei.« Der Augenblick, in dem sich die Patientin entkleiden muß, ist delikat, denn ihr Schamgefühl muß respektiert werden. Es ist auch vorhanden, wenn eine neutrale oder systematische Untersuchung verlangt wird, geschweige denn, wenn ein Organ krank ist oder wenn die Patientin selbst mit dem Aussehen eines ihrer Körperteile nicht zufrieden ist. Auch das ist einer der Gründe, warum sie die Idee längere Zeit – Monate oder Jahre – mit sich herumtragen mußte.

Gutes professionelles Verhalten

Weil der Arzt Tausende solcher und ähnlicher Befunde gesehen hat, sieht er die Situation wesentlich nüchterner. Sein Benehmen ist enterotisiert, und er hat in diesem Augenblick keine Lustgefühle. Wohl aber darf er die Frau vor sich als Menschen nicht übersehen. Er ist sachlich, aber sehr interessiert, ihr helfen zu können. Sein Verhalten ist warm, aber nicht intim. Das wird auch der Patientin helfen, sich zu entspannen und ihren Kummer richtig auszusprechen.

Ingelore Welpe, Frauenforscherin aus Kiel, hat eine bemerkenswerte Studie von der Wahrnehmung der weiblichen Brust mit sehr vielen interessanten Denkansätzen verfaßt. An einer Stelle formuliert sie jedoch etwas Umstrittenes unter der Überschrift »Was wissen die Brustchirurgen von der weiblichen Brust?«:

- *»Alles, was es über das Organ medizinisch und operationstechnisch zu wissen gibt.«*
- *»Vieles, was sie als Mann persönlich erfahren haben.«*
- *»Nichts vom Spezifischen der weiblichen Brust.«*

Nun, den zweiten Punkt der »persönlichen männlichen Erfahrung« möchte ich nicht diskutieren. Der erste Punkt ist schon sehr umstritten. Persönlich habe ich viel über die Brust gelesen und gelernt, Tausende von Brüsten untersucht und operiert, kann aber nicht sagen, daß ich *»alles Medizinische und Operationstechnische«* über die Brust weiß. Ich glaube sogar, daß es keinen einzigen Menschen auf der Welt gibt, der so etwas von sich behaupten könnte.

In der dritten Formulierung spricht Frau Welpe dem männlichen Brustchirurgen jegliches Einfühlungsvermögen ab: Wir könnten uns nicht in die Lage der Frauen hineinversetzen. Gleichwohl fühlt sie sich fähig, sich selbst in die Lage der männlichen Chirurgen hineinversetzen zu können. Als Antwort mag eine chinesische Anekdote von Tchuan Tse aus dem 4. Jahrhundert v. Chr. dienen: Tchuang Tse sagt zu seinem Freund Huei Tse an der Brücke über dem Fluß Hao:

»Die Fische zappeln, das ist deren Glück.«

»Woher willst du das wissen, wenn du selbst kein Fisch bist?«, fragt Huei Tse.

»Und woher willst du wissen, daß ich es nicht weiß, wenn du nicht ich bist?« fragt Tchuang Tse zurück.

Definitionsprobleme

Das Spezifische der weiblichen Brust ist sicherlich auch nicht leicht präzise zu definieren. Wir haben 15 mögliche Funktionen, Aspekte und Attribute der weiblichen Brust aufgezählt: Mütterlichkeit, Weiblichkeit, Fruchtbarkeit, Ernährung, Identifikation, Gradmesser des Selbstwertgefühls, Sexual-, Reiz- und Kontaktorgan, Kommunikationsorgan, Schmuck, Tabuzone, Symbol weiblicher Macht, erotischstes Organ des Menschen, Gegenstand weiblicher Angst. Man könnte noch einige Attribute hinzufügen.

Die Brustchirurgie hat in den letzten 35 Jahren riesige Fortschritte gemacht. Obwohl die Chirurgen nicht alles über dieses faszinierende Organ wissen, sind sie bemüht, sich immer mehr Wissen und Einfühlungsvermögen anzueignen. Beim 1. Internationalen Symposium über die Rekonstruktion der weiblichen Brust in Rotterdam 1979 hat die Präsidentin der britischen Vereinigung brustamputierter Frauen, die selbst beidseits brustamputiert war, uns, den versammelten Fachleuten, zugerufen: »Die chirurgisch rekonstruierte Brust ist nach der natürlichen die Zweitbeste. Macht Fortschritte!« Nicht nur die 300 Anwesenden, alle Wissenschaftler haben sich größte Mühe gegeben, dem Folge zu leisten.

In ihrem sehr analytischen Buch »Die Brust« hat die Psychosomatikerin Ingrid Olbricht viele interessante Fragen in bezug auf die weibliche Brust angeschnitten. Ihr großer Verdienst besteht darin, daß sie viele authentische Briefe ihrer Patientinnen zitiert hat. Mit dem Auszug aus einem solchen Brief möchte ich diesen Abschnitt schließen: »*Heute, beim Durchschreiten meiner Lebensmitte, sind sie* [meine Brüste] *immer noch jene stillen Begleiter, die mich meinen Körper immer wieder neu als ein ergreifendes Instrument und Ausdrucksmittel meiner Seele erleben lassen.*«

Bruststraffung und -verkleinerung

Ausgesprochen schöne weibliche Brüste sind in der Gesamtbevölkerung eher selten. Aber die Medien diktieren ebendiese Ausnahmen als Vorbilder. Im Zeitalter freizügiger Körperdarstellung (Mode, Sauna, FKK) achtet jede Frau mehr denn je auf ihre Brüste, deren Form entscheidend für die Wahrnehmung der weiblichen Kontur ist.

Anatomisch besteht die Brust ungefähr zu zwei Dritteln aus Fettgewebe und zu einem Drittel aus Drüsengewebe. Außerdem findet man Blut- und Lymphgefäße sowie Nerven. Die Brustdrüse setzt sich aus Drüsenträubchen und Milchgängen zusammen, die an der Brustwarze münden. Die Form der Brust hängt jeweils von der Größe, vom prozentuellen Anteil des Fettgewebes, von der Qualität des Bindegewebes und der Hautelastizität ab. Hierbei spielen Alter und Hormonspiegel die entscheidende Rolle. In der Regel hat eine Frau ihre schönste Brust mit ungefähr 25 Jahren.

So entsteht die Hängebrust

Eine Hängebrust entsteht, wenn eine Frau ein oder mehrere Kinder gestillt hat, nach einer größeren Gewichtsreduktion, mit dem Alter zu Beginn der Wechseljahre oder nach Unterbrechung der Hormontherapie. Die Haut verliert ihre Elastizität, und der Drüsenkörper hängt sich in der Hauttasche aus. Dafür war die vorübergehende Volumenzunahme, etwa in der Schwangerschaft oder bei Übergewicht, verantwortlich, weil sich währenddessen die Haut gedehnt hat. Als Hängebrust bezeichnet man den Zustand, bei dem die Brustwarze im Stehen unter der Hautumschlagsfalte unterhalb der Brust zu finden ist. In manchen Fällen hängt die Brustwarze in Höhe des Bauchnabels oder noch tiefer. Eine Bruststraffung, Mastopexie oder ein Breast-uplift, wie es im angelsächsischen Sprachraum heißt, soll den Hautüberschuß beseitigen und die Brustwarze in eine höhere, »optimistischere« Position bringen. Dafür stehen mehrere operative Techniken zur Verfügung, die die Brust schöner formen. Der Preis dafür sind Hautnarben, die man jedoch ziemlich unauffällig gestalten kann (Abb. 79).

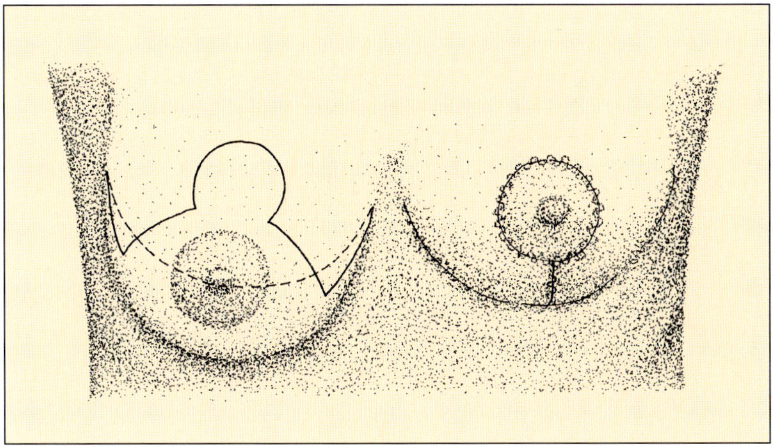

Abb. 79 Brustverkleinerung
links: angezeichnet;
rechts: Zustand nach der Operation. Die Narben liegen in Randbereichen versteckt.

Zu große Brüste sind nicht nur ein ästhetisches, sondern auch ein psychologisches und medizinisches Problem. Bei gigantischen Brüsten klagen Patientinnen häufig über Rücken- und Schulterschmerzen, und bei Bewegungen kann auch die Brust selbst schmerzen. Es kann zu Hautentzündungen kommen, wenn sich die Haut der Brust auf der Bauchhaut reibt und scheuert. Die Träger der Büstenhalter können in die Schulterhaut »einschneiden«. Die zu großen Brüste werden auch zum unbewußten Blickfang für Männer, die große Brüste häufig anstarren. Empfindliche Frauen ziehen dann ihre Brüste ein und schieben die Schultern nach vorn. Sie beugen ihre Wirbelsäule vor, und es entstehen Haltungsprobleme.

Zur Korrektur werden die gleichen operativen Techniken empfohlen wie bei der Bruststraffung, nur werden bei der Brustverkleinerung zusätzlich Drüsen- und Fettgewebe, und nicht nur Haut reduziert, und die Brustwarze wird neu positioniert.

Straffen oder verkleinern?

Wo ist die Grenze zwischen Bruststraffung und Brustverkleinerung? In seinem Buch »Plastische Mammachirurgie« gibt Gottfried Lemperle 400 Gramm als Grenzwert an. Wenn weniger Gewebe – Haut, Fett- oder Drüsengewebe – entfernt wird, handelt es sich um eine Straffung. Wenn mehr als 400 Gramm zu entfernen sind, spricht man von einer Brustverkleinerung. Der Unterschied ist wichtig, weil die Brustverkleinerung als medizinische Indikation gilt und die Kosten von den Krankenkassen übernommen werden sollten. Die Bruststraffung ist eine ästhetische Indikation, und als solche gehört sie in aller Regel nicht in die Leistungspflicht gesetzlicher Krankenkassen, privater Krankenversicherungen oder der Beihilfe.

Findet sich in den großen Brüsten ein Knoten, wird er entfernt und unter dem Mikroskop untersucht. Bei der Brustverkleinerung kann der obere äußere Drüsenanteil mehr als die anderen Anteile ausgeräumt werden. Da hier am häufigsten Brustkrebs entsteht, dient dies zum Teil auch der Krebsvorsorge. Überhaupt wird das Gewebe hauptsächlich von der Brustbasis entfernt, und so bleiben Gefäße, Nerven und Milchgänge verschont. Auf jeden Fall ist vor einer Brustoperation die röntgenologische Voruntersuchung der Brust, die Mammographie, zu empfehlen, wenn die Patientin über 30 Jahre alt ist.

Krebsvorsorge

Bei Übergewicht empfiehlt sich eine Abmagerungskur vor und nicht nach der Operation, weil diese dann günstiger verlaufen kann. Wenn man nach der Operation das Gewicht reduziert, wird sich die Haut nochmals aushängen, und ein gutes operatives Ergebnis wird unbefriedigend.

Nach der letzten geplanten Schwangerschaft operieren

Aus dem gleichen Grunde ist die Operation nach der letzten geplanten Schwangerschaft sinnvoll, außer wenn es sich um jugendliche gigantische Brüste handelt. Diese können auch im Alter von 16–17 Jahren verkleinert werden. Dann bevorzugt man Operationsmethoden, die die Stillfähigkeit und die Empfindlichkeit der Brustwarzen nicht beeinträchtigen. Die jüngste Patientin, bei der ich eine Brustverkleinerung durchgeführt habe, war 16 1/2 Jahre und die älteste 68 Jahre alt.

Die Operation

Es gibt über 20 verschiedene Operationstechniken für die Straffung bzw. Verkleinerung der Brust. Vorzuziehen sind jene Methoden, die postoperativ die Berührungsempfindlichkeit und Stillfähigkeit gewährleisten. Die vier gängigsten Methoden zeigt Abbildung 80. In der Literatur wird auch eine freie Verpflanzung des Warzenhofes bei extremer Verkleinerung beschrieben. Auch in Fällen, in denen ich pro Seite 2 Kilogramm Brustgewebe entfernt habe, mußte ich diese Methode nicht anwenden, bei der die Brustwarze nur noch als optisches Symbol dient.

Um eine schöne Brustform bei der Straffung bzw. bei der Verkleinerung zu erzielen, benötigt der Operateur viel Erfahrung, räumli-

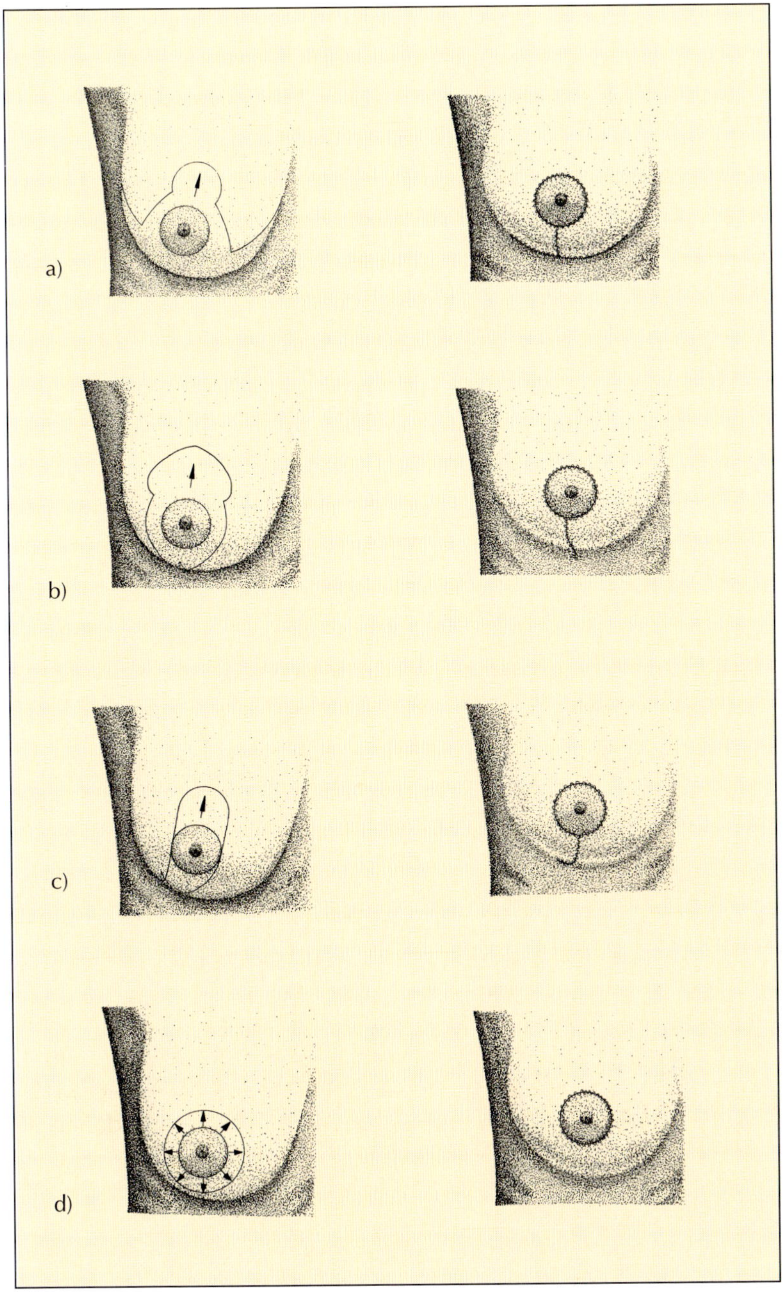

Abb. 80
Die vier gängigsten Methoden der Bruststraffung
a) T- oder Anker-Methode (Strömbeck);
b) I-, Pilz- oder Vertikal-Methode (Lejour);
c) L-Methode;
d) O-Methode (Benelli)

ches Vorstellungsvermögen und etwas künstlerische Begabung. Um den Warzenhof wird die Oberhaut entfernt, ummodelliert, die gesamte Drüse und die Warze werden nach oben versetzt und in so gestraffter Form fixiert.

Die neue Position der Brustwarze bestimmt man in der Höhe zur Umschlagfalte unter der Brust. Zu dieser topographischen Linie soll eine bestimmte Entfernung unbedingt eingehalten werden. Die Brustwarze kommt in Höhe der Oberarmmitte. Diese Linie kreuzt die Linie, die von der Mitte des Schlüsselbeins aus gezogen wird. Auch die Entfernungen zur Mittellinie und zur Einsenkung am tiefsten Punkt des Halses müssen beachtet werden. Bei der klassischen Methode wird die Haut um die Warze schlüssellochförmig von der Oberhaut befreit. Es entsteht eine ankerförmige Narbe wie der umgekehrte Buchstabe »T«. Sofort nach der Operation erreicht man die angestrebte, entsprechend schöne Brustform.

Senkrechte Technik

Seit ein paar Jahren wird eine senkrechte Technik propagiert, die pilzförmig vorgezeichnet wird und von dem Warzenhof nach unten nur eine senkrechte Narbe hinterläßt. Es entfällt also die Narbe in der Umschlagfalte unter der Brust. An der senkrechten Narbe bleibt einige Zeit eine kleine »Rüsche«. Es dauert ein paar Monate, bis die optimale, schöne Form erreicht und die Narbe unauffällig wird. Sowohl die Patientin als auch der Partner müssen Geduld und Vertrauen mitbringen.

L-Methode

In gewissen Fällen kann auch die L-Methode empfohlen werden. Wenn man weniger als 200 Gramm Gewebe entfernen und die Haut nicht sehr stark straffen muß, läßt sich um den Warzenhof ein kreisrunder, konzentrischer oder exzentrischer Hautring entfernen. Somit ist die Narbe am Übergang von der pigmentierten Warze zur normalen Haut weniger auffällig. Nachteilig wirkt manchmal die plissierte äußere Haut mit radiären, wie Sonnenstrahlen verlaufenden Fältchen.

Bei der Planung wird der Operateur die Form des Brustkorbs beurteilen, die ja vorgegeben ist. Sie ist eines der wichtigsten Kriterien dafür, welche Methode empfohlen wird. Bei dieser Gelegenheit muß der Straffungs- bzw. Verkleinerungseffekt simuliert und abgesprochen bzw. vereinbart werden. Häufig wird die Patientin mit großen Brüsten diese soviel verkleinert haben wollen, wie es irgendwie möglich ist – auch mehr, als der Operateur für sinnvoll hält. Dies um so mehr, je länger sie sich mit ihrer zu großen Brust geplagt hat. Der Wunsch der Patientin muß sehr ernsthaft berücksichtigt werden.

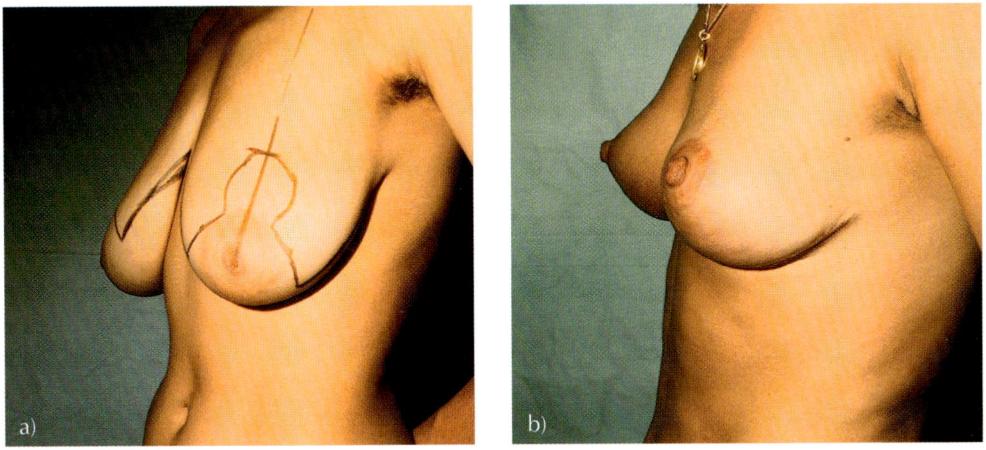

Abb. 81
Bruststraffung
a) Vor der Operation, Anzeichnen im Stehen;
b) nach der Operation

Bei der Planung der Operation sind Sorgfalt und räumliches Vorstellungsvermögen gefragt. Die Bestimmung der neuen Warzenposition und die Zeichnung müssen bei der Patientin im Stehen erfolgen (Abb. 81), weil sich die Brüste im Liegen ganz anders verhalten: Sie »fließen« zur Seite.

Die Operation wird meist in Vollnarkose und in halbsitzender Position durchgeführt und dauert durchschnittlich 2–3 Stunden. Häufig werden zum Abschluß der Operation Plastikschläuche zur Ableitung der Gewebsflüssigkeit eingelegt, und die Haut wird mit versenkten Nähten (»intrakutane Nahttechnik«) verschlossen. Damit sind die Voraussetzungen für eine optimale Wundheilung erfüllt.

Nachbehandlung

Nach der Operation werden 2–5 Tage Klinikaufenthalt empfohlen. Während dieser Zeit wird der festsitzende Verband kontrolliert, und die Drainagen werden entfernt. Die versenkten Nähte können ein paar Wochen belassen werden, um so leichter lassen sie sich später entfernen. Man kann später die Narben mit Creme massieren, um deren Heilung zu beschleunigen. Für einige Wochen wird das Tragen eines festsitzenden Büstenhalters empfohlen. Sportliche Aktivitäten sollten in den ersten 8–10 Wochen gemieden werden. Auch später sollten die Patientinnen beim Tennis, Jogging oder Reiten einen Büstenhalter tragen.

Narben mit Creme massieren

Komplikationen

Es können leichte Wundheilungsstörungen auftreten, die jedoch meist spontan ausheilen. Richtiggehende Infektionen und Nachblutungen sind ziemlich selten. In der Literatur ist beschrieben worden, daß Teile der ganzen Warzenhöfe einen unsachgemäßen Eingriff nicht überlebt haben. Es muß sich dabei um mangelnde Planung und operative Technik handeln. Diese Komplikationen wie auch das asymmetrische Ergebnis mit »schielenden« Brustwarzen sind bei gut ausgebildeten und erfahrenen plastischen Chirurgen äußerst selten. Dagegen ist die vorübergehende Minderung der Sensibilität an der Brustwarze häufig. Das Gefühl kehrt jedoch nach ein paar Wochen bis Monaten meist vollständig zurück.

»Schielende« Brustwarzen

Kombinierte Eingriffe

Eine Bruststraffung bzw. -verkleinerung kann mit fast allen Gesichtsoperationen und anderen Konturkorrekturen kombiniert werden. Am häufigsten wird diese Operation mit der Bauchdeckenplastik kombiniert.

Zu den Kosten

Die Operationskosten betragen bei der Straffung ab 6000 und bei der Verkleinerung ab 7500 Mark. Je nach Schwierigkeitsgrad, Aufwand, Dauer des Klinikaufenthalts und der Narkose steigen sie entsprechend.

Wissenswertes über Silikon

Silicium ist nach Sauerstoff das auf unserer Erde am häufigsten auftretende Element. Die Mischung dieser beiden Elemente finden wir in Sand, Glas und im Gestein allgemein. Die zufällige Entdeckung von Silikon gelang 1932 dem Sachsen Richard Müller: Durch Hinzufügen von 2 Methylgruppen entstand Silikon als organischer oder »weicher Stein« (wissenschaftlich: Polydimethylsiloxan). Je nach den verwendeten Chloriden kommt Silikon als Pulver, Gel, Öl oder

Eine zufällige Entdeckung

Elastomer vor. Es ist sehr hitzebeständig, biologisch inaktiv, elektrisch isolierend und physikalisch hoch belastbar. Wegen seiner hervorragenden Eigenschaften wird es seitdem auf vielen Gebieten angewendet. Wir finden Silikon in Wasserleitungsdichtungen, in Verschlußkappen für Mineralwasserflaschen, in Puddingpulver, in Lippenstiften, Deodorants, Haarshampoos, Handcremes, Sonnenölen und in Speicherchips für Computer oder in Schnullern. Schließlich findet sich Silikon in fast jedem Menschen: In 9 von 10 Leichen läßt sich freies Silikon nachweisen.

Silikon in fast jedem Menschen

Auch in der Medizin findet Silikon breite Anwendung: Seit 1945 werden Plastikbehälter und Spritzen für Blut und Penicillin mit Silikon beschichtet, damit die Flüssigkeiten besser fließen. Wir finden Silikon in Infusionsschläuchen und Drainagen. Mit Silikon werden Herzklappen, Schrittmacher und Katheter beschichtet. Wir finden es in künstlichen Linsen zur Behandlung bei grauem Star und in vielen zahnmedizinischen Produkten. Silikon ist allgegenwärtig. Insulinabhängige Patienten haben durch das tägliche Spritzen mehr freies Silikon im Körper als Patientinnen mit Brustimplantaten aus Silikon.

Erste Brustimplantate schon 1963

Die ersten Brustimplantate aus Silikongel kamen 1963 in den USA zum Einsatz. Viele davon befinden sich immer noch in ihren Besitzerinnen. Andere mußten ausgetauscht werden, weil sie nicht lebenslänglich halten. Man geht davon aus, daß die heutigen Brustimplantate 10 Jahre ziemlich sicher halten.

Seither wurden in den USA fast 2 Millionen Frauen, d. h. fast jede 50. Amerikanerin, mit Brustimplantaten ausgestattet. Für die weibliche Figur ist die Brustform sehr wichtig – gerade die Brust verleiht der weiblichen Gestalt die erwünschte Sanduhrform. Manchmal können wir nicht verstehen, warum zwei Frauen, die ansonsten von ähnlicher Körperstatur sind, mal sehr große, mal kleine oder gar keine Brüste haben. Die »Ungerechtigkeit der Natur« fühlen wir gemeinsam mit unseren Patientinnen, wenn z. B. im selben Zimmer nebeneinander zwei Frauen liegen, von denen die eine zur Vergrößerung und die andere zur Verkleinerung der Brust gekommen ist.

Die Brust kann auf Grund einer Entwicklung oder Hormonstörung zu klein sein. Andererseits kann sie wegen vieler Schwangerschaften »erschöpft« von häufigem Stillen sein. Eine Frau mit zu kleiner Brust fühlt sich nicht »ganz«, es fehlt ihr eines der Hauptattribute der Weiblichkeit. Noch viel schlimmer ist die Lage einer Frau, die durch eine Krebserkrankung ihrer Brust »beraubt« wurde. Brustkrebs ist so häufig geworden, daß heute jede 9. Amerikanerin damit rechnen muß, im Laufe ihres Lebens daran zu erkranken. Auch für diese Frauen sind Brustimplantate aus Silikon von großer Hilfe bei der chirurgischen Brustrekonstruktion. In Amerika beträgt das Verhältnis von ästhetischer Brustvergrößerung zu Brustrekonstruktion mit Silikoneinlage 2:1 und in Europa 1:1.

Vorteile der Silikonimplantate

Die Vorteile der Silikon-Brustimplantate sind eindeutig: Die Brust erhält eine schöne Form und Größe; Silikongel fühlt sich natürlich an und entspricht in Elastizität und Konsistenz der Brustdrüse. Auch das Selbstwertgefühl wächst, besonders bei Frauen mit rekonstruierten Brüsten; die sozialen, sexuellen und psychischen Auswirkungen sind äußerst positiv.

Natürlich hat auch diese Behandlungsmethode ihre Nachteile. Die schwerwiegendste Komplikation nach einer Brustimplantation ist die Kapselbildung. Die Prothese kann manchmal verrutschen, was die Symmetrie beeinträchtigt. Die Hülse, besonders wenn sie, wie früher, dünn und glatt ist, kann ein Loch bekommen, so daß Silikongel in das umliegende Gewebe austritt. Aber auch das muß nicht unbedingt klinische Symptome verursachen.

Die Infektionsrate bei diesen Operationen wird auf 2 Prozent geschätzt. Aus eigener Erfahrung erscheint mir diese Zahl viel zu hoch, vorausgesetzt, die Einlagen werden vor dem Einsetzen mit antibakteriellen Substanzen bearbeitet.

Brustprothesen erhöhen die Strahlungsbelastung bei der Röntgendiagnostik

Die Interpretation von Röntgenuntersuchungen der Brust (Mammographie) bei der Brustkrebsfrüherkennung wird durch Silikonimplantate erschwert. Dies kann z. B. durch die Eklund-Technik oder durch Ultraschall erleichtert werden. Man forscht auch nach neuen Materialien, die röntgenstrahlendurchlässig sind. Die Verminderung der Sensibilität der Brustwarze ist meist geringfügig und vorübergehend.

Das einzige wirkliche Problem bei Brustimplantaten, auf das jeder gewissenhafte plastische Chirurg die Patientin hinweisen wird, ist die Kapselbildung. Die Kapsel ist eine bindegewebige Reaktion des Organismus auf den Fremdkörper. Sie bildet sich um jedes Implantat, egal ob es sich z. B. um ein künstliches Gelenk oder einen Herzschrittmacher handelt. In manchen Fällen wird diese Kapsel aus unbekannten Gründen dick und drückt auf die Prothese.

Die Erhärtung der Kapsel kann tastbar, aber auch sichtbar werden. Schlimmstenfalls wird sie hart wie ein Tennisball und deformiert die

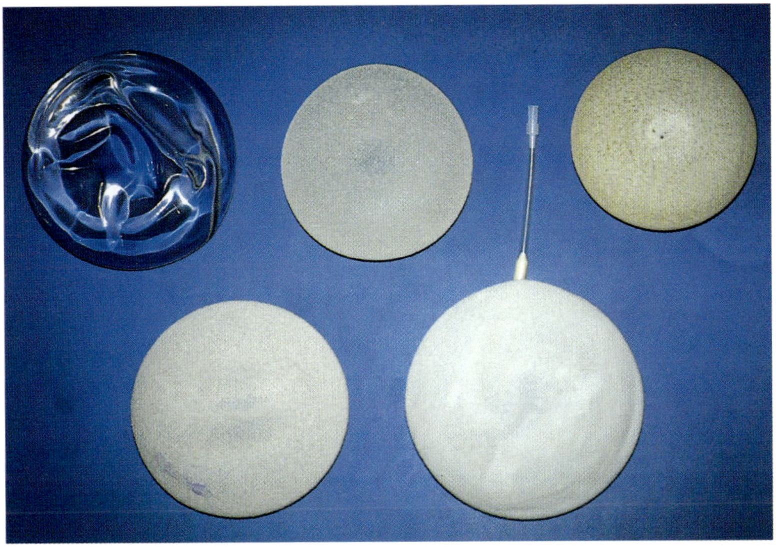

Abb. 82
Die ideale Brustprothese gibt es noch nicht, daher werden bei der Beratung die Vor- und Nachteile der einzelnen Modelle besprochen. Die Patientin entscheidet nach Aufklärung selbst.

Brust, verursacht nicht nur Unbehagen sondern auch richtige Schmerzen. In diesen Fällen muß die Kapsel teilweise oder ganz entfernt und das Implantat ausgetauscht oder entfernt werden. Damit muß etwa jede 20. Frau rechnen. John Bostwick III, ein plastischer Chirurg aus den USA, nennt für neue Implantate einen Wert von 2–4 Prozent. Langfristig werden sich diese Zahlen wohl erhöhen. Früher, bei glatten und dünnwandigen Implantaten, lag der Prozentsatz an Kapselerhärtungen noch höher. Es gibt leider keine spezifischen Tests, mit denen sich voraussagen ließe, welche Frau eine härtere Kapsel bilden wird und welche nicht. Auf dieses individuelle Risiko muß jede Frau hingewiesen werden, und sie muß es tragen, falls sie diese Operation vornehmen lassen will (Abb. 82).

Implantate immer sicherer

Die Wissenschaft hat gemeinsam mit der chemischen Industrie sehr viel getan, um die Komplikationen bei Brustimplantationen auf ein Minimum zu reduzieren. Um die Kapselverhärtung zu verringern, wurde zuerst eine Massage der Brüste eingeführt, dann hat man die Implantate unter den Brustmuskel eingelegt. Später wurde die Hülle dicker, um kaum Zellpartikel durchzulassen (»low bleed«). Die Oberfläche der Hülle stellt man jetzt texturiert her, und sie wird mit Polyvidon-Jod gespült. Es wurden doppellumige Prothesen hergestellt. Es wurde ein Kohärentgel gefunden, das auch bei einem Leck kein Silikon freigibt. Die Operationstechniken wurden verfeinert. All das hat die Komplikationsrate deutlich gesenkt. Neue Implantate sind ähnlich sicherer geworden wie neue Autos im Vergleich zu alten.

Anderes Füllmaterial

Wegen der Kapselbildung hat man immer wieder versucht, anstatt Silikongel andere, bessere Materialien zur Prothesenfüllung zu verwenden, darunter Kochsalzlösung, Hydrogel, Sojaöl und synthetisches Erdnußöl. Kein Material war dem Silikon überlegen, zumal noch keine Langzeitergebnisse vorliegen.

Gel hat eine natürlichere Konsistenz als Kochsalzlösung und fühlt sich mehr als natürliche Brust an. Kochsalzgefüllte Implantate sind schwerer, ihre Grenze ist sichtbar, und sie fühlen sich unnatürlich an. Sie rufen weniger häufig eine Kapselbildung hervor, können aber teilweise oder gänzlich auslaufen (16 Prozent der Fälle), dann ist bei Bewegungen ein Gluckern zu hören, und an der Oberfläche sind Falten zu tasten. Dabei ist die Hülle auch bei kochsalzgefüllten Implantaten aus purem Silikon.

Eine unerwartete Entwicklung

Nun kam es in den USA zu einer unerwarteten Entwicklung: Die Food and Drug Administration (FDA), in Amerika für die Reinheit der Nahrungs- und Heilmittel zuständig, beschließt am 6. 1. 1992 kurzfristig ein Moratorium. Die letzten Verdachtsmomente bei Brustimplantaten in bezug auf Krebs, Bindegewebs- und Autoimmunerkrankungen seien nicht ordnungsgemäß ausgeräumt. Zwei Monate später ziehen sich die drei wichtigsten Silikonhersteller aus dem Geschäft zurück.

Was geschah? Gewisse Interessengruppen haben in diesem Vorfall eine echte Goldgrube gefunden. Die amerikanischen Rechtsanwälte haben den anderen die Butter vom Brot stehlen wollen. Sie bildeten Interessengemeinschaften, von denen unter den brustimplantierten Frauen per Zeitungsanzeigen Klägerinnen gesucht wurden. Zum Teil wurden diese Frauen dann erst unterrichtet, aus welchem Grund sie denn zu klagen hätten, sagen amerikanische plastische Chirurgen. Dabei haben die Rechtsanwälte schließlich ein Drittel und mehr der jeweiligen Ersatzansprüche als Honorar erhoben! Es endete mit einem Vergleich von 4250 Milliarden Dollar, nicht weil die Schädlichkeit von Silikon nachgewiesen worden wäre, sondern weil die Hersteller von Silikon-Brustimplantaten die enormen Prozeßkosten nicht mehr tragen konnten. Dabei scheint es, daß sich diese riesige Summe bei dem englischen Versicherer gar nicht finden läßt. Wie ist es dann möglich, fragen die amerikanischen plastischen Chirurgen, daß Zigaretten in den USA nicht verboten werden,

Milliarden von Dollar

obwohl nachgewiesen wurde, daß sie dort jährlich den Tod von 400 000 Menschen verschulden. Vielleicht, weil die Tabak-Lobby finanziell zu stark, ja übermächtig ist?

Die Food and Drug Administration hat entschieden, daß bis auf weiteres zur Brustvergrößerung nur noch mit Kochsalzlösung gefüllte Prothesen verwendet werden dürfen und die Silikongelprothesen den Brustrekonstruktionen nach Krebserkrankungen vorbehalten sind. Sind diese Patientinnen schon abgeschrieben!? Ethisch ist dies ein höchst fragwürdiger Standpunkt! Diese Kampagne mit sensationslüsternen Berichten (Amerikaner sprechen von Medienhysterie) wurde im Namen, aber nicht im Interesse der Frauen geführt. Die Frauen wurden ja für unmündig erklärt, nach eigenem Ermessen zwischen den mit Silikongel und den mit Kochsalzlösung gefüllten Prothesen zu wählen.

Was sagt die Wissenschaft dazu? In dem 1992 von Peter Eckert in Würzburg herausgegebenen Buch »Silikon-Brustimplantate« sind nicht weniger als 300 Studien aus aller Welt erfaßt worden. Tierexperimentelle, biochemische, genetische, mikroskopische Eigenschaften wurden mit den klinischen Forschungsergebnissen verglichen. Die Kapsel bleibt das Hauptproblem, aber es gibt keine nachweisbare Verbindung zu Krebs, Autoimmun- oder Bindegewebserkrankungen. Zum Schluß bringt Eckart die Ergebnisse einer Umfrage von 1990, bei der 100 000 zufällig ausgewählte Haushalte befragt wurden: 592 Frauen gaben an, ein Brustimplantat zu haben. Davon hatten 65 Prozent eine Vergrößerung und 35 Prozent eine Rekonstruktion vornehmen lassen; 92,5 Prozent der Frauen waren zufrieden mit dem Operationsergebnis, und 82 Prozent hätten die Implantation ohne jeden Zweifel wieder durchführen lassen.

Die Kapsel bleibt das Hauptproblem

Drei Jahre später, 1995, gaben die Amerikaner Karen Berger und John Bostwick III das Buch »What Women Want to Know about Breast Implants« (Was Frauen über Brustimplantate wissen wollen) heraus. Ihr Standpunkt gleicht dem von Eckert. Sie zitieren die American Medical Association (AMA), derzufolge die FDA-Anhörungen mehr durch subjektive Meinungen als durch wissenschaftlich geprüfte Angaben charakterisiert waren. Die AMA empfiehlt ferner, daß die Frauen *»das Recht haben, zwischen Silikongel- oder mit Kochsalzlösung gefüllten Brustimplantaten zu wählen, sowohl zur Vergrößerung als auch zur Rekonstruktion, wenn sie über die Risiken und Vorteile vollständig informiert wurden.«*

Studien widerlegen Schäden durch Silikon

Im April 1995 sprach die Amerikanerin Mary McGrath beim 11. Weltkongreß der plastischen Chirurgen in Yokohama über die 16 wichtigsten Studien aus aller Welt. Diese Studien sollten die Verbindung von Brustimplantaten einerseits und Brustkrebs, Bindegewebserkrankungen (Rheuma, Sklerodermie u. ä.) und Autoimmunität andererseits genauer untersuchen. Neun Studien stammen aus den USA, drei aus Kanada, zwei aus Deutschland und je eine aus Italien und Australien. Voran stand die berühmte Mayo-Studie. In keiner dieser Studien konnten irgendwelche Verbindungen zwischen Krebs, Bindegewebs- und Autoimmunerkrankungen einerseits und Silikon-Brustimplantaten andererseits nachgewiesen werden. Es wurden Frauen mit Silikon-Brustimplantaten, erkrankte Frauen und Kontrollgruppen untersucht, insgesamt 45 812 Frauen.

In einer der kanadischen Studien (Calgary) hat man unter den Frauen mit Silikonimplantaten epidemiologisch 86 Fälle von Brustkrebs erwartet, es wurden jedoch nur 41 gefunden. In einer ähnlichen kalifornischen Studie (San Diego) wurden 32 Krebsfälle erwartet und 21 tatsächlich gefunden. Wir wagen es nicht, diese Ergebnisse als Argument anzuführen, aber laut diesen Studien erkrankten Frauen mit Silikonimplantaten weniger häufig an Brustkrebs, als es in der Durchschnittsbevölkerung der Fall ist.

Das Gericht als Bühne

Es laufen noch 13 Studien, dann könnte sich einiges ändern. Die FDA hat vor kurzem vier amerikanische Kliniken beauftragt, die ästhetische Brustvergrößerung mittels Silikonimplantaten zu experimentellen Studien nun doch durchzuführen. Auf eine kurze Notiz in den Zeitungen hin haben sich daraufhin in einer dieser Kliniken innerhalb einer Woche 350 000 Frauen gemeldet! Die Nachfrage ist also riesig. Wieso ist es dann möglich, daß so eindeutige wissenschaftliche Erkenntnisse bei Behörden und Gerichtshöfen kein Gehör finden? Nun, die Rechtsanwälte sind in den USA die Showmaster, und die Gerichtshöfe gleichen zum Teil einem Theater. Charlie Chaplin beispielsweise wurde seinerzeit beschuldigt, der Vater der kleinen Carol Ann zu sein. Nach Blutgruppentests von ihm, der Kleinen und ihrer Mutter Joan Berry bestätigten drei Ärzte, daß Chaplin unmöglich der Vater sein könne. Trotzdem haben die Geschworenen des California Court of Appeal gegen Chaplin entschieden: Er sei doch der Vater. Übrigens, das Europäische Komitee für Qualitätssicherung und medizinische Erfindungen in der plastischen Chirurgie (EQUAM) vertritt die gleiche Meinung wie die amerikanischen plastischen Chirurgen.

Die Kapsel bleibt also auch weiterhin ein ernsthaftes Problem. Auch wenn die Häufigkeit einer Kapselbildung mit den neuen Prothesen abnimmt, sind manchmal erneute Operationen notwendig. Für die Betroffenen ist das ein schwer zu nehmender Rückschlag. Aber die erneute Operation ist nicht nur bei Silikon-Brustimplantaten bekannt. Bei künstlichen Hüftgelenken beispielsweise müssen von 65 000 Operationen immerhin 8000 Patienten ein zweites Mal operiert werden. Das sind mehr als 12 Prozent, und damit eigentlich viel mehr als die 5 Prozent an Nachoperationen bei Brustprothesen. Wenn man eine böse Fernsehsendung über Komplikationen bei Hüftprotheseoperationen gemacht hätte, würde sich für längere Zeit kein Patient entschließen, eine künstliche Hüfte einbauen zu lassen …

Wäre es nicht die Brust gewesen …

Die Behauptung eines Insiders, daß soviel Staub nicht aufgewirbelt worden wäre, wenn man die Silikonimplantate woanders und nicht in die Brust implantiert hätte, hat einiges für sich. Die Brust hat ja in unserem Kulturkreis eine doppelte Bedeutung, einerseits als religiöses Tabu der Mütterlichkeit und anderseits als Symbol von Sexualprestige. Da ist schon was Verbotenes, Sündhaftes dabei, jeder klammert sich gern an die Brust, die Auflagen der Zeitungen und Einschaltquoten der Fernsehsender schnellen in die Höhe. Die Verteufelung von Brustimplantaten dient manch einem Jungjournalisten, mit scharfer Feder nicht nach der Wahrheit zu suchen, sondern sich selbst zu profilieren. Ausgerechnet bei Rheuma werden die deformierten Fingergelenke durch Prothesen aus reinstem Silikon ersetzt. Darüber ist in den Medien nichts zu lesen und zu sehen – ist ja auch nicht attraktiv.

Die Folgen des Moratoriums

In den USA wird nach dem Moratorium für Silikon-Brustprothesen nun über einiges geklagt: Frauen haben sich früher gemeldet, wenn sie einen Knoten in der Brust gefunden hatten, weil sie wußten, daß auch im schlimmsten Fall die Möglichkeit der Rekonstruktion besteht. Jetzt sind sie verunsichert, melden sich später, und der optimale Zeitpunkt, an dem die Krankheit noch heilbar ist, wird verpaßt. Auch das Patient-Arzt-Verhältnis ist in bezug auf das Vertrauen gestört. Die Medizin verliert ebenfalls: Die Silikonrohmaterialien werden knapp. Die Industrie hat keine Lust, mit Verlustgeschäft zu arbeiten, und die Lieferzeiten für Herzklappen und Katheter werden immer länger.

Die Frau schließlich verliert am meisten: Ihr gestörtes Körperbild kann nicht mehr so einfach und gut wiederhergestellt werden. In einer Umfrage bei 50 Frauen mit ästhetischen Brustvergrößerungen habe ich auch eine persönliche Frage gestellt: »Haben Sie nach der Operation etwas Ungewöhnliches erlebt?« Drei der Befragten hatten erst nach der Brustvergrößerung einen Orgasmus erlebt, eine davon war 34 Jahre jung! Sicherlich ist das ein Ausdruck der Befreiung und gesteigerten Selbstsicherheit und hat auch etwas mit Lebensqualität zu tun.

Eine moderne Hexenjagd

Zu Zeiten der Inquisition war es schwer, zu behaupten, daß es keine Hexen gäbe. So wird es heute jedem plastischen Chirurgen schwerfallen, dem allgemeinen Trend zu widersprechen und als Silikon-Verteidiger aufzutreten. Doch sollte folgendes gesagt werden: Die heutigen verbesserten Prothesen sind (noch) nicht perfekt, aber sie sind kein Teufelswerk, keine öffentliche Gefahr und keine gesundheitlichen »Zeitbomben«. Viele medizinische Apparate werden ins Körperinnere implantiert. Die meisten sind mit Silikon beschichtet.

Die Ökologie ist wahrscheinlich die Religion des nächsten Jahrtausends. Dem entspricht auch meine Einstellung: Der beste Ersatz bei Körperdefekten und Entstellungen ist das körpereigene Gewebe. Wenn es jedoch fehlt, ist für mich das zweitbeste Material Silikon. Der Laie, der nur über negative Berichte aus den Medien verfügt, mag verunsichert sein. Aus der Sicht des Fachmanns kann ich sagen: Wenn heute meine Tochter, Schwester, Frau oder Mutter eine Brustvergrößerung benötigen würde, so würde ich mit ruhigem Gewissen die silikongelgefüllten Brustimplantate empfehlen.

Noch deutlicher klingen die Ergebnisse der Umfragen der Münchener plastischen Chirurgin Constance Neuhann-Lorenz, die 1994/95 eine bemerkenswerte Aktion unter den plastischen Chirurginnen in Europa, Nordamerika, Asien und Afrika durchführte. Die zentrale Frage lautete, was die Chirurginnen für sich selbst wählen würden, falls sie eine Brustrekonstruktion benötigt hätten: Verfahren mit Eigengewebe aus dem Bauch (ziemlich aufwendige Operation) oder die Rekonstruktion mit einem Silikongelimplantat (relativ unkomplizierte Operation mit »kompromittiertem« Material)?

Fünfundsechzig Prozent der europäischen und 60 Prozent der amerikanischen Kolleginnen, die fast alle beide Rekonstruktionsmethoden beherrschen und selbst durchführen, würden sich *bei sich selbst* für die einfachere Methode mit Silikongel-Brustprothesen entscheiden. Das ist die Meinung Fachkundiger, und ein stärkeres Argument braucht man nicht zu suchen.

Brustvergrößerung

Kleine Brüste bedeuten für die betroffene Frau eine schwere psychische Belastung in emotionaler, sozialer und sexueller Hinsicht. Sie fühlt sich nicht als ganze Frau – das wichtigste Attribut der Weiblichkeit fehlt. Eine schwedische Studie von Lennart Ohlsen besagt, daß fast die Hälfte der Patientinnen vor der operativen Brustvergrößerung ihrem Partner nicht erlaubt hatte, die zu kleinen Brüste zu berühren. Das spricht sicherlich für eine erhebliche Hemmung.

Wer wünscht sich eine Brustvergrößerung?

Keine konservativen Maßnahmen wie Cremes, Massagen, Medikamente, Übungen usw. können zu kleine Brüste zufriedenstellend vergrößern. Es gibt grundsätzlich zwei Frauentypen mit diesem Problem. Die erste Gruppe umfaßt junge Frauen, bei denen beide Brüste in der Entwicklung zurückgeblieben sind. Bei der anderen Gruppe haben Frauen schönere Brüste gehabt, aber diese sind durch Schwangerschaften und Stillen oder durch größere Gewichtsreduktionen erschlafft.

Die typische Patientin aus dieser Gruppe ist verheiratet, um die 30 Jahre jung, sonst attraktiv, sozial aktiv und selbstsicher im sozialen Kontakt. Manchmal ist ihre Partnerschaftssituation belastet. Sie hat eine fast pathologische Angst vor dem Berühren der Brust beim Geschlechtsverkehr. Nach der Brustvergrößerung sind diese Patientinnen regelmäßig sehr zufrieden mit dem Ergebnis, manche behaupten sogar, daß sich ihre eheliche Situation verbessert habe. Wenn dies zutrifft, wird das auf den befreienden Zuwachs des Selbstwertgefühls zurückzuführen sein und nicht auf die bloße Wirkung ihrer größeren Brüste auf den Partner.

Körpereigenes Fett ungeeignet

Schon seit langem wurde versucht, das fehlende Brustvolumen durch körpereigenes Gewebe zu ersetzen. Eigenfett, zuletzt auch durch Fettabsaugung gewonnen, schien eine logische Ersatzmöglichkeit zu bieten. Danach entstehen jedoch Ölzysten und – noch schlimmer – Makro- und Mikroverkalkungen. Letztere sind röntgenologisch typisch für den Krebsknoten in der Brust. Wenn später einmal der Verdacht auf einen Knoten in der Brust entstehen sollte, läßt sich nicht mehr unterscheiden, woher die Mikroverkalkungen stammen: vom Eigenfett oder vom Krebs. Aus diesem Grunde lehnen es alle seriösen plastischen Chirurgen ab, Eigenfett in die Brust einzupflanzen. Diese Einschränkung gilt nicht für das Gesicht.

Die plastischen Chirurgen verkaufen keine Brustprothesen. Sie bieten nur gut ausgereifte operative Techniken an. In der Zwischenzeit stehen uns verschiedene Ausführungen zur Verfügung. Sie alle haben ihre Vor- und Nachteile, über die jede Patientin aufgeklärt werden sollte. Dann kann sie mitbestimmen, welcher Typ in Frage kommt. Alle Prothesen können eine Verhärtung der Brust durch eine Fremdkörperkapsel bewirken. Das ist die ernsthafteste Komplikation, die nach jeder Brustvergrößerung entstehen kann.

Prothesentypen

Früher hatten die Prothesen eine glatte Oberfläche, heute ist die Oberfläche aufgerauht, was die Häufigkeit einer Kapselbildung senkt. Außer mit Silikongel in einer inneren Geltasche sind die doppelwandigen Implantate mit einem äußeren Hohlraum versehen, der mit physiologischer Kochsalzlösung und einer Kortisonzugabe gefüllt werden kann, um so eine Kapselbildung zu verhindern. Seit einigen Jahren erprobt und jetzt im Handel erhältlich sind mit PVP-Hydrogel gefüllte Prothesen, die kein Hindernis für die Röntgendiagnostik darstellen, da sie im Gegensatz zum Silikongel Röntgenstrahlen durchlassen. Doch ihre Konsistenz ist etwas wäßrig, nicht so natürlich wie bei Silikongel. Ähnlich sind auch die mit Kochsalzlösung gefüllten Implantate. Auch bei Silikongelimplantaten ist die Röntgendiagnostik möglich, allerdings mit spezieller Technik und dichteren Röntgenstrahlen.

Außerdem sind noch Sojaölimplantate und polyurethanbeschichtete Prothesen erhältlich. Letztere zeigen die niedrigste Häufigkeit an Kapselbildungen.

Als weitere Entwicklung gibt es Kohäsivsilikongel, bei dem auch bei beschädigter Hülle keine freien Silikonpartikel austreten können. Diese Prothesen sind jedoch am Rand etwas zu hart. Am besten ist, die Patientin nimmt die in Frage kommenden Implantate selbst in die Hand und prüft ihre Eigenschaften.

Die Lebensdauer heutiger Implantate kann mit 15–20 Jahren angegeben werden, die mit Kochsalzlösung gefüllten halten 8–12 Jahre, manchmal auch länger.

Implantatgrößen

Die Implantatgröße sollte vorher mit der Patientin durch eine Simulation nach ihrer Vorstellung abgestimmt werden. Die meistverlangten Größen liegen zwischen 180 und 220 Millilitern Volumen. Patientinnen, die lange unter zu kleinen Brüsten gelitten haben, verlangen im allgemeinen größere Implantate, als ihrer Figur angemessen wäre. Obwohl diese Wünsche berücksichtigt werden müssen, sollte man als Arzt versuchen, einen Kompromiß mit einer harmonischen Lösung zu finden. Wir haben gewisse Vorgaben, die die Wahlmöglichkeiten einschränken: Körpergröße, Brustkorbform,

Elastizität der Brusthaut und Drüsenkonsistenz. Bei verdächtigem Tastbefund und auf jeden Fall bei Patientinnen, die älter als 30 Jahre sind, sollte vor der geplanten Operation eine Röntgenuntersuchung der Brust (Mammographie oder Xeroradiographie) durchgeführt werden.

Die Operation

Die Brustvergrößerung sollte wegen der erhöhten Blutungsneigung möglichst nicht während der Menstruation erfolgen. Optimal ist die Operation gleich nach der Periode durchzuführen, wenn die Brust am kleinsten ist. Präoperativ wird eine Fotodokumentation durchgeführt und die geplante Brust im Stehen gezeichnet. Die neue Brustumschlagfalte wird 1 Querfinger unterhalb der alten geplant, weil Implantate gern nach oben verwachsen.

Fotodokumentation

Vor der Operation reinigt sich die Patientin mit einem Waschantiseptikum am ganzen Körper. Auch während der Operation wird hochsteril gearbeitet, weil eine Infektion bei dieser Operation eine Katastrophe bedeuten würde. Die Operation erfolgt meist in Vollnarkose und dauert in der Regel eine knappe Stunde.

Um relativ große Implantate in die Brust einzubringen, sind drei Zugänge am häufigsten in Gebrauch (Abb. 83). Durch einen 3–5 Zentimeter langen Schnitt im behaarten Bereich der Achselhöhle lassen sich die Prothesen entweder unter die Drüse und über dem Brustmuskel oder unter dem Brustmuskel plazieren (Abb. 84). Die letztgenannte Methode ist vorzuziehen, falls sich die gesamte Brust nicht schon etwas gesenkt hat. So kommt es am seltensten zur Kapselbildung. Wann immer es geht, bevorzuge ich diese Methode, weil die Narbe am besten versteckt bleibt.

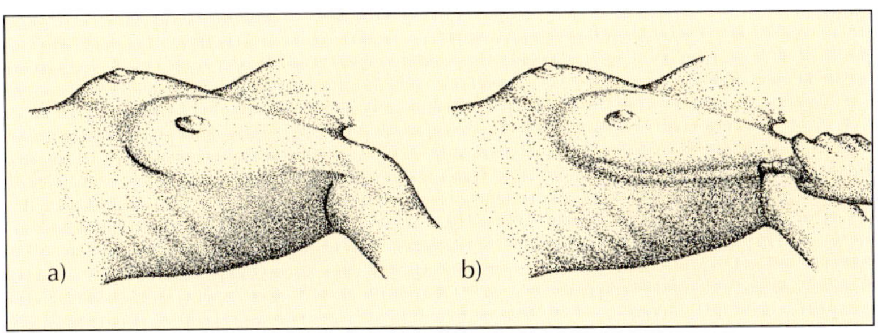

Abb. 83
Brustvergrößerung
a) Die drei am häufigsten gewählten Zugangswege bei der Brustvergrößerung: in der Achselhöhle, am Rand des Warzenhofs und in der Hautumschlagfalte unter der Brust (Linien);
b) die Prothesentasche muß weit genug sein.

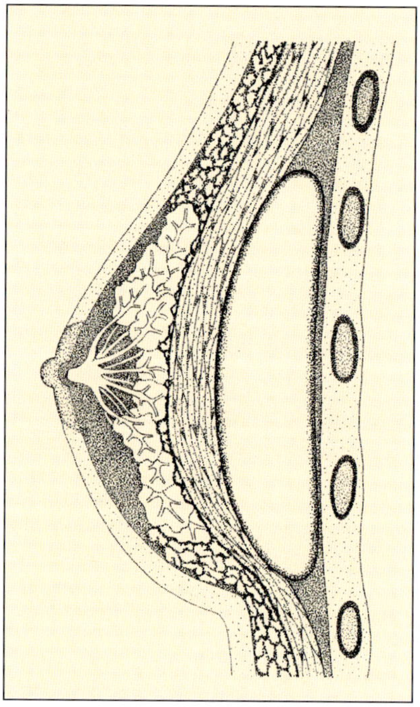

Abb. 84
Wenn die Form des Brustkorbs und die Haut es erlauben, kann die Prothese unter den Muskel plaziert werden.

Man kann die Prothesen auch durch den Schnitt in der Brustumschlagfalte einbringen. Die Narbe ist dann jedoch sichtbar. Bei der Schnittführung um den unteren Warzenhofpol können einzelne Nervenfasern und Milchgänge geschädigt werden. Das Einbringen der Prothesen mit dem Endoskop aus dem Bauchnabelschnitt ist nicht ratsam, weil der Weg zur Brust viel zu lang ist und weil man nur eine Art von Prothese auf diese Weise anwenden kann. Auf dem langen Weg sind die Gewebsschädigung und Blutungsneigung zu hoch.

Vor dem Einsetzen werden sowohl die Prothesen als auch die vorbereiteten Brusttaschen mit einem Antiseptikum gespült, dadurch sinkt auch die Häufigkeit der Kapselbildung.

Mit versenkten Nähten wird der Eingriff beendet, damit feine Narben entstehen können. Manchmal werden zuvor Saugdrainagen gelegt, um austretende Gewebsflüssigkeit nach außen zu leiten. Sofort nach der Operation ist der Effekt der Brustvergrößerung sichtbar, und die Patientin erlebt die Erfüllung eines langgehegten Wunsches. Deshalb ist diese Operation eine der häufigsten und beliebtesten in der gesamten ästhetisch-plastischen Chirurgie (Abb. 85).

Nachbehandlung

Falls keine Drainagen gelegt werden müssen, kann alles ambulant geschehen, oder es ist ein Klinikaufenthalt von 1–3 Tagen ausreichend. Wegen des Gewebsflüssigkeitsaustritts ist die Brust anfangs etwas angeschwollen, aber schon nach kurzer Zeit bekommt die Brust ihre dauerhafte Größe.

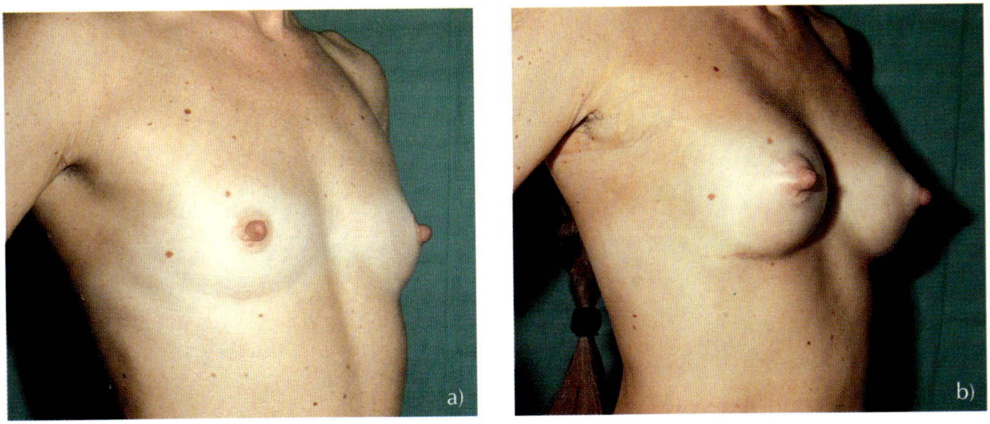

Abb. 85
Brustvergrößerung
a) Zu kleine Brüste verunsichern viele Frauen. Man beachte die drei Schweißtropfen links im Bild am Brustkorb.
b) 1 Woche nach der Operation. Unter der Achsel ragt noch die Schleife eines Fadens hervor.

Komplikationen

Wie bei jeder Operation kann es zu Wundheilungsstörungen und Nachblutungen kommen. Wenn eine Infektion auftritt, ist ein Zweiteingriff notwendig, um die Implantate zu entfernen. Erst frühestens 6 Monate später können sie wieder eingesetzt werden. Zum Glück ist diese Komplikation bei sorgfältiger Vorgehensweise und disziplinierten Patientinnen sehr selten.

Die verhärtende Kapselbildung ist die spezifische Komplikation bei der Brustvergrößerung. Um jeden inaktiven Fremdkörper herum bildet unser Organismus eine natürliche Hülle. Meist ist sie zart und weich, und man kann sie weder sehen noch tasten. Bei manchen Patienten entsteht jedoch nach unterschiedlich langer Zeit, meist einseitig, eine Verhärtung dieser Hülle auf 0,5–1 Millimeter Dicke. Das ist ein sphärisches Zusammenziehen der Bindegewebshülle in Form einer Halbkugel. Schlimmstenfalls deformiert diese Kapsel die Brust so stark, daß man einen Zweiteingriff durchführen muß. Die Kapsel ist dann zu entfernen und die Einlage auszutauschen, oder beide Implantate sind zu entfernen, und auf den Vergrößerungseffekt muß verzichtet werden, wenn dies sinnvoll erscheint. Die meisten der zahlreichen Statistiken geben für die Kapselbildung eine Häufigkeit von ca. 20 Prozent an, dabei müssen die Implantate bei modernen Produkten nur in weniger als 5 Prozent der Fälle wieder entfernt werden. Die Ursache einer Kapselbildung läßt sich nicht präzisieren. Es gibt auch keine Testmethoden, mittels deren sich voraussagen ließe, welche Frauen harte Kapseln bilden werden und welche nicht. Weltweit gibt es keinen Chirurgen, der Brustvergrößerungen durchführt und dabei keine Kapselbildung erlebt.

Häufig wird gefragt, ob die Implantate unter Druck reißen können. Bei Gewalteinwirkung, etwa bei einem Autounfall, wenn Rippen brechen, können auch die widerstandsfähigsten Implantate platzen. Dann muß das ausgetretene Silikon operativ entfernt werden.

Bei früher verwandten, glatten und dünnwandigen Implantaten kam es schon einmal zu Ermüdungsbrüchen der Hülle mit Silikonaustritt. Auch das »Bleeding«-Phänomen mit Abtropfen kleinster Silikonpartikelchen ist bei den heutigen und besonders bei doppelwandigen Implantaten viel seltener geworden.

Mondor-Streifen

Bei jeder Brustoperation kann ein Mondor-Streifen entstehen. Dieser bindegewebige Strang entwickelt sich meist in einer Achselhöhle und kann beim Heben des Armes im Schultergelenk unangenehm sein. Meist vergeht er innerhalb von 3 Monaten spontan und bedarf keiner weiteren Behandlung.

Auch ohne Operation gibt es kaum völlig symmetrische Brüste. So kann man auch nach der Operation keine absolute Symmetrie erwarten. Eine auffällige Asymmetrie muß jedoch als Komplikation angesehen und nachkorrigiert werden. Bei gut ausgebildeten und erfahrenen plastischen Chirurgen sind jedoch die meisten Komplikationen sehr selten, obwohl sich keiner von jeglichen Komplikationen freisprechen kann.

Kombinierte Eingriffe

Brustvergrößerungen können mit allen Gesichtsoperationen und mit anderen Konturkorrekturen kombiniert werden. Am häufigsten wird eine Bruststraffung über den eingebrachten Implantaten vorgenommen. Bei sehr erschlafften und »entleerten« Brüsten hat man dann sowohl den Straffungs- als auch den Vergrößerungseffekt.

Zu den Kosten

Die Operation kostet ab 5000 Mark, hinzu kommen verschiedene Implantatskosten. Die teuersten Implantate kosten 2500 Mark. Bei Inanspruchnahme des Narkosearztes und stationärer Klinikbehandlung steigen die Kosten entsprechend. Erhebliche Mehrkosten entstehen bei gleichzeitiger Straffung der Brust, weil es sich um eine zusätzliche Operation handelt.

Weitere Korrekturen der Brust

Außer den schon beschriebenen gibt es noch einige weitere Unregelmäßigkeiten der Brüste, die operativ korrigiert werden können.

Eingezogene Brustwarzen

Auf Grund zu kurz geratener Milchgänge können sich die Brustwarzen bisweilen eingezogen entwickeln, statt sich wie normal auszustülpen. Häufig tritt diese angeborene Fehlbildung beidseitig auf. Wenn allerdings eine früher normal aussehende Brustwarze anfängt, sich einzuziehen, muß man die Brust gründlich untersuchen, um ernsthafte Erkrankungen, vor allem Brustkrebs, auszuschließen.

Brustkrebs muß ausgeschlossen werden

Die Operation kann meist ambulant in Lokalanästhesie durchgeführt werden. Es gibt mehrere ausstülpende Verfahren. Ich bevorzuge den Warzenzugang mit Befreiung der zu kurzen Milchgänge und innerer Tabaksbeutelnaht. Falls eine äußere Fixierung notwendig ist, können die Fäden nach 7–12 Tagen entfernt werden.

Komplikationen bestehen u. a. in einer Beeinträchtigung der Stillfähigkeit durch den Eingriff. Aber auch ohne Operation kann das Baby die eingezogenen Brustwarzen ohnehin nicht erreichen. Die Sensibilität der Brustwarzen kann auf Dauer vermindert bleiben, sie kehrt jedoch in den meisten Fällen in einigen Wochen bis Monaten zurück.

Sensibilität verringert

Auch den besten Operateuren kann es passieren, daß sich eine oder beide Warzen nach der Operation wieder einziehen, besonders, wenn es zu einer oberflächlichen Infektion gekommen ist. Dann sollte eine erneute Operation nach mindestens 6 Monaten Pause erfolgen.

Rezidiv

Die Kosten werden häufig von den Krankenkassen übernommen. Falls sie privat getragen werden, kostet die beidseitige Korrektur um 2000 Mark.

Vergrößerte männliche Brust

Auf Grund einer Entwicklungsstörung oder hormonellen Verschiebung können die Brüste auch beim Mann stark ausgeprägt sein, wobei die leichte Vergrößerung der männlichen Brust am Ende der Adoleszenz jedoch physiologisch und damit normal ist. Auch bei der Einnahme bestimmter Medikamente über lange Zeit kann es zu dieser Störung kommen.

Die Ausprägung der Brust beim Mann kann aufgrund eines abnorm vermehrten Brustdrüsengewebes oder durch Fettanlagerungen zustande kommen. Die Patienten fühlen einen starken seelischen Leidensdruck, besonders am Strand, beim Sport und beim Geschlechtsverkehr, auch wenn sie das nicht immer zugeben wollen.

Die Operation. Je nachdem, ob die Störung durch Zunahme des Fettgewebes oder des Drüsengewebes entstanden ist, wird man eine Fettabsaugung oder eine richtige operative Ausräumung des Drüsenkörpers empfehlen. Bei Mischformen dieser Deformität kann man auch eine kombinierte Technik anwenden. Der Schnitt wird meist um die untere Hälfte des Warzenhofs, am Übergang zur nichtpigmentierten Haut, gesetzt.
Die Operation kann ambulant und in Lokalanästhesie durchgeführt werden, wenn die Fettform vorliegt. Bei der Drüsenform sind eine Vollnarkose und 1 Tag Klinikaufenthalt zu empfehlen, bei angelegten Saugdrainagen auch länger.

Als Komplikationen seien die gestörte Vitalität des Warzenhofs sowie eine zu starke Ausräumung des Unterhautfettgewebes erwähnt. Beide sind sehr selten.

Sehr selten

Zu den Kosten. Wenn die Krankenkasse die Kosten nicht übernimmt, kostet die Operation ambulant ab 2000 Mark und stationär ab 3000 Mark.

Brustasymmetrie

Zu mehr als 90 Prozent haben Frauen eine mehr oder weniger sichtbare Asymmetrie ihrer Brüste (Abb. 86). Oder, besser gesagt, absolute Symmetrie gibt es in der Natur überhaupt nicht.

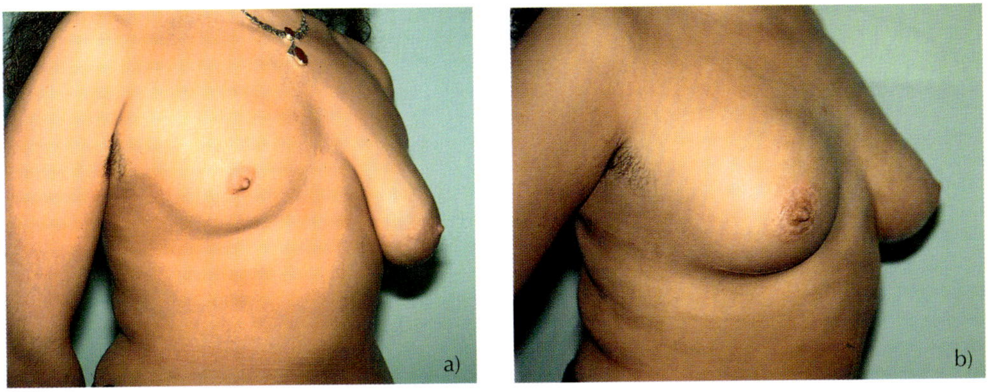

Abb. 86
Korrektur einer angeborenen, stark ausgeprägten Brustasymmetrie bei einer 21jährigen Frau
a) Vor dem Eingriff;
b) die rechte Brust wurde vergrößert, die linke gestrafft und der Warzenhof frei von links nach rechts verpflanzt.

Die meisten Brustasymmetrien sind winzig und kaum wahrnehmbar. Es gibt aber auch derart krasse Deformitäten, daß die Brustdrüse auf einer Seite vollkommen fehlt, wobei die Brustwarze zwar angelegt, aber meist verkleinert ist. Man spricht vom »Amazonensyndrom«. Oder es fehlt auf der gleichen Seite noch der große Brustmuskel, dann bezeichnet man dies als Poland-Syndrom.

Bei mehr oder weniger sichtbaren Brustasymmetrien leiden Frauen psychisch besonders in bezug auf ihr Sozial- und Sexualleben. Dann kann man operativ helfen.

Die Operation. Für die operative Angleichung asymmetrischer Brüste muß der plastische Chirurg sehr viel Erfahrung mitbringen, um ein optimales Ergebnis erzielen zu können. Es gibt fünf Varianten zur Angleichung der Brustasymmetrie:

1. Nur eine Brust ist unterentwickelt, die andere ist normal bzw. akzeptabel. Es genügt, daß die zu kleine Brust entsprechend vergrößert wird.
2. Eine Brust ist zu groß, die andere ist normal. Man verkleinert dann die zu große Brust entsprechend.
3. Beide Brüste sind ungleichmäßig überentwickelt. Beide sollen verkleinert werden, die größere Seite muß jedoch stärker verkleinert werden.
4. Beide Brüste sind unterentwickelt, aber ungleichmäßig. Man vergrößert beide Brüste, so daß die kleinere Brust ein entsprechend größeres Implantat bekommt als die größere.
5. Eine Brust ist zu groß und die andere zu klein geraten. Die zu große Brust kann verkleinert und die zu kleine vergrößert werden

(Abb. 86). Manchmal läßt sich das überschüssige Gewebe gestielt von der größeren in die kleine Brust übertragen.

Die Operation, Nachbehandlung und Komplikationen sind bei der Brustverkleinerung bzw. -vergrößerung ausführlich beschrieben worden.

Die Kosten werden häufig von den Krankenkassen übernommen. Manche verlangen dann ein Gutachten des Medizinischen Dienstes. Falls die Kosten nicht von den Kassen übernommen werden, liegen sie im Vergleich zu den Kosten für beidseitige Prozeduren wegen des erheblich geringeren Aufwandes doch niedriger.

Bauchdeckenplastik

Der Bauch ist bei beiden Geschlechtern eine sehr wichtige Körperregion, deren Aussehen Zufriedenheit oder Frustration zur Folge haben kann. Besonders bei Frauen ist er Inbegriff der weiblichen Sanduhrkontur. Erstrebenswert ist also eine taillierte Silhouette. Manche bezeichnen daher auch den Bauch als Zentrum der Weiblichkeit.

Das meiste Fett liegt in der Bauchhöhle

Bei allgemeinem Übergewicht sind nicht operative, sondern diätetische Maßnahmen gefordert. Man muß bedenken, daß sich drei Viertel des Fettgewebes in der Bauchhöhle befinden und deshalb durch eine Bauchdeckenkorrektur nicht beseitigt werden können. Bei einer Fettansammlung im Bauchbereich kann es sich um einen »Kugelbauch«, einen »Spitzbauch« oder um einen »Bierbauch« handeln. Wenn die Haut noch ausreichend elastisch ist, kann durch eine Fettabsaugung Abhilfe geschaffen werden.

Nach großen Gewichtsreduktionen oder nach Schwangerschaften kann es zur Bildung eines Hängebauchs oder einer regelrechten Fettschürze kommen. Dann können Probleme mit der Garderobe auftreten, weil sich nur schwer passende Kleidung findet. Die überlappende Haut kann scheuern, und das führt zu Hautentzündungen.

Der »Kneiftest«

Vor der Operation sollte man das Gewicht auf ein vernünftiges Maß reduziert haben, nur dann kann ein optimales operatives Ergebnis erzielt werden. Frauen haben selbst den sogenannten »Hautkneiftest« erfunden: Wenn sich beim Kneifen mehr als 2 Zentimeter Haut zwischen den Fingern befinden, dann liegt das am Fett. Um ein schwerwiegendes Mißgeschick zu vermeiden, sollte vor jeder Bauchdeckenstraffung ein Schwangerschaftstest erfolgen.

Während der Schwangerschaft wird die Bauchdecke nicht nur gedehnt, sondern auch hormonell aufgeweicht. Daher hilft später die Bauchgymnastik meist wenig. In der gedehnten Haut reißen die elastischen Fasern auseinander, und es entstehen unbeliebte Schwangerschaftsstreifen, am häufigsten im Unterbauchbereich zwischen Nabel und Schamhaar. Außerdem erschlafft diese Haut insgesamt, und es entsteht eine richtige Hautfettwulst (Abb. 87). Auch die geraden Bauchmuskeln können erschlaffen und auseinanderweichen. Dies läßt sich ebenso durch eine Bauchdeckenplastik korrigieren wie Weichteilbrüche im Bauchbereich, z. B. Leisten-, Nabel- oder Narbenbrüche. Auch postope-

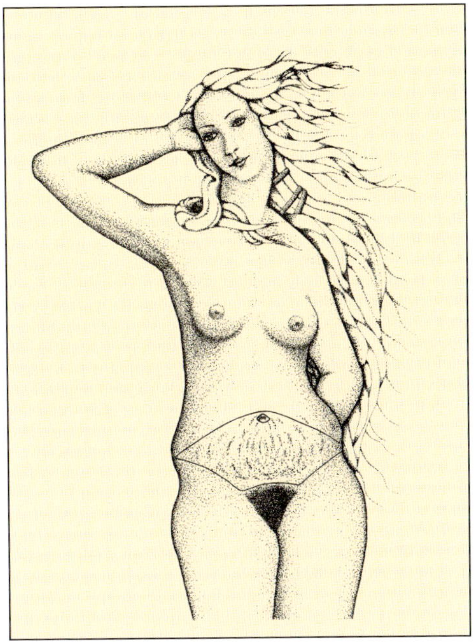

Abb. 87
Bei sehr unelastischer Bauchhaut oder einer regelrechten Fettschürze hilft nur die operative Bauchdeckenplastik.

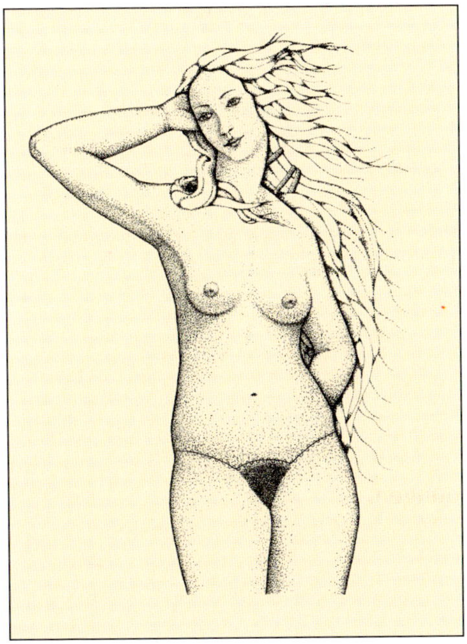

Abb. 88
Die »Bikini-Narbe« (geschlängelt-grade Linie)

rative Narben im Unterbauchbereich durch einen Kaiserschnitt, eine Blinddarmoperation oder die Korrektur eines Leistenbruchs können bei dieser Operation beseitigt werden.

Auf Grund der verbesserten Körperkontur kann man wieder normale Kleidung tragen, man fühlt sich selbstsicherer in der Unterwäsche oder Badekleidung, weil die Narbe im Slip bzw. im Bikiniunterteil versteckt bleibt (Abb. 88). Das neue Lebensgefühl motiviert zu neuer Diät- und Übungsdisziplin, der betroffene Mensch fühlt sich befreit und wieder vollwertig.

Die Operation

Vor und nach der Operation wird der Bauchumfang gemessen. Es wird eine Fotodokumentation angefertigt und im Stehen das horizontal-spindelförmige Areal zwischen dem Nabel und den Schamhaaren, das ausgeschnitten wird, mit einem wasserfesten Filzstift angezeichnet.

Im Stehen muß geprüft werden, ob die zum Ausschneiden angezeichneten Linien ohne zu große Spannung aneinandergebracht und vernäht werden können. Auch die künftige Nabelform muß vor der Operation abgesprochen werden. Früher wählte man meist rundliche oder trapezoide Formen, heute wird am häufigsten eine längliche Nabelform angelegt.

Künftige Nabelform besprechen

Am Morgen der Operation wäscht sich der Patient mit einem Antiseptikum, und die angezeichneten Linien werden eventuell nachgezogen. Die Operation findet in Rückenlage und in Vollnarkose statt. Die vereinbarte Nabelform wird knopflochartig ausgeschnitten, damit der Nabel später an der gespannten Oberbauchhaut neu ausgeleitet werden kann.

Das waagerechte, spindelförmige Haut-Fett-Areal wird unter ständiger Blutstillung dreidimensional bis zur Muskelschicht ausgeschnitten. Danach wird die Oberbauchhaut bis zur Rippenbogengrenze unterminiert, über der Muskelschicht freipräpariert und mobilisiert. Eventuell vorhandene Weichteilbrüche und ein Breitstand der geraden Bauchmuskeln können bei dieser Gelegenheit korrigiert bzw. vernäht werden.

Während der gesamten Operation wird auf sorgfältige Blutstillung geachtet. Seitlich lassen sich eventuell die Flanken absaugen, um die Taille zu betonen, falls dies erforderlich ist und zuvor abgesprochen

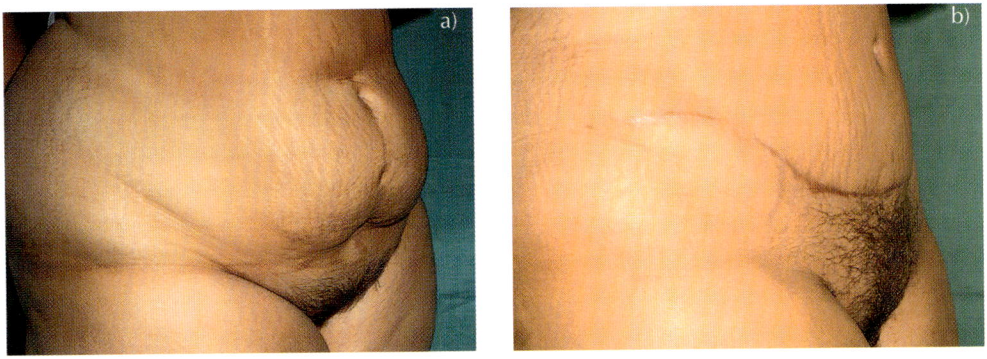

wurde. Dagegen ist das Absaugen von Oberbauchfett nicht ganz risikolos. Der Körper-Bein-Winkel wird in Beckenhöhe leicht gebeugt, damit der zwei- bis dreischichtige Wundverschluß spannungsfrei ausgeführt werden kann. Fast regelmäßig werden an den tiefsten Punkten der operierten Fläche 2 Plastikschläuche für die Saugdrainage eingelegt, um die sich ansammelnde Gewebsflüssigkeit und Blutreste nach außen zu leiten. Am Ende der Operation wird die neue Nabelöffnung an der Stelle angelegt, an der die Mittellinie die Linie zwischen den beiden höchsten Punkten der Beckenkämme kreuzt. Die Operation dauert 1–3 Stunden, je nachdem, ob wenig oder viel Fettgewebe mit entfernt wird (Abb. 89). Das entfernte Haut-Fett-Gewebe wird anschließend gewogen.

Abb. 89 Bauchdeckenplastik
a) Vor der Operation: zu dicke, deformierte Bauchdecke nach mehreren Kaiserschnitten;
b) harmonisierende Bauchdeckenplastik mit Fettabsaugung an den Hüften

Nachbehandlung

Nach der Operation wird eine Knierolle ins Bett gelegt, um durch angewinkelte Oberschenkel die chirurgische Naht zu entlasten. Die Anwendung von Gewebskleber (Fibrin) kann die Schwellungen verringern und die Erholungsphase verkürzen. Meist genügt ein Klinikaufenthalt von 1–4 Tagen. In dieser Zeit wird die Operationswunde sauber und trocken gehalten. Wenn sie nicht mehr viel Flüssigkeit absondert, werden die Vakuumdrainagen entfernt. Die versenkten Nähte können 2–3 Wochen liegenbleiben.

Nach der Operation sollte ferner 1 Tag Bettruhe eingehalten werden. Dabei sollte öfters die »Wadenpumpe« betätigt werden, in dem man »Fahrradfahren im Bett« simuliert. Das ist die beste Thrombosevorbeugung, zu der auch Thrombosestrümpfe beitragen. Bei Patienten über 50 Jahre mit Krampfadern und Übergewicht werden auch Heparin-Spritzen zur Thromboseprophylaxe empfohlen. Ein Druckverband, ein enges Mieder mit oder ohne Bauchbinde, wird für 4–6 Wochen nach der Operation empfohlen.

In den ersten Tagen nach der Operation sollte man den Oberkörper weder sehr stark strecken noch sehr stark beugen. Gehen und Stehen sind zu Beginn erträglicher als Sitzen. Größere Anstrengungen sollten ebenso wie Sport für 5–8 Wochen gemieden werden.

Wann darf ich wieder …?

Immer wieder fragen Patientinnen und Patienten, wann sie wieder Geschlechtsverkehr haben dürfen. Ganz vorsichtig kann man sich schon 2–3 Wochen nach dem Eingriff betätigen, intensiver Sex dagegen ist ebenso wie Sport für etliche Wochen verboten.

Schon vor der Operation sollten die Patienten darauf aufmerksam gemacht werden, daß die operierte und mobilisierte Haut anfangs gefühllos bleibt. Schon nach ein paar Wochen kehrt die Sensibilität zurück, und nach 6 Monaten ist sie meist wieder ganz normal.

Falls eine Patientin nach einer Bauchdeckenplastik erneut schwanger wird, kann sie diese Schwangerschaft ohne weiteres austragen. Nur muß man bedenken, daß sich die Haut erneut dehnt und nach der Schwangerschaft wieder der gleiche Bauchdeckenzustand entstehen kann wie vor der Operation. Aus diesem Grunde ist eine Bauchdeckenplastik nach der letzten geplanten Schwangerschaft zu empfehlen.

Komplikationen

Die häufigsten Komplikationen – Nachblutungen, Infektionen und Wundheilungsstörungen – können eine spätere operative Revision notwendig machen. Sie sind jedoch bei gut ausgebildeten und erfahrenen plastischen Chirurgen sehr selten. Die Nachblutungen und Ansammlungen von Gewebsflüssigkeit können durch nachträglich eingeführte Drainagen oder durch Punktionen beseitigt werden.

Folgeerscheinungen sehr selten

Wegen einer zu starken Spannung können Teile der gestrafften Haut absterben. Falls die Narbe dann stört, kann sie operativ nachkorrigiert werden. Auch schlecht gewählte, d. h. eine zu hohe, zu tiefe oder seitlich verschobene Nabelpositionierung sowie eine Bauchasymmetrie wegen einer seitlich unterschiedlich durchgeführten Gewebsentfernung sind bei zuverlässigen Chirurgen äußerst selten.

Kombinierte Eingriffe

Die Bauchdeckenstraffung kann mit allen Gesichtsoperationen und mit den übrigen Konturkorrekturen kombiniert werden.

Zu den Kosten

Die Operationskosten betragen von 6000 Mark an aufwärts und steigen bei erhöhtem Zeitaufwand und Schwierigkeitsgrad. Hinzu kommen Narkose- und Klinikkosten.

Korrekturen an Armen und Beinen

Straffungen

Vor der Ära der Fettabsaugung waren Straffungsoperationen die einzige Möglichkeit, um ein Zuviel an Fett und Haut durch breitflächige Ausschneidungen zu beseitigen. Heute ist es dagegen möglich, bei elastischer Haut und bei jüngeren Menschen die Problemzonen durch Fettabsaugung harmonischer zu gestalten.

Ab einem Alter von 40 Jahren bilden sich besonders bei Frauen nach größeren Gewichtsabnahmen, als Folge mangelnder Bewegung oder bei nachlassender Elastizität der Haut vorhangartige, faltenwerfende Hauttaschen, die viele Frauen seelisch sehr belasten. Bei diesen wie auch bei allen anderen erworbenen Körperdefor-

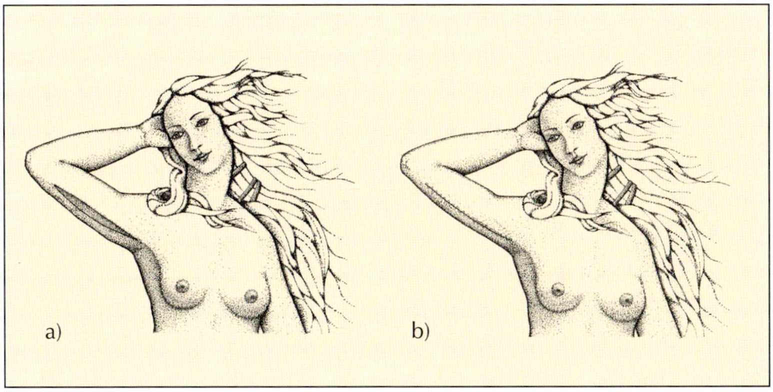

Abb. 90
Straffung der Oberarme
a) Längs-, spindel- und quer-sichelförmiger Ansatz;
b) hinten liegende Längsnarbe

mitäten können Unsicherheiten in der Partnerschaft entstehen. Die ästhetisch-plastische Chirurgie bietet dann operative Straffungsmethoden an, um diesen Zustand zu korrigieren. Lange Narben sind der Preis für glatt gestraffte Glieder. Die Narben werden jedoch möglichst unauffällig seitlich an den Armen und/oder Beinen versteckt (Abb. 90). Weniger Effekt bringt die halbmondförmige Straffung an der Wurzel des jeweiligen Gliedes, dafür sind die Narben unauffälliger.

Narben unauffällig versteckt

Oberarme

Häufig bilden die Oberarme in gestreckter Haltung größere oder kleinere Hängetaschen, die eine Patientin einmal treffend als »Fledermausflügel« bezeichnet hat. Diese können breitflächig fast von der Achselhöhle bis zum Ellenbogen spindelförmig an der Innen- und Rückseite des Oberarms ausgeschnitten werden. So entsteht eine lange Narbe, die an der inneren, hinteren Kante des Oberarms zu liegen kommt. Sie kann in Sommergarderobe bei gestreckten Armen oder von hinten gesehen werden. Nach 1 Jahr verblaßt diese Narbe und fällt nicht mehr auf. Bei jüngeren Patienten kann die Straffung mit einer Fettabsaugung kombiniert werden. Ist die Hautdehnung nicht sehr stark ausgeprägt, kann die Hautstraffung halbmondförmig in der Achselhöhle vorgenommen werden.

Hände

Es wundert mich, daß eine Händestraffung relativ selten verlangt wird; dies um so mehr, wenn man bedenkt, wie häufig Gesichtsstraffungen durchgeführt werden. Wenn man jedoch bei einem glat-

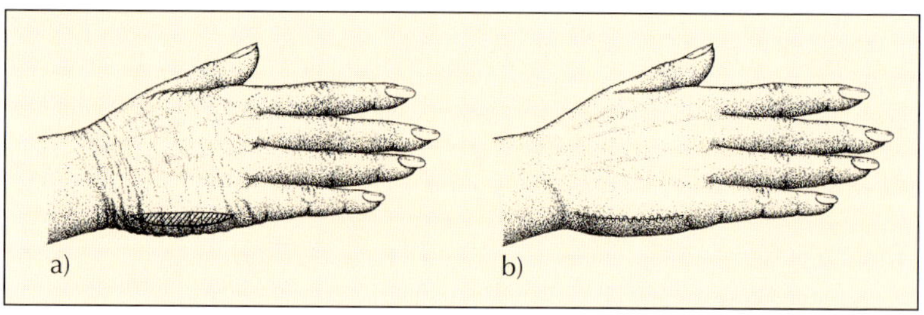

Abb. 91
Straffung des Handrückens. Merkwürdigerweise wird diese Operation nur selten verlangt, obwohl faltige Hände ein schön geliftetes Gesicht letztlich verraten.
a) Hautausschneidung an der Handkante;
b) im Übergangsbereich zwischen heller und dunklerer Haut versteckte Narbe

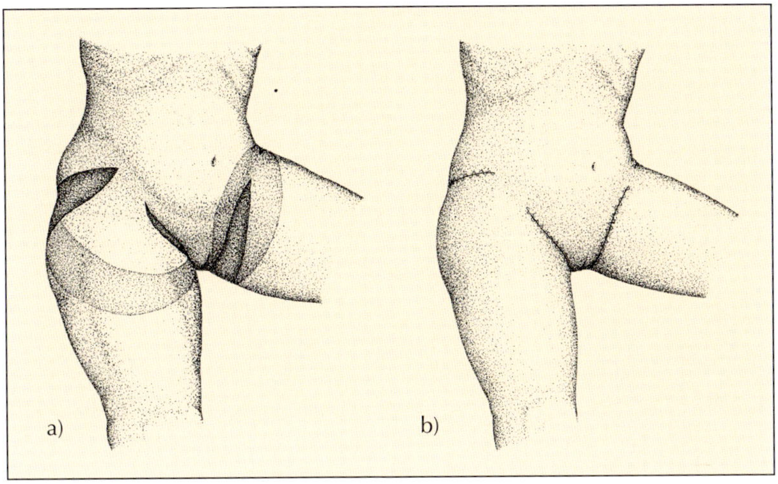

Abb. 92
Straffung der Oberschenkel
a) Zonen der Hautausschnitte;
b) Narben im Schritt bzw. in der Gesäßfalte verborgen

ten Gesicht manchmal die stark gefältelten Handrücken der dazugehörigen Hände sieht, bildet dies einen krassen Unterschied. Dabei erfordert eine Straffung des Handrückens nur relativ wenig Aufwand. Die längs verlaufende spindelförmige Hautausschneidung wird an der ellenseitigen Kante der Mittelhand durchgeführt (Abb. 91). Diese Kante ist am seltensten sichtbar, denn die Narbe liegt an der Grenze zwischen der dunkleren Haut des Handrückens und der hellen Haut des Handtellers und wird somit noch weniger auffallen. Dieser Farbunterschied besteht nicht nur bei Farbigen. Die faltige Handrückenhaut kann sehr gut mit Eigenfett aufgepolstert werden, was jedoch mehr Aufwand erfordert und den Preis erhöht.

Innenseiten der Oberschenkel

Die Oberschenkelinnenseiten werden auch bei jüngeren Frauen oft faltig und sind unelastisch, was die Beinkontur erschlafft erscheinen läßt. Ob hier das Rezept von Marlene Dietrich helfen kann? Sie sagte: »Wenn man schöne Beine behalten will, muß man sie von den Blicken der Männer massieren lassen.« Die erschlafften Oberschenkelinnenseiten können auf verschiedene Art korrigiert werden (Abb. 92). Wenn die Deformität sehr weit vorangeschritten ist, wird ein Dreieck, von der Leiste ausgehend, bis zur Mitte der Oberschenkelinnenseite ausgeschnitten und I-förmig wieder vernäht. Wenn auch

Mit Blicken massieren lassen …

die rückwärtige Partie stark ausgeprägt ist, wird man eine y-förmige Narbe in Kauf nehmen müssen.

Für einen guten Straffungseffekt der Oberschenkelinnenseite genügt jedoch meist die halbmondförmige, horizontal-halbkreisförmige Ausschneidung des Haut- und Fettüberschusses innenseitig, so daß die Narbe im Schritt, und zwar von der Leiste bis zur Gesäßfalte, verläuft. Häufig läßt sie sich im Bikini verstecken. Diese Narbe ist viel akzeptabler als die senkrechte Narbe, die oft die innere Oberschenkelkontur wellig erscheinen läßt.

Individuelle Narbenbildung

Die Narbenbildung ist individuell sehr verschieden: Die Narben können bis zu 0,5 Zentimeter breit werden und bis zu 1 Jahr derb und gerötet bleiben. Man kann sie dann notfalls ambulant teilweise nachkorrigieren.

Operationen und Nachbehandlung

Die einzelnen operativen Techniken und Narbenverläufe können den entsprechenden graphischen Darstellungen entnommen werden.

Die Operationen werden an den Oberschenkeln in Vollnarkose durchgeführt, Oberarme und Hände können auch ambulant gestrafft werden. Bei Straffungen am Oberschenkel sind manchmal eine Drainage und ein Klinikaufenthalt von 2–4 Tagen empfehlenswert. Nach der Entlassung sind Stehen und Liegen in der ersten Zeit leichter auszuhalten als Sitzen. Die versenkten Fäden können nach 3–5 Wochen entfernt werden.

Vor der Operation abnehmen

Vor der Operation ist eine Gewichtsabnahme zu empfehlen.

Planung und Vorbereitung der Operation verlaufen ähnlich wie bei der Bauchdeckenstraffung, ähnlich sind auch die Thromboseprophylaxe sowie die Nachbehandlung und Komplikationen.

Zu den Kosten

Die Kosten betragen bei einer Händestraffung ab 2000 Mark, bei einer Oberarmstraffung ab 3000 Mark und bei der Oberschenkelstraffung ab 5000 Mark. Bei erhöhtem Aufwand und Schwierigkeitsgrad, bei Vollnarkose und Klinikbehandlung steigen sie entsprechend.

Korrekturen an den Beinen

Krampfadern

Die Beine sind – besonders bei Frauen – nicht nur aus funktionellen Gründen wichtig, sie strahlen auch erotische Signale aus. Deshalb sagte Robert Lembke einmal: »*Es gibt Mädchen, die Miniröcke unanständig finden. Andere haben hübsche Beine.*« Tatsächlich scheint es weitaus weniger wichtig zu sein, daß auch Männer schöne Beine haben – sie tragen ja keine Röcke. Von Frauen erwartet man dagegen unbedingt, daß sie schöne Beine haben. Das ist eine der geschlechtsbezogenen Ungerechtigkeiten unserer Zivilisation.

Krampfadern an den Beinen beeinträchtigen deren Aussehen erheblich. Ungefähr 20 Prozent der Bevölkerung leiden darunter, wobei sie nicht immer klinische Beschwerden verursachen müssen. Für das Entstehen dieses schlangenförmigen Venengeflechts, eventuell mit geschädigten Venenklappen, sind ein schwaches Bindegewebe, Konstitution, Schwangerschaft, Übergewicht, Berufe mit stehenden Tätigkeiten und das Alter verantwortlich.

Krampfadern bei 20% der Bevölkerung

Wenn die tiefen Stammvenen intakt sind, lassen sich Krampfadern operativ beseitigen. Das Ausmaß der operativen Behandlung hängt von der Schädigung der Verbindungsvenen zwischen dem tiefen und dem oberflächlichen Venengeflecht ab. Die Diagnostik wird klinisch und mittels Doppler-Ultraschall, Röntgen-Phlebographie sowie mit der Folienthermographie betrieben.

Für die Stripping-Operation der oberflächlichen Venen genügen meist 1–3 Tage Klinikaufenthalt. Diese Prozeduren werden häufig in den Schönheitskliniken durchgeführt.

Besenreiser

Unter »Besenreisern« versteht man Teleangiektasien: Das sind Erweiterungen kleinster Hautgefäße. Deren bläulich-rötliches spinnwebartiges Netz ist häufig an den Oberschenkeln, Waden, Fesseln, aber auch im Gesicht zu finden und wird von den meisten Patienten als sehr störend empfunden. Manchmal entstehen Besenreiser nach operativer Entfernung von Krampfadern. Häufig findet man sie nach Wind- und längerer Sonneneinwirkung, nach extremer Kälte oder Wärme sowie bei Alkoholmißbrauch.

Sehr störend

Behandlung. Größere Besenreiser an den Beinen kann man mit feinen Sklerosierungsinjektionen veröden. Es bleiben nur sehr feine Spuren, wobei eine Wiederkehr nicht ausgeschlossen werden kann. Entsprechende feine Veränderungen im Gesicht können durch elektrolytische Mikrokoagulation behandelt werden. Außerdem stehen der gepulste Farbstofflaser und gepulstes Licht eines Photo-Derm-Gerätes als Behandlung zur Verfügung. Bei stark ausgeprägten Veränderungen im Gesicht sind auch Hautabschleifungen möglich.

Zu dicke oder zu dünne Waden

Ausschlaggebend für schöne Beine sind schöne Waden. Viele Frauen leiden, weil sie keine schön proportionierten Waden haben. Die Entfernung vom Fuß bis zum Knie bildet das unterste Viertel des menschlichen Körpers, während die Distanz von der Brustwarze bis zum Scheitel das oberste Viertel darstellt.

Wann sind Waden schön?

Bei zu dicken Waden hilft meist die Fettabsaugung. Auch eine Reduktion von Wadenmuskulatur ist möglich, jedoch wegen drohender Nachblutungen bedenklich.

Bei durchschnittlicher Körpergröße und bei »normalem« Ernährungszustand wird ein Wadenumfang von 34–36 Zentimetern als schön empfunden. Viele Frauen mit dünneren Beinen fühlen sich aus

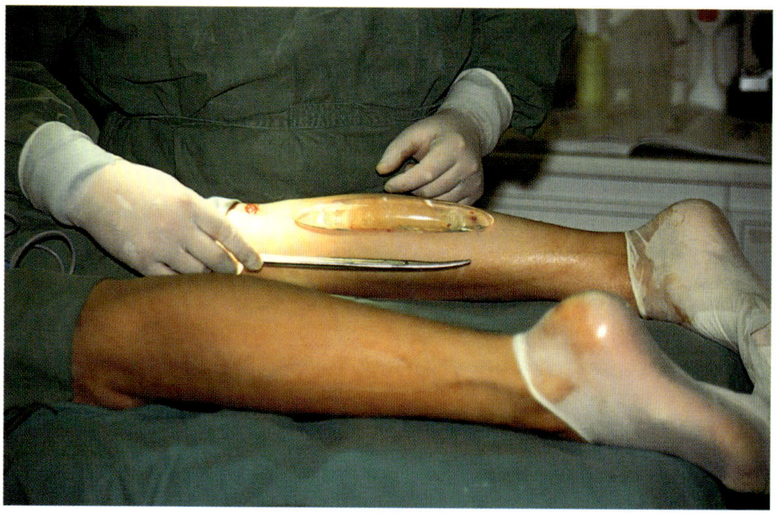

Abb. 93 Wadenvergrößerungen werden häufiger von Frauen, neuerdings aber auch verstärkt von Männern gewünscht – hier ein aufgelegtes Implantat, das am besten unter die Muskulatur eingebracht wird.

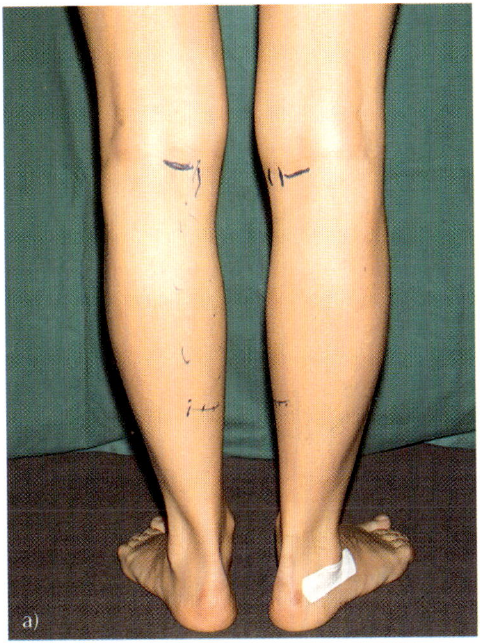

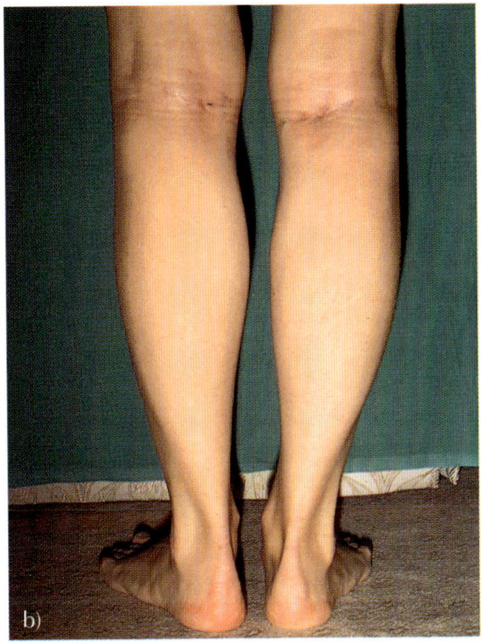

Abb. 94
Wadenvergrößerung
a) Vorbereitung durch stereometrische Markierungen an der stehenden Patientin;
b) nach der Operation ist der Wadenumfang um 3 Zentimeter vergrößert. Die in der Abbildung 2 Wochen alten Narben in den Kniekehlen werden bald verblassen.

diesem Grunde benachteiligt, weil sie ihre Chancengleichheit in Bezug auf ihr Sexual- und Sozialleben als gemindert ansehen. Schon eine Vergrößerung des Wadenumfangs um 2–3 Zentimeter bedeutet für die Betroffenen eine große Hilfe (Abb. 93 und 94).

Zur Wadenvergrößerung stehen uns verschiedene zigarrenförmige Implantate zur Verfügung. Französische Wadenprothesen haben z. B. 6 gängige Größen. Es gibt Implantate aus Silikongel und aus elastisch erhärtetem Silikon.

Die Operation wird in Vollnarkose oder Spinalanästhesie und in Bauchlage durchgeführt. Ein Schnitt von 3–4 Zentimetern wird horizontal in der Hautfalte der Kniekehle, meist an der Innenseite, angesetzt. Auf diese Weise wird eine angedeutete O-Bein-Stellung mit korrigiert. Seltener wird zusätzlich oder ausschließlich eine Wadenaußenkontur mit Silikonimplantaten aufgepolstert. Die Implantattasche wird zwischen den Unterschenkelmuskeln gebildet. So wird verhindert, daß die Implantate später auch nur andeutungsweise sichtbar werden. Postoperativ wird ein Klebedruckverband halb zirkulär für 1 Woche angelegt, wobei ein Klinikaufenthalt von 2–3

Tagen meist ausreicht. Danach werden für 4–6 Wochen elastische Stützstrümpfe getragen. Die in den Hauträndern versenkten Nähte können nach 10–14 Tagen entfernt werden.

Immer mehr Männer

Die Kosten der Operation betragen ab 5000 Mark. Hinzu kommen Implantat-, Klinik- und Narkosekosten. Außer den Frauen interessieren sich für diese Operation immer häufiger auch junge Männer, vor allem Bodybuilder.

Gesäßvergrößerung

Als Teil des Beckens gehört das Gesäß zwar zum Rumpf, doch in optischer Hinsicht bildet es mit dem Bein eine ästhetische Einheit. Nach Abmagerungskuren und, hormonell bedingt, bei Frauen ab 50 Jahren kommt es zur Abflachung des Gesäßes, und die Frauen fühlen sich »hinten leer«. Auch jüngere Männer, häufig Bodybuilder, verlangen immer häufiger nach einer »Popovergrößerung«.

Gewünschte Implantatgrößen

Die Operation. In Vollnarkose und Bauchlage wird ein Schnitt in der Mittellinie zwischen den Gesäßbacken angelegt. Dann wird jeweils zwischen dem großen und dem kleinen Gesäßmuskel eine Tasche für das Implantat gebildet. Es werden Silikonimplantate mit rauh-texturierter Oberfläche eingesetzt, weil diese besonders strapazierfähig sind. Meist werden Implantatgrößen mit einem Volumen um 250 Milliliter gewünscht.

Empfohlen werden 3–4 Tage Klinikaufenthalt, so lange muß man auf dem Bauch liegen und möglichst schlafen. Auch die Folgezeit ist beschwerlich, da die Patienten 1–2 Monate nicht richtig sitzen können.

Komplikationen wie Infektion, Nachblutung und – seltener – eine Kapselbildung treten in ähnlicher Weise auf wie bei der Brustvergrößerung.

Kombinierte Eingriffe lassen sich bei dieser Operation nur eingeschränkt durchführen.

Die Kosten für die Operation betragen ab 6000 Mark. Hinzu kommen Klinik-, Narkose- und Implantatkosten.

Plastische Chirurgie

Rekonstruktive plastische Chirurgie

Das sehr weite Gebiet der rekonstruktiven plastischen Chirurgie, zu deutsch »Wiederherstellungschirurgie«, soll der ästhetischen Chirurgie in diesem Buch nur im Sinne eines Streiflichts gegenübergestellt werden. Da dieses Buch andere Schwerpunkte hat, werden in diesem Kapitel Definitionen und Indikationsbereiche der Wiederherstellungschirurgie im großen und ganzen dargestellt, ohne jedoch ins Detail zu gehen. Es gibt noch zahlreiche andere Bereiche, in denen operative Rekonstruktionen vorgenommen werden.

Allgemeines

Das Wiederherstellen der Form und Funktion ist Hauptaufgabe der plastischen Chirurgie. Nach Unfällen oder operativer Entfernung erkrankter Körperteile, z. B. wegen Krebs, entstehen Defekte, die es zu decken gilt. Eine nichtoperative Defektdeckung läßt sich durch Epithesen bzw. Prothesen aus Kunststoff erreichen.

Eine operative Defektdeckung kann grundsätzlich nach drei Methoden durchgeführt werden, und zwar durch:
- freie Gewebstransplantation,
- gestielte Lappenplastiken oder
- freie Lappenplastiken.

Die **freie Transplantation** erlaubt es, verschiedene Gewebsarten zur Defektdeckung zu nutzen: Haut, Muskel, Nerven, Sehnen, Fett, Knorpel und/oder Knochen. Am häufigsten wird Haut frei transplantiert bei Hautdefekten und Narbenkorrekturen. Dabei wird entweder mit einem »Hautrasiergerät«, dem Dermatom, die Hautoberschicht als Spalthaut entnommen, oder man nimmt die Vollhaut für kleinere Defekte als bessere, weil widerstandsfähigere Lösung. Die Chancen für die Anheilung von Spalthaut sind jedoch höher. Aus verschiedenen Geweben zusammengesetzte Transplantate werden Composit Grafts genannt.

Spalthaut oder Vollhaut

Nahlappen, Fernlappen, Roll-Lappen

Gestielte Lappen können auf breiter Basis ohne ein tragendes Gefäß oder mit einem definierten, axial verlaufenden Gefäß angewandt werden. Bei letzterem kann der Stiel recht schmal sein. Es gibt sehr viele Nahlappen, z. B. im Gesichtsbereich, aber auch Fernlappen wie z. B. von der Leiste zur Hand usw. Es gibt auch »wandernde« Roll-Lappen, die in mehreren Operationen über mehrere Stationen auf die Defektstelle gebracht werden.

Freie Lappen werden mit ernährenden Gefäßstielen mikrochirurgisch an die Gefäße in der Nähe des Defektes angeschlossen. Auf diese Weise können auch Haut-Muskel-Knochen-Komplexe von einer auf die andere Körperregion übertragen werden. Diese Technik wurde aus der Replantationschirurgie abgeleitet. Zu Beginn der 60er Jahre wurde damit begonnen, total amputierte Glieder, Hände und Finger mikrogefäßchirurgisch wieder anzunähen.

Wichtig ist auch die **Planung einer Operation**. Meist werden die Schnitte vor der Operation mit Hautfilzstiften oder mit besonderer Hautfarbe markiert. Es genügt daher nicht, daß ein Chirurg auf diesem Gebiet richtig schneiden kann, er muß auch richtig zeichnen können. Hinzu kommt, daß viele operative Rekonstruktionen erst in mehreren Sitzungen, also etappenweise, optimal ausgeführt werden können. Dafür braucht der Operateur viel Phantasie, denn er muß sich schon vor dem Beginn der Behandlung das Endergebnis vorstellen können. Der Erfahrungsaustausch mit Fachkollegen sowie die Lektüre von Fachbüchern und -zeitschriften helfen, im Einzelfall die beste von mehreren Möglichkeiten zu empfehlen.

Brustrekonstruktion

Brustkrebs

Brustkrebs als der häufigste bösartige Tumor bei der Frau wurde früher ausschließlich durch Brustamputation als radikale Therapie behandelt. Die dadurch hervorgerufenen Entstellungen hinterließen auch erhebliche seelische Schäden. Es verwundert daher nicht, daß die Brustchirurgie und -rekonstruktion in vielen plastisch-chirurgischen Kliniken fast die Hälfte der Operationen auf dem Gebiet ausmachten.

Viele Methoden wurden entwickelt, um eine amputierte Brust zu rekonstruieren. Zuerst waren es Nah- und Fernlappen mit und ohne

Silikonimplantat. Heute gibt es drei Methoden, mit denen sich diese Problematik zufriedenstellend lösen läßt:

Methoden der Brustrekonstruktion

- Bauchhautlappen mit Silikonimplantat,
- Latissimus-dorsi-Methode,
- Haut-Fett-Muskel-Lappen aus dem Unterbauch.

Bauchhautlappen mit Silikonimplantat. Vor der Implantation wird die gleichseitige Bauchwand so weit nach oben mobilisiert, daß sich eine ausreichend große Weichteiltasche bilden läßt. Diese wird dann mit dem Implantat gefüllt und bildet einen der natürlichen Brust ziemlich ähnlichen Ersatz (Abb. 95). Die Methode erfordert einen relativ geringen Aufwand und ergibt einen guten optischen Effekt. Wie auch bei den meisten anderen Methoden muß die andere gesunde Brust operativ angeglichen werden, um ein optimales Ergebnis zu erzielen.

Latissimus-dorsi-Methode. Die Rekonstruktion der Brust mit dem breitesten Rückenmuskel (Musculus latissimus dorsi) wurde 1896 von dem italienischen Chirurgen Tanzini beschrieben und seit den 60er Jahren von Neven Olivari in vielen Details perfektioniert. Ein in der Achselhöhle gestielter Muskel- oder Hautmuskellappen (Abb. 96) hat sich als sehr günstig erwiesen, sowohl nach Amputa-

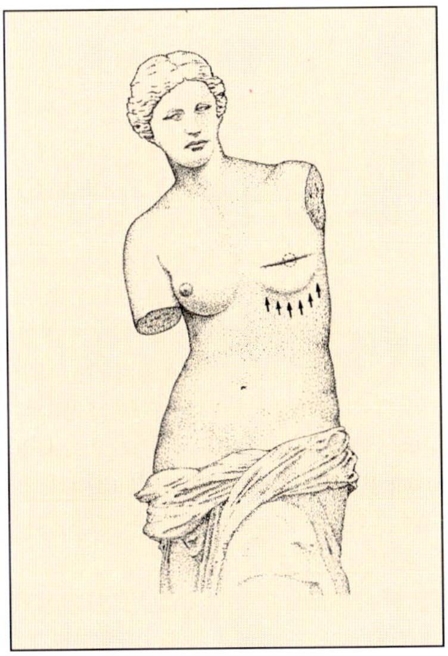

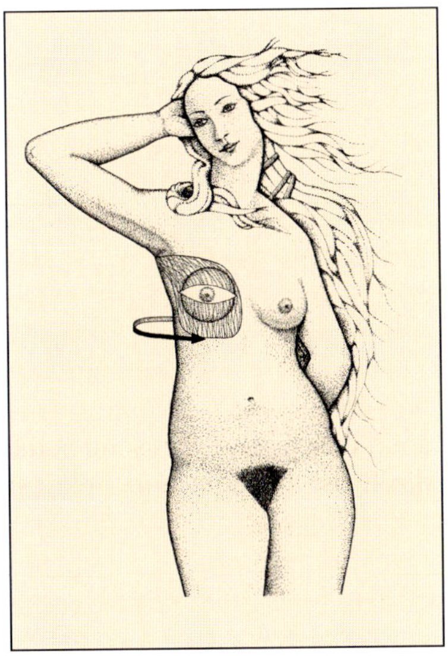

Abb. 95 Mobilisierte Brusthaut kann zur Rekonstruktion der Brust verwendet werden. In die so gebildete Weichteiltasche wird ein Implantat eingebracht.

Abb. 96 Rekonstruktion der Brust aus dem Musculus latissimus dorsi, dem breitesten Rückenmuskel

Abb. 97
Haut-Fett-Muskel-Lappen aus dem Unterbauch zur Brustrekonstruktion
a) Die Unterbauchspindel (gestrichelte Linie) kann frei oder gefäßgestielt (graue Zonen) verwendet werden.
b) Das Volumen ist ausreichend, die Form ist schön. Es bleibt jedoch manchmal eine Bauchdeckenschwäche zurück.

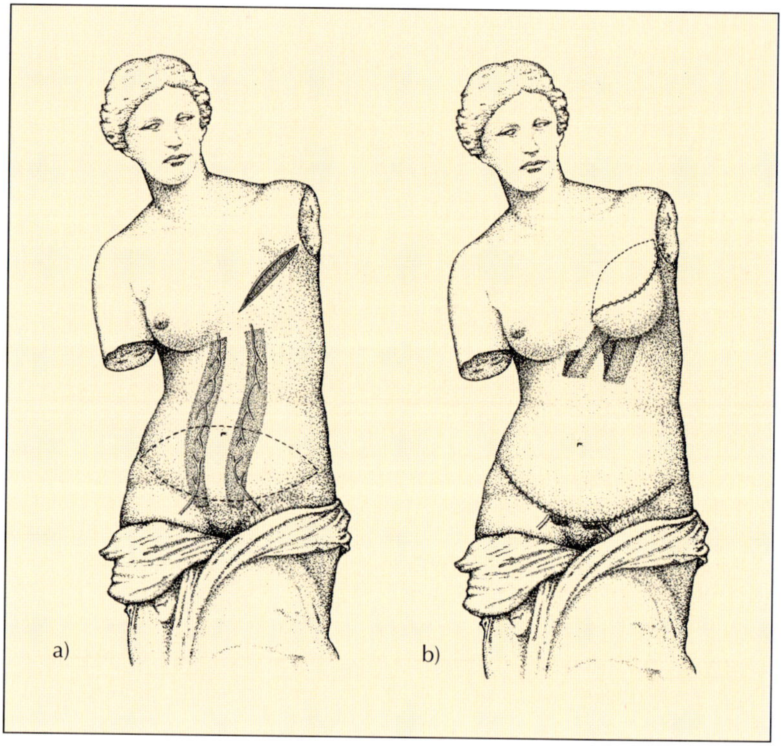

tionen bei Brustkrebs als auch nach Strahlenschäden an der Brustwand. Bei schmalen, nicht muskulösen Frauen, ist das Volumen des Muskels allein nicht immer ausreichend.

Haut-Fett-Muskel-Lappen aus dem Unterbauch. Ein TRAM-Lappen aus dem Unterbauch kann genügend Weichteilmasse in die defekte Brust bringen. Er wird an einem oder beiden geraden Bauchmuskeln gestielt und durch Unterhauttunnel in die Brust gebracht. Außer Muskelgewebe bringt er auch Fettgewebe und Haut des Unterbauches mit. Man kann diesen Lappen auch im Unterbauch ablösen und mikrochirurgisch an die Brustwandgefäße anschließen (Abb. 97).

Vor- und Nachteile

Die Operationszeit verlängert sich dadurch auf 4–8 Stunden. Vorteilhaft sind die ausreichende Gewebsmasse und die gute Brustform, die sich auf diese Weise erreichen lassen. Von Nachteil ist die anschließend geschwächte Bauchwand, die wiederum das Aufrichten des Oberkörpers erschwert.

Brustwarze und Warzenhof lassen sich bei der angleichenden Operation von der gesunden Seite oder von anderen Körperteilen mit entsprechender Hautpigmentierung, z. B. aus dem Schritt oder hinter dem Ohr, rekonstruieren.

Ballonexpander. Diese Methode wird zur Brustrekonstruktion angewandt, wenn die Haut infolge eines Hautdefizits zu stark gespannt ist. Beim ersten Eingriff wird ein Ballon unter die Haut eingesetzt und allmählich mit physiologischer Kochsalzlösung gefüllt. Der sich vergrößernde Ballon dehnt die Weichteildecke und schafft Raum zur Implantation einer Brustprothese, die dann nach 2–3 Monaten in einem zweiten Eingriff eingesetzt werden kann. Inzwischen gibt es auch Ballons, die in der Brust verbleiben können.

Raum für eine Prothese

Verbrennungen

Bei akuten Hitzeschäden entstehen zum Teil großflächige Defekte der Körperoberfläche, die plastisch-chirurgisch gedeckt werden müssen. Meist verwendet man hierfür Spalthauttransplantate vom Körper des Patienten. Nur selten und bei ausgedehnten Fällen wird auch Fremdhaut eingesetzt. Bei größeren thermisch-chemischen Verletzungen kommt es zu Stoffwechselentgleisungen und zu erheblichen psychischen Schäden, so daß von einer Verbrennungskrankheit gesprochen werden muß, die in speziell dafür eingerichteten Kliniken behandelt werden sollte. Verbrennungen hinterlassen verkürzende Narbenstränge mit funktionellen Störungen, die nach und nach operativ korrigiert werden sollten.

Während meiner Ausbildung zum plastischen Chirurgen habe ich in einer Verbrennungsklinik gearbeitet. Dort konnte man zum Teil unvorstellbare Schicksale erleben. Ein 36jähriger Italiener hatte eine schreckliche Familientragödie hinter sich: Im 3. Stock, wo seine Familie lebte, war Feuer ausgebrochen, und seine beiden Söhne waren darin gefangen. Obwohl die Lage aussichtslos war, stürmte er in die brennende Wohnung. Die Kinder konnte er leider nicht mehr retten, erlitt aber selbst Verbrennungen von 70 Prozent der Körperoberfläche. Sechs Wochen lang hing sein Leben am seidenen Faden. Außer Schmerzen und schlimmen körperlichen Leiden, die durch solche Verletzungen verursacht werden, war seine Lage durch den psychischen Schock dramatisch. Durch den Verlust der Kinder hielt

Eine Tragödie

er nicht mehr viel vom eigenen Leben. Man mußte also auch noch um seine Motivation kämpfen. Er hat den septischen Schock (wenn Bakterien in den Kreislauf geraten) überlebt und 8 rekonstruktive Eingriffe hinter sich gebracht. Zuerst hat man fremde, dann eigene Haut verpflanzen sowie mehrere Operationen an den schwergeschädigten Händen durchführen müssen. Der Kampf dauerte 1 Jahr. Ihm sind nicht nur an der Körperoberfläche schwere Narben geblieben, und uns blieb die unausgesprochene Frage nach den Grenzen des Menschen und der Medizin. Seitdem weiß ich: Absolut alles, was in der Kraft des Menschen liegt, muß unternommen werden, um Verbrennungen vorzubeugen, ob im Haushalt oder im Verkehr, im Betrieb oder in der Freizeit. Hier gilt als oberste Regel: Besser vorbeugen als behandeln.

Besser vorbeugen als behandeln

Bösartige Hauttumore

Durch Umweltschäden und vor allem zunehmende Ozonlöcher in der Stratosphäre, die kosmische Strahlung ungefiltert durchlassen, wird Hautkrebs beim Menschen immer häufiger. Schätzungen für die weiße Bevölkerung Nordamerikas belaufen sich auf 1 Prozent. Am wenigsten gefährlich sind Basaliome, weil sie sich meist langsam entwickeln und keine Metastasen bilden. Melanome entstehen auf den pigmenttragenden Hautzellen und entwickeln sich in der Regel sehr rasch. Darüber hinaus gibt es weitere Hauttumoren mit verschiedenen biologischen Eigenschaften und unterschiedlicher Prognose. Aus der Sicht des Chirurgen wird empfohlen, alle verdächtigen Tumore herauszuschneiden und histopathologisch unter dem Mikroskop zu untersuchen. Größere Weichteildefekte fürchtet die plastische Chirurgie dabei nicht, weil sie über eine große Auswahl operativer Methoden verfügt, um entstehende Defekte erfolgreich verschließen zu können. Auf diese Weise lassen sich Diagnose und Therapie gleichzeitig durchführen.

Ausschneiden und untersuchen

Handchirurgie

Die Hand ist nach dem Hirn der kreativste Teil des menschlichen Körpers mit vielseitigen Funktionen. Evolutionsforscher behaupten, daß sich der Mensch dank seiner besonderen Fähigkeit zum Einsatz des Daumens über das Niveau des Affen erheben konnte. Eine unbestrittene Autorität auf dem Gebiet der Handchirurgie, Dieter Buck-Gramcko aus Hamburg, behauptet: »*Der Daumen ist nicht nur ein Finger, sondern eine halbe Hand.*« Die Hand ist ein machtvolles Instrument. Mit ihr baut der Mensch und zerstört, schlägt und streichelt, schreibt Rechnungen und Gedichte (Abb. 98). Sie ist nicht nur ein Werkzeug, sondern durch ihr Tastgefühl ein »Auge«, und Taubstumme sprechen mit den Händen.

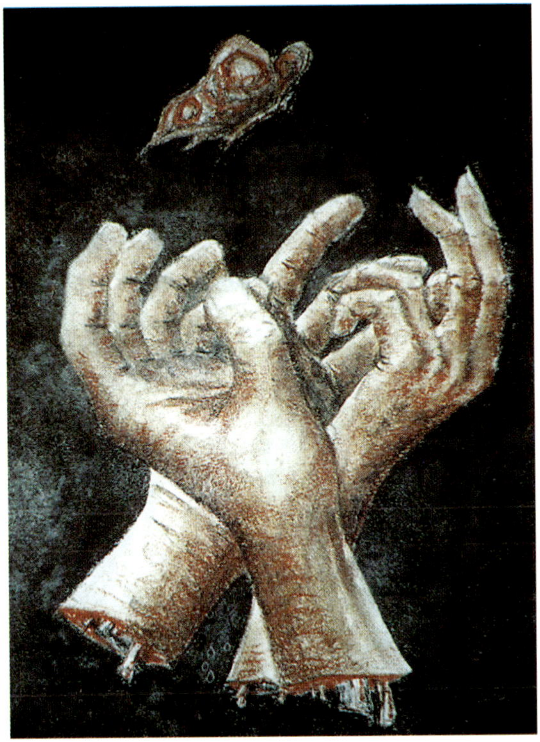

Abb. 98
Die Hand mit ihren vielfältigen Funktionen wird von dem Dichter Ivan Gudelj als »Hafen der Liebe« bezeichnet. Das Bild von Denis Panfilov veranschaulicht das.

Von allen Unfällen entfallen bis zu 40 Prozent auf Verletzungen der Hände. Oft sind nur die Hände verletzt oder, bei Polytraumatisierten, zumindest mit betroffen. Die Aufgabe der Handchirurgie besteht darin, möglichst die Integrität der Hand wiederherzustellen oder durch differenzierte und zum Teil phantasievolle operative Techniken wenigstens Ersatzfunktionen zu ermöglichen. Vor allem wird dabei auf die Beweglichkeit der Hand- und Fingergelenke sowie der Sensibilität Wert gelegt. Durch mikrochirurgische Maßnahmen ist es nun möglich, die Nerven von weniger wichtigen Körperregionen, wie z. B. den Waden, frei auf die Hand zu verpflanzen, um die wichtigen verlorengegangenen Fingernerven zu ersetzen. Auf diesem Gebiet hat sich die Replantationschirurgie entwickelt. Total amputierte Finger und Hände werden dank mikrochirurgischer Technik unter bis zu 40facher optischer Vergrößerung

Replantationschirurgie

wieder angenäht, wobei vor allem die vollständig durchtrennten Gefäße und Nerven unter gewissen Voraussetzungen wieder funktionsfähig vereinigt werden können.

In Boston gelang es 1962 zum ersten Mal, einen amputierten Arm wieder anzunähen, und in Schanghai wurde 1963 die erste Hand replantiert. In Deutschland hat das Münchner Klinikum rechts der Isar Pionierdienste auf diesem Gebiet geleistet, damals unter der Leitung von Ursula Schmidt-Tintemann, heute unter Edgar Biemer. Dort wurden seit 1974 Tausende von mikrochirurgischen Operationen durchgeführt. Inzwischen wurden immer vollkommenere Operationsmikroskope konstruiert, und es war notwendig, auch ein Spezialinstrumentarium zu schaffen, um mit Strukturen arbeiten zu können, die dünner als ein Frauenhaar sind! Mikrochirurgie ist für mich eines der faszinierendsten medizinischen Gebiete überhaupt. Das erste, was den Betrachter beeindruckt, sind über 30fache Vergrößerungen der »mikroanatomischen Biolandschaften« von Nerven, Gefäßen und Muskeln – das ist Traumchirurgie, wie in den phantastischen Filmreisen durch das Körperinnere mit Raquel Welch oder Woody Allen.

Ein Fall aus der Praxis

Vor 20 Jahren habe ich die mikrochirurgische Technik im tierexperimentellen Operationslabor einer Spezialklinik erlernt. Eine Patientin werde ich nie vergessen. Im Nachtdienst wurde dort eine Frau von 38 Jahren aus dem Odenwald mit dem Hubschrauber in die Klinik gebracht. Ihre rechte Hand war komplett abgetrennt worden – genau am Handgelenk (Abb. 99). Der Arzt, der den Transport veranlaßt hatte, hatte alles richtig gemacht: Die abgetrennte Hand war in eine Plastiktüte eingewickelt, die in einer anderen Plastiktüte voller Eiswürfel lag. Auf diese Weise lassen sich abgetrennte Körperteile einige Stunden am Leben erhalten.

Während die Anästhesisten sich um die Patientin kümmerten, die schon einen schweren traumatischen Schock entwickelt hatte, begann ich mit der Schwester, die Hand zu präparieren. Diese war jetzt ohne Sensibilität und »merkte« nicht, daß wir sie desinfizierten und operierten – die Enden der durchtrennten Arterien, Venen, Nerven, Sehnen und Gelenke werden freigelegt... Das Rennen mit der Zeit begann, um die Hand anzunähen, bevor sie ihre Lebensfähigkeit verloren hatte.

Es ist schwer zu erklären, was sich während dieser Zeit alles an Ungewißheit und Bangen bis zum sehnsüchtig erwarteten Erfolg abspielt. Der Körper des Chirurgen ist wie versteinert, nur die Hände bewegen sich und die Füße auch, die mit Fußpedalen die Objektive des Mikroskops scharf stellen. Alle Gedanken sind nur darauf konzentriert, daß die Bewegungen präzise erfolgen. Die Anspannung, hervorgerufen durch lange körperliche Selbstbeherrschung und totale Konzentration, führt schließlich zu körperlichen Schmerzen.

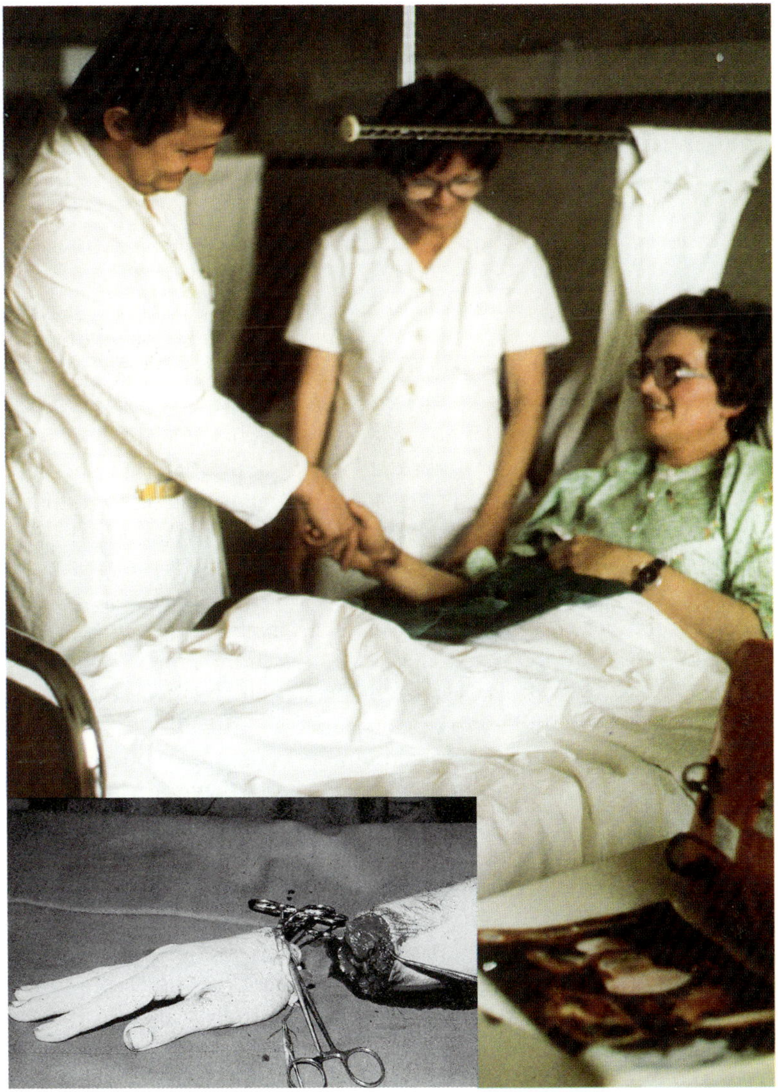

Abb. 99
Replantation einer Hand
a) Vollständig abgetrennte rechte Hand einer 38jährigen Patientin;
b) 3 Wochen nach der Operation sagt die Patientin: »Herr Doktor, das ist halb meine, halb Ihre Hand.«

Der Ausgang dieser Operation war erfolgreich. Nach 12 Stunden wurden die Fingerspitzen aller 5 Finger rosig, in ihnen pulsierte Blut, es pulsierte das Leben. In solchen Augenblicken vergißt man alle Anstrengung, Müdigkeit und andere Mißstände.

Sensationelle Erfolge

Mittlerweile hat die Mikrochirurgie viele spektakuläre und sensationelle Erfolge errungen. Freier Gewebetransfer von komplexen Gewebeanteilen wie Haut, Unterhautfettgewebe und Muskeln, die bisweilen auch knöchrige und gelenkige Elemente beinhalten, ist möglich mit dem Ziel, Defekte an den Gliedmaßen, an der Brust, im Gesicht und an anderen Stellen zu beheben. Im Grunde handelt es sich um den Anschluß von ernährenden Gefäßen und um mikrochirurgische Gefäßoperationen.

Neben den Verletzungen sind sowohl angeborene Anomalien, wie z. B. überzählige oder zusammengewachsene Finger als auch Erkrankungen der Hand problematisch, die durch berufliche Belastungen, rheumatische Deformationen oder degenerative Prozesse entstehen, und zwar meist im fortgeschrittenen Lebensalter. Die Kompression von Nerven an Arm und Hand gewinnt in letzter Zeit immer mehr an Bedeutung. In Deutschland haben sich daher Spezialkliniken und Abteilungen herausgebildet, an denen überwiegend oder ausschließlich Hand- und Mikrochirurgie betrieben wird. Daran beteiligen sich neben plastischen Chirurgen auch Allgemeinchirurgen und Orthopäden.

Rekonstruktionen im Gesichtsbereich

Außer bei bösartigen Hauttumoren im Gesichtsbereich sind es oft Unfallfolgen, die im Gesicht korrigiert werden müssen. Sehr häufig hinterlassen Verletzungen durch Securitglas bei Verkehrsunfällen ungünstige Narben. Durch Narbenkorrekturen werden mimische Einheiten wieder harmonisiert.

Narbenkorrekturen

Durch neurochirurgische Eingriffe an peripheren Nerven lassen sich auch Gesichtsnervenlähmungen operativ korrigieren. Auch eine gestörte Atmung bei Verschiebungen der Nasenscheidewand sowie nach Nasenbeinfrakturen kann operativ wiederhergestellt werden. Gesichtsknochenfrakturen werden meist von Gesichts- und Kieferchirurgen behandelt, obwohl sich auch einige plastische Chirurgen damit befassen. Abbildung 100 zeigt die Korrektur eines Schadens im Stirnbereich nach einem Autounfall.

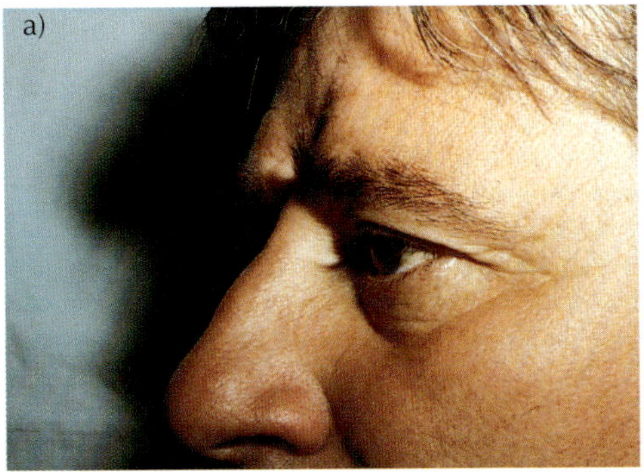

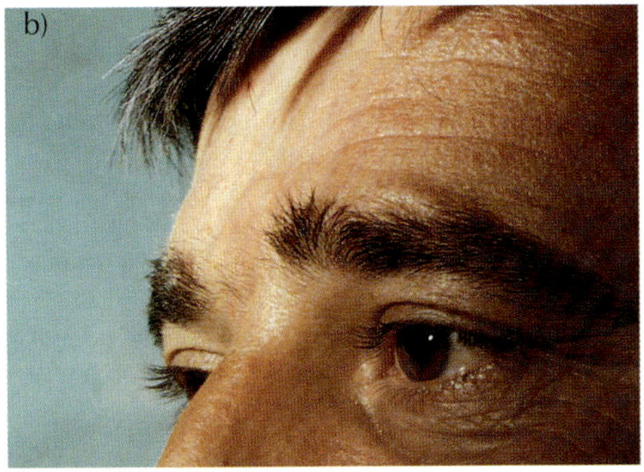

Abb. 100 Eingedellte Stirn nach einem Autounfall
a) Vor der Operation;
b) nach dem Auffüllen mit Knochenspänen des Patienten

Tätowierungen

Beeinflußt von anderen oder unter dem Druck einer Gruppe lassen sich junge Menschen bisweilen tätowieren. Sehr oft wird dieser Schritt später bereut, weil man zwischenzeitlich feststellen muß, daß die Tattoos gesellschaftlich nicht akzeptiert werden; sie wirken bei der Arbeitssuche und im Privatleben manchmal negativ.

Man unterscheidet laienhafte und professionelle Tätowierungen, die sich durch Ausschneiden, Abschleifen oder Verdampfen mit dem Laser entfernen lassen. Am zuverlässigsten hat sich der Rubin-Laser gezeigt, wobei die Spektraleinheiten genau nach den Wellenlängen gesprengt werden. Es bleiben praktisch keine Narben zurück. Als problematisch erweisen sich nur gelblich-orangefarbene Töne. Auch bei Tätowierungen lehnen die Krankenkassen oft eine Kostenübernahme ab.

Plastische Chirurgie der angeborenen Fehlbildungen

Angeborene Fehlbildungen entstehen meist durch negative genetische Einflüsse und durch ungünstige Umweltbedingungen. In bevölkerungsärmeren Ländern sind angeborene Anomalien häufiger, weil die genetischen Informationen in weit entfernter Verwandtschaft wieder aufeinandertreffen und sich nicht nur positiv, sondern leider auch negativ verstärken können. Darüber hinaus ist der Umgang mit unserer wertvollen und empfindlichen Umwelt lange Zeit sehr unvorsichtig, ja nachlässig betrieben worden, und dies schlägt sich ebenso negativ auf unseren Nachwuchs nieder – man erinnere sich

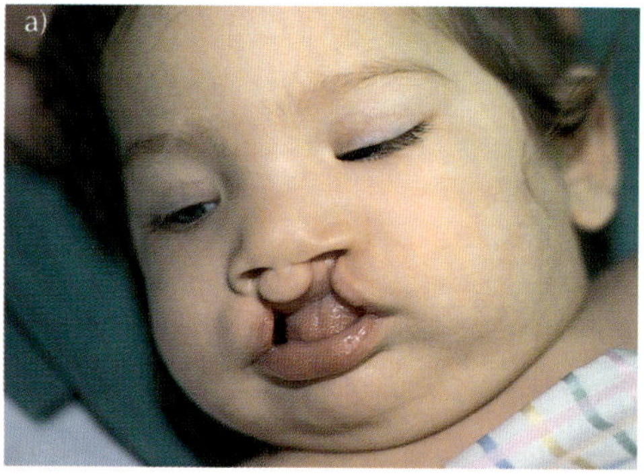

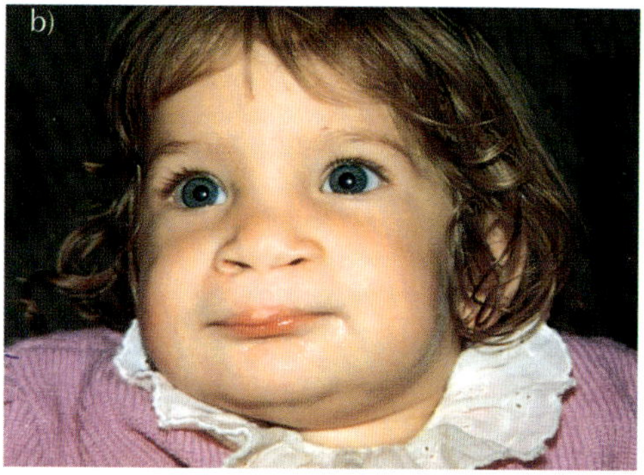

Abb. 101
Beidseitige vollständige »Hasenscharte« mit »Wolfsrachen«
a) Vor der Operation;
b) 3 Monate nach der Operation

nur an Tschernobyl. Auch ungenügend geprüfte Arzneien haben in der Vergangenheit zu massenhaft auftretenden Fehlbildungen geführt – ein Fall, der in diesem Zusammenhang traurige Berühmtheit erlangt hat, ist die Contergan-Affäre. Es gibt jedoch sicher noch weitere Ursachen und Auslöser für genetisch bedingte Fehlbildungen, die wir noch gar nicht kennen.

Die **Lippen-Kiefer-Gaumen-Spalte** gehört zu den häufigsten Anomalien, weil sich die Neigung zur Weitervererbung in späteren Generationen sprunghaft erhöht. Man unterscheidet zwischen einseitiger und beidseitiger Spaltbildung, die vollständig oder unvollständig ausgebildet sein kann. Ist nur die Lippe betroffen, wird dies als »Hasenscharte« bezeichnet. Bei gespaltenem Gaumen spricht man vom »Wolfsrachen« (Abb. 101).

Unbehandelt hinterläßt diese Form der Entstellung schwere körperliche und seelische Schäden. Schluck- und Sprechfunktion sind gestört, und der seelische Leidensdruck ist sehr groß, weil meist auch die Nase mißgebildet ist.

Lippen-Kiefer-Gaumen-Spalten im Vorschulalter korrigieren

Schon 3–6 Monate nach der Geburt kann die erste Operation mit Lippen- und Nasenkorrektur durchgeführt werden. Im 1. Lebensjahr sollte auch der Defekt des harten und weichen Gaumens geschlossen werden. In den ersten Lebensjahren sollte eventuell auch der Rachenlappen zur Stabilisierung des weichen Gaumens angelegt werden. Dadurch wird die Artikulation der sonst nasal klingenden Stimme positiv beeinflußt. Bis zum 4. Lebensjahr kann auch der Kieferspalt operativ überbrückt werden, so daß der gesamte Operationszyklus bereits im Vorschulalter abgeschlossen ist. Dies ist eine der Voraussetzungen für eine optimale Weiterentwicklung des Kindes.

Bei Frauen, die im fortgeschrittenen Alter gebären, kommt es häufig zu Kindern mit **Mongolismus** (Trisomie 21 oder Down-Syndrom). Diese Kinder weisen neben geistiger Retardierung auch körperliche Mängel auf. Ihr Gesicht ist durch eine schräge Lidachse und die besondere Beschaffenheit des Augenlids am inneren Augenwinkel gekennzeichnet. Häufig haben diese Kinder auch eine Sattelnase, ein fliehendes Kinn, abstehende Ohren, eine hängende Unterlippe und vor allem und fast regelmäßig eine zu große Zunge. Diese verhindert ein normales Atmen und Sprechen und führt zu häufigen Rachenentzündungen.

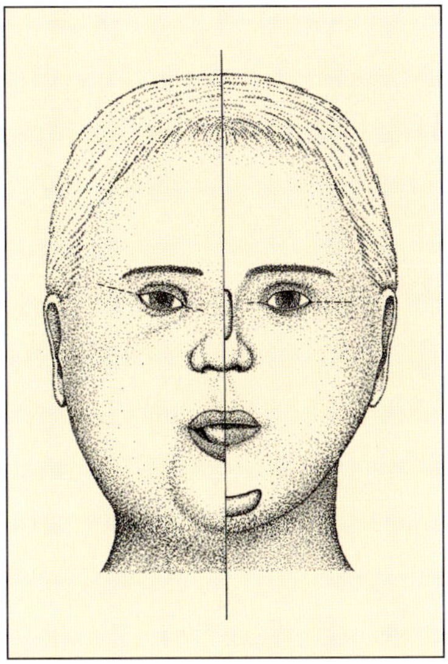

Abb. 102
Im Gesicht eines mongoloiden Kindes lassen sich mehrere Merkmale korrigieren, vor allem die übergroße Zunge und die Lidachse (gestrichelte Linien).
Links: vor der Korrektur; rechts: nach der Korrektur

Die größte Erleichterung bildet die operative Verkleinerung der Zunge. Auch andere Gesichtsanomalien, etwa die Lidachse, können ggf. operativ korrigiert werden, um diesen Kindern wenigstens ein normales Aussehen zu ermöglichen (Abb. 102). Manchmal erlebt das medizinische Team rührende Reaktionen der erleichterten Eltern am Ende der operativen Behandlung.

Feuermale und **Tierfellnaevi** können das Gesicht ebenso verunstalten wie eine **Gesichtsasymmetrie**, die sich erst im späteren Wachstum zeigen kann. Diese Fehlbildungen lassen sich plastisch-chirurgisch verbessern. Stark entstellt sind Gesicht und Schädel bei der sehr seltenen Dysostosis craniofacialis, auch Crouzon-Syndrom genannt. Bei dieser autosomal-dominant erblichen Fehlbildung entsteht u. a. ein Turmschädel, und der Oberkiefer ist unterentwickelt. Gegen Unregelmäßigkeiten im Schädel- und Gesichtswachstum wurden auf dem Gebiet der Schädel- und Gesichtschirurgie umfangreiche operative Techniken entwickelt, leider nicht ohne größere Risikofaktoren.

Die **Brustasymmetrie** gehört ebenso zu den Entwicklungsfehlern wie die sehr häufig vorkommenden **Anomalien der Hände und Finger**. Am häufigsten sind dabei zusammengewachsene, verkürzte oder überzählige Finger. Es gibt viele verschiedene, wenn auch sel-

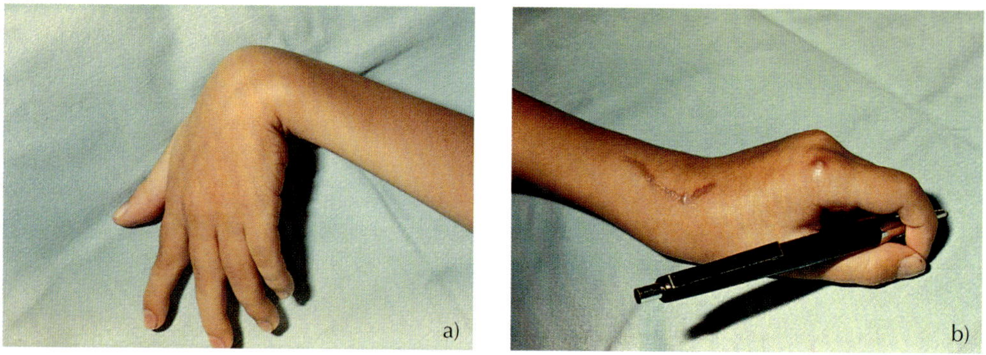

Abb. 103
Korrektur einer spastischen Hand
a) Vor der Operation: Abweichung der Hand ellenwärts;
b) Funktionsverbesserung nach dem Versetzen von 3 Sehnen

tenere Fehlbildungen im Bereich der Finger, Hände, Arme, Zehen und Füße. Bei all diesen Deformitäten bietet die plastische Chirurgie Möglichkeiten einer wesentlichen Verbesserung von Gestalt und Funktion. Auch spastische Lähmungen lassen sich chirurgisch korrigieren, wie Abbildung 103 zeigt.

Hypospadie und **Epispadie** sind relativ häufig. Bei diesen Fehlbildungen befindet sich die Mündung der Harnröhre nicht an der Spitze des männlichen Gliedes, sondern unterhalb oder oberhalb des Penis. Auch zur Behebung dieser Fehlbildungen sind zum Teil sehr phantasievolle Operationen entwickelt worden.

Auch **Hermaphroditismus** und **Transsexualität** lassen sich heute operativ korrigieren, wobei die Geschlechtsumwandlung vom männlichen zum weiblichen Geschlecht operativ weniger kompliziert ist als umgekehrt. Man muß jedoch bedenken, daß diese Operationen nur in Zusammenarbeit von mehreren Fachleuten wie Psychologen, Psychiatern, Genetikern, Endokrinologen, plastischen Chirurgen, Gynäkologen, Urologen und Soziologen durchgeführt werden sollten. Ganz gleich, wie spektakulär oder verlockend diese Operationen sein mögen, darf sich jemand, der auf nur einem Gebiet Spezialist ist, nicht allein daranwagen.

Aus dieser kurzen Aufzählung wird ersichtlich, daß die wiederherstellende Chirurgie viele Techniken entwickelt hat, die dann später der ästhetischen Chirurgie zugute kamen. Die Grundprinzipien aller operativen Maßnahmen sind die gleichen, daher glaube ich, daß der sicherste Weg für den ästhetisch-chirurgisch tätigen Arzt über die plastische Chirurgie führt.

Die Wärme des menschlichen Blicks

Der Patient sitzt zum erstenmal im Wartezimmer von Dr. X. Es bedrückt ihn ein Gesundheitsproblem, und er hofft auf eine Lösung. Sein Hausarzt hat ihn hierhergeschickt, der die Arbeit von Dr. X aus der Fachpresse oder von Vorträgen her kennt und sich darüber eine fundierte Meinung gebildet hat. Vielleicht hat der Patient die Empfehlung auch von Freunden bekommen, die von diesem Arzt geheilt wurden. Seltener hat er die Adresse durch telefonische Anfrage bei der Ärztekammer erhalten, und noch seltener hat er sie aus einer Zeitschrift erfahren, die vielleicht über die Arbeit des Arztes berichtet hat. Und es gibt noch eine weitere Möglichkeit: Der Patient ist einfach über die Tafel mit dem Namen des Arztes und seiner Fachbezeichnung in die Sprechstunde »hineingestolpert«.

Unser Patient ist nun an der Reihe. Er klopft, öffnet die Tür und betritt das Sprechzimmer (Abb. 104). Mobiliar und medizinische Geräte werden nur am Rande mit dem Bewußtsein erfaßt. Im Mittelpunkt des Interesses steht der Arzt: Wie sieht er aus? Wie schaut er mich an? Kann er Vertrauen erwecken? Ist er in Eile?

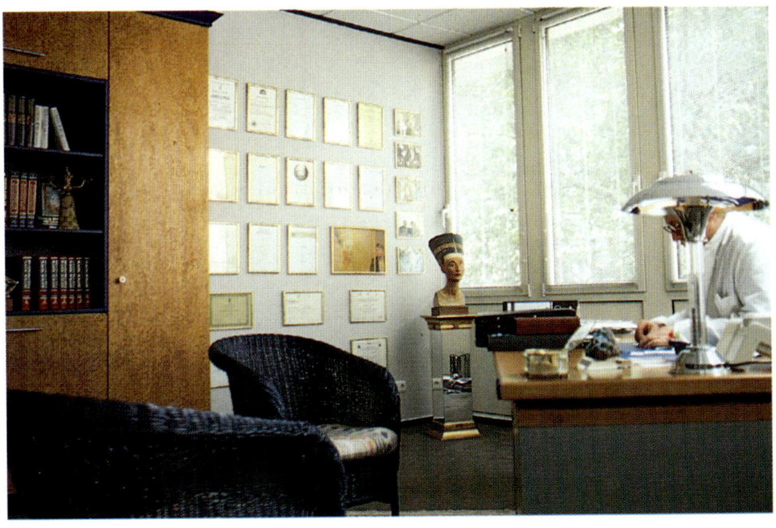

Abb. 104
Im Sprechzimmer entsteht das Vertrauen zwischen Patient und Arzt.

Der Patient setzt sich auf den angebotenen Stuhl und versucht, seine Beschwerden zu schildern. Vorahnungen machen ihn beklommen. Vielleicht hat er auch Angst, das Schlimmste zu beschreiben? Häufig muß er sich für eine gründliche Untersuchung völlig entkleiden und damit neben seiner Seele auch noch den Körper entblößen.

Hoffnung geben

Er braucht Hilfe, und – er braucht Hoffnung. »Wenn Sie Geld verloren haben«, lautet ein altes jüdisches Sprichwort, »so haben Sie nichts verloren; wenn Sie Zeit verloren haben, so haben Sie viel verloren; haben Sie die Hoffnung verloren, so haben Sie alles verloren.«

Gelingt es nun dem Arzt, dem Patienten Hoffnung zu geben – die Hälfte des Problems wäre gelöst. Hoffnung schafft Vertrauen, und das Entstehen von Vertrauen ist wie die Geburt eines Kindes oder eines Kunstwerkes unfaßbar und erfüllend zugleich.

Der Patient hat meist kein Fachwissen. Doch wenn wir uns in die Augen schauen, sehen wir uns in die Gedanken. Da kann man leicht ablesen, erahnen, ob jemand uns helfen wird, ob er es gut mit uns meint.

Die Visite

Das Arzt-Patient-Verhältnis ist gekennzeichnet durch den tiefen Eingriff in die Intimsphäre des Patienten. In diesem Bereich sind Sensibilität und Respekt gegenüber dem bzw. der Kranken gefragt, die jedoch bisweilen leider zu wünschen übriglassen. Häufig erlebt man beispielsweise, wie Ärzte und Krankenhauspersonal die Krankenzimmmer betreten, ohne anzuklopfen. Dieses Verhalten hat seinen Ursprung in dem unbewußten Gefühl von Über- und Unterordnung:

Höflichkeit ist eine Zier

Der Patient ist derjenige, der zu gehorchen hat, und der Mediziner bestimmt die Regeln. Ganz anders sähe es aus, wenn der Arzt oder die Krankenschwester vor dem Betreten des Krankenzimmers anklopfen würden. Autorität und Kompetenz leiden nicht darunter. Es wird meinem Finger, mit dem ich anklopfe, auch nicht weh tun, wenn ich das 15- bis 20mal am Tage wiederhole. Auf diese Weise soll bei dem Patienten der Eindruck entstehen, er sei nicht ein bloßes Bearbeitungsobjekt, etwa »die Höckernase auf Zimmer 7«. Im Gegenteil, er könnte die Absicht des Personals fühlen und in eine Stärkung der eigenen Kräfte umsetzen. Er könnte wahrnehmen, daß er als Persönlichkeit gewertet und respektiert wird, daß man ihm seine Integrität als Mensch soweit wie irgend möglich läßt. So kann

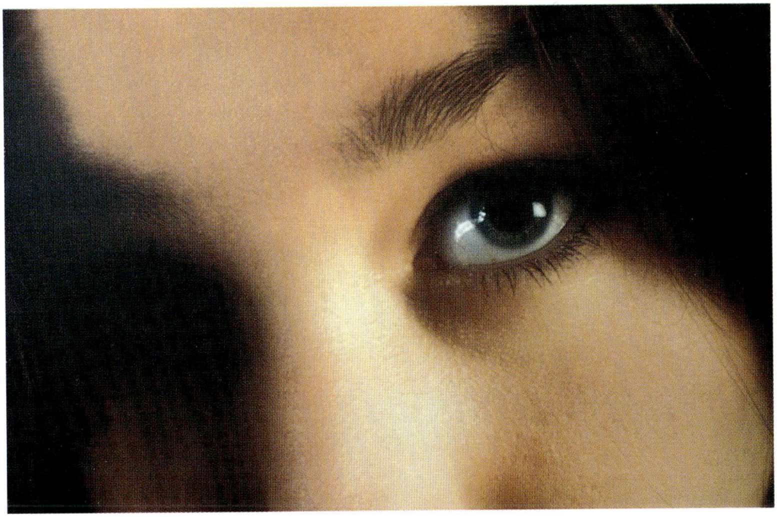

Abb. 105
Die Schönheit liegt im Auge des Betrachters

er sich aktiver und besser auf seine Ausheilung konzentrieren, weil er spürt, daß ihm das heilende und pflegende Personal diese Kraft und Eigenkompetenz zutraut.

Die Visite im Krankenzimmer ist für das medizinische Personal Routine – für den Patienten ist sie eines der wichtigsten Ereignisse im Tagesablauf. Wieviel Zeit hat der Arzt an meinem Bett verbracht? Welche Bemerkungen hat er der Schwester gegenüber gemacht? Mit welchem Blick hat sie reagiert? Was hat er zur Prognose der Krankheit gesagt – hat er die Stirn gerunzelt? Diese und viele andere Fragen gehen dem Patienten dann bis zur nächsten Visite durch den Kopf. Sie sind es, die ihn – wenn er im ungewissen bleibt, wenn er sie negativ deutet – bei Anbruch der Dunkelheit neben seinen Schmerzen nicht schlafen lassen.

Bange Fragen

Die Analyse der Fragen, die dem Patienten in der täglichen Routine gestellt werden – Fragen nach Blähungen, nach der letzten Regel, nach Stuhlgang, Erbrechen oder Brennen beim Wasserlassen – macht deutlich, daß dessen Intimität ungeschützt und nackt daliegt.

Man rufe sich auch die Körperhaltung und den Habitus beider Seiten vors innere Auge: Der Patient liegt im Bett, in seinen Ängsten zusammengeschrumpft, im Schlafanzug oder Nachthemd, ohne schützende Kleidung, als hätte man ihm seine Würde entzogen. Der Arzt steht aufgerichtet, im weißen Kittel, und fragt von oben herab.

Ist er etwa Herr über das Schicksal des Patienten? Tief in die Intimität eingreifende Fragen dürfen nur taktvoll oder mit mildem Humor gestellt werden. Der Patient muß wissen, daß der Arzt diese Angaben braucht, nicht etwa, um seine keineswegs beneidenswerte Lage psychologisch noch zu erschweren, sondern um seine Krankheit besser und zuverlässiger heilen, sein Leiden lindern zu können.

Die Nacht vor der Operation

Die Erläuterungen und den Vorschlag des Operateurs hat der Patient akzeptiert, die Entscheidung ist gefallen. Doch vor dem Einschlafen wird der Patient von Gedanken, Vorahnungen und Zweifeln umgetrieben. Wird es dem Chirurgen gelingen, zu tun, was er vorhat? Wird der operative Befund – wenn der Chirurg ihm »unter die Haut sieht« – so sein, wie es der Arzt erwartet und dem Patienten erklärt hat? Wird sein Chirurg eine ruhige Nacht haben, oder hat er Dienst? Wird er vielleicht auf dem Weg ins Krankenhaus wegen zu schnellen Fahrens von der Polizei angehalten? Ist der Patient mit seiner Operation als erster, zweiter oder als letzter an der Reihe? Wenn die Operation in Vollnarkose gemacht werden soll – wird er nach der Operation wieder aufwachen? Bei einer Vollnarkose nämlich übergibt der Patient »gegen Revers« dem medizinischen Team nicht nur seinen Körper (ohne Schmerzen), sondern auch seine Seele (ohne Bewußtsein). Wenn der Arzt vor der Operation den Patienten fragt, wie er geschlafen habe, hört er manchmal eine Antwort, die Sorge verrät: »Das ist nicht so wichtig. Hauptsache, Sie haben gut geschlafen!«

Und was ist, wenn ...?

All diese Überlegungen werden in unserer Zivilisation häufig als archaische Mystifikation betrachtet. Doch muß man diese Ehrfurcht des Patienten gegenüber seiner Operation durchaus verstehen. Schließlich ist seine Operation für ihn am entscheidenden Tag das wichtigste Ereignis auf der ganzen Welt. Wer als Arzt nicht weiß, wie der Patient die letzte Nacht vor der Operation verbringt, weiß nicht viel.

Verständliche Sorgen

Chirurgisches Hände- und »Hirnwaschen«

Ehe der Chirurg den Operationssaal betritt, muß er sich die Hände mit Desinfektionsmittel waschen. Es ist Teil des chirurgischen Rituals und dauert 5–10 Minuten, in denen Finger, Hände und Unterarme bis zu den Ellenbogen mit Desinfektionslösung gewaschen und gebürstet werden. Während dieser Zeit spielt der Chirurg in Gedanken die geplante Operation durch: Er denkt über die anatomischen Strukturen nach, auf die er treffen wird, und entwirft Strategien gegen eventuelle Komplikationen. Er löst sich von der Außenwelt mit ihren alltäglichen Problemen und versinkt in Konzentration. Das Händewaschen hat daher nicht nur einen hygienisch-antibakteriellen Effekt, sondern auch einen psychologischen: Es gibt dem Chirurgen Zeit, sich in die bevorstehende Operation zu vertiefen.

Wie eine Konzentrationsübung

Im Tempel der »chirurgischen Religion«

Der Operationssaal ist der Tempel der »chirurgischen Religion«: Hier werden einzelne Körperteile oder Organe »repariert«, »umgebaut«, geheilt, manchmal gerettet. Ab und zu wird hier über Leben oder Tod entschieden. Aus verschiedenen Gründen gelingt es dem Chirurgen durch die Operation bisweilen nicht, das angestrebte Ergebnis zu erreichen, vor allem, wenn die Krankheit weiter vorangeschritten ist, als man vermuten konnte. Aber der Wille, das Optimum zu erreichen, ist stets vorhanden, und er verlangt tiefe Konzentration, besonders in der Crescendophase der Operation, bis das Hauptproblem gelöst ist. Der Chirurg konzentriert sich auf das Organ, das operiert wird. Er muß sich jedoch davor hüten, den menschlichen Körper als bloße Hülse für das erkrankte Organ anzusehen – er ist der Inbegriff des lebendigen Menschen mit all seinen Sorgen, Wünschen, Zweifeln und Hoffnungen. Dessen ist sich jeder gewissenhafte Chirurg bewußt.

Konzentration und Behutsamkeit

Das Vertrauen des Patienten in den Operateur, daß dieser seine Krankheit heilen wird, schmeichelt dem Arzt und belastet ihn zugleich. Dieses Vertrauen kann als Voraussetzung für die Heilung angesehen werden, und kein Chirurg der Welt möchte es enttäuschen.

Wenn der Operateur einen Schnitt in die Haut setzt – so klein wie möglich – nähert er sich dem kranken Organ, er schiebt die Gewebschichten auseinander wie beim Öffnen eines Vorhangs. Die Gedanken eines Operateurs kreisen um Befunde früherer Operationen, die er selbst durchgeführt, bei denen er assistiert oder zugesehen hat. In seinem Gedächtnis sind Dias und Filmsequenzen von Kongressen sowie Darstellungen aus operativen und anatomischen Atlanten gespeichert. Der Operateur behandelt das menschliche Gewebe zart und vorsichtig, aber entschlossen. Das Geheimnis der Chirurgie ist die Frage der richtigen Schicht.

Die Frage der richtigen Schicht

Nun sind wir bei dem Organ angelangt, die Konzentration ist aufs höchste angespannt. Manchmal tropft dem Operateur der kalte Schweiß die Wirbelsäule hinunter. Soll er aufhören, oder soll er noch einen Schritt tun?

Endlich ist das Hauptproblem gelöst – die Decrescendophase der Operation beginnt. Die Gewebeschichten werden einander wieder zugeordnet und adaptiert. Im Unterbewußtsein des Operateurs schwingt die unausgesprochene Hoffnung: Wird das Beste, was ich tun konnte, dem Patienten helfen, wird es ihn vielleicht glücklich machen?

Eine kleine OP-Musik

Es ist meine Überzeugung, daß nicht nur unser Sehvermögen, sondern auch unser Gehörsinn einen Einfluß auf unser Streben nach Vollkommenheit hat. Etienne Souriot hat herausgefunden, daß die Konturen der Hüfte von Rodins Skulptur der »Aphrodite« unerhörte Übereinstimmung mit der grafischen Darstellung der Fugen von Bach oder mit der Rhythmik von Baudelaires Versen hat. Erscheint es da unmöglich, daß die Nocturnos von Chopin, die Menuette Boccherinis, die Serenaden von Toselli oder die Walzer von Strauss bis in die Fingerspitzen eines plastischen Chirurgen gelangen und beim Schaffen einer schöneren Brust oder einer harmonischen Nase helfen?

Eine Geschmackssache

Hat die Musik Platz im Operationssaal? Viele Chirurgen der älteren Generation werden diese Frage verneinen. Dieser Standpunkt ist sicherlich berechtigt bei ungewöhnlichen Eingriffen oder Notoperationen oder wenn unerwünschte Komplikationen erwartet werden. Auch wenn sich der Patient zwischen Leben und Tod befindet, wenn der Anästhesist mit dem Stethoskop die Funktion der Lunge und des Herzens überprüfen muß, ist Musik unpassend.

Wenn man aber planmäßige Operationen durchführt, in denen das gesamte chirurgische Personal gut eingespielt ist und alle Phasen der Operation von allen Mitgliedern des Operationsteams gut beherrscht werden, dann kann subtil ausgewählte und richtig dosierte Musik beim Streben nach Perfektion sehr wohl helfen.

Hilfe beim Streben nach Perfektion

Musik wird heutzutage in der Behandlung verschiedener Erkrankungen eingesetzt. Im Handel sind Bücher mit CDs wie »Die musikalische Hausapotheke«, »Musikalische Psychotherapie«, »Gesundheit durch Musik« usw. erhältlich.

Bei ästhetischen Operationen hat besonders die Musik von Bach, Vivaldi, Tschaikowski und Mozart inspirative Wirkung. Einige Werke von Sarasate, Grieg oder de Falla sind ebenfalls sehr gute Ergänzungen für die Atmosphäre im Operationssaal. Ich operiere aber auch zu Kompositionen von Chopin, der spanischen Gitarre oder zu dem einzigen und einzigartigen Violinkonzert von Ludwig v. Beethoven in D-Dur.

Neben der Klassik ergänzt auch Instrumentalmusik mit Saxophon, Klarinette und Klavier bis hin zu den Geigern Zacharias, Mantovani oder Grapelli die musikalische Kulisse ganz ausgezeichnet. Heavy Metal oder Hard Rock würden dagegen beim Operieren eher schaden als nützen. Es wäre interessant, zu erforschen, welche Art von Musik die Patienten für ihre Operationen ausgewählt hätten.

Um Musikberieselung im Operationssaal installieren zu können, müssen alle Mitglieder des Operationsteams einverstanden sein. Wenn der Chirurg mit seiner Begeisterung die übrigen Mitglieder des OP-Teams anstecken kann, wird dies auch kein Problem sein.

Machen Sie ein freundliches Gesicht

An einem Morgen habe ich in der Röntgenbesprechung 608 Röntgenbilder gezählt, die innerhalb von 30 Minuten demonstriert wurden. Im groben diskutiert man hier über Diagnostik, Therapie und Prognose einzelner Patienten. Wie viele menschliche Schicksale ziehen hier an uns vorüber? Die schwarzweißen Bilder starren uns an, und wir sind uns dieser Tatsache nicht bewußt. Natürlich sind Röntgenstrahlen biologisch schädlich; schädlich ist aber auch ein übermäßiges Sonnenbad oder das lange Sitzen vor dem Farbfernseher. Im allgemeinen gesehen ist sogar das Leben selbst schädlich für die Gesundheit – je länger wir leben, desto weniger Gesundheit haben wir.

Anonyme Röntgenbilder

Röntgenbilder überraschen manchmal auch den erfahrensten Kliniker, sei es im positiven oder im negativen Sinn. Besonders auf-

Röntgen – umstritten, aber unentbehrlich

schlußreich sind bisweilen Computer- oder Kernspintomographien. Die Röntgendiagnostik ist demnach zweifellos unentbehrlich bei der Lösung der Geheimnisse einzelner Erkrankungen und Verletzungen.

Trotzdem, wir Insider vergessen häufig, wie entmenschlicht die gesamte apparative Medizin ist. Der Mensch muß sich verloren vorkommen bei der Begegnung mit der »großen« Maschinerie, die leise vor sich hin summt, während sie sich bewegt, in einem eigenen Rhythmus tickt oder auf verschiedenen Monitoren geheimnisvolle »Zickzackkurven« als Abbild gestörter Funktionen eines erkrankten Organs aufzeichnet.

Diese Ungewißheit läßt sich von den nur scheinbar ruhigen Gesichtern der Patienten ablesen, die in stoischer Gelassenheit vor dem Zimmer warten, in dem die Untersuchung mit der »allwissenden« Maschine durchgeführt wird. Wenn wir diese Patienten dann mit einem milden Gesichtsausdruck begrüßen, wird ihnen dies vielleicht die Begegnung mit der Maschine erleichtern, denn die Maschine kann weder lächeln noch trösten.

Wenn ich einen Patienten zur Röntgenuntersuchung schicken muß, empfehle ich ihm, daß er dabei ein freundliches Gesicht machen und ein bißchen lächeln möge. Auf den meist erstaunten Blick oder auf die Frage »Warum?« antworte ich: »Damit die Bilder besser ausfallen!«

Der Patient als Partner

Das Vertrauen eines Patienten zu erwerben ist eine Kunst. Aber wie findet der Patient den Weg zu dem Arzt, der ihm am besten helfen wird, dem er sein Vertrauen schenken kann? Zu den vielen Kriterien gehören Berufsbezeichnungen und akademische Titel sowie Heilerfolge, über die frühere Patienten dieses Arztes berichten. Manchmal schicken uns zufriedene Patienten mehr neue Patienten als unsere Kollegen.

Ein weiteres Kriterium ist das öffentliche Auftreten eines Arztes, anhand dessen der Patient einen Eindruck gewinnen kann, ob dieser Arzt bereit ist, all sein Wissen und Können für die Heilung seiner Patienten einzusetzen, und entsprechend souverän ist.

In diesem Punkt ist Vorsicht geboten. Die öffentlichen Auftritte eines Arztes können übertrieben, ja zur vordergründigen Profilierung des einzelnen werden.

Es ist eine Tatsache, daß Ärzte auf öffentliche Auftritte ihrer erfolgreichen und berühmten Kollegen sehr empfindlich reagieren. In den Statuten der Ärztekammer stehen strenge Regeln, nach denen alle öffentlichen Auftritte abgewogen sein müssen, um nicht in die verbotene Zone der Eigenwerbung zu geraten.

Jede Operation ist eine Ultima ratio – das letzte Mittel. Häufig entsteht ein Dilemma dabei, ob eine Operation zu empfehlen ist oder nicht. Ich löse es, indem ich die Operation nur dann vorschlage, wenn ich sie auch für eine Person, die mir am nächsten steht – Mutter, Sohn, Bruder, Frau –, akzeptieren würde.

Der Patient als Partner

Es ist im allgemeinen sehr hilfreich, wenn man das Verhältnis zum Patienten auf der Grundlage einer Partnerschaft aufbaut. Das bedeutet, dem Patienten seine Lage und die Behandlungsmöglichkeiten zu erklären, so daß er selbst an der Entscheidung für oder gegen die Operation teilhaben kann. Ich meine, daß der Patient als Partner bei der Behandlung bzw. Heilung seiner Krankheit oder bei der Veränderung eines »Mankos« ein wertvoller Mitarbeiter sein kann.

Lächeln im Krankenzimmer

Seit ewigen Zeiten benutzt man zur Heilung des Menschen drei Mittel: Pflanzen, Messer und das Wort. Der größte Teil der heute bekannten Medikamente hat seinen Ursprung in den Pflanzen. Unter dem Begriff »Messer« verstehen wir die gesamte operative Medizin. Und das »Wort« als Heilmittel kann jeder Mediziner nutzen. Wenn es warm, tröstend, zärtlich, erheiternd, ermunternd, verständnisvoll und gut dosiert ist, kann das richtige Wort mehr helfen als viele Tabletten.

Lächeln – die kürzeste Entfernung zwischen zwei Menschen

Neben dem gesprochenen Wort ist das Lächeln ein einfaches und zugleich sehr wirkungsvolles Mittel der Kommunikation. Victor Borge sagt: »*Das Lächeln ist die kürzeste Entfernung zwischen zwei Menschen.*« Gelingt es uns, in einem Krankenzimmer, inmitten von Schmerzen und Sorgen, dem Patienten ein Lächeln zu entlocken, so ist dies als großer Erfolg zu werten. Es bedeutet Optimismus – und Optimismus ist die Voraussetzung für die Heilung. Ein Lächeln ist wie ein Kunstwerk, es ist schöner als jede Blume, weil es wärmer ist. Es ist ein Seelenpflaster, das jedes Leiden, jeden Kummer lindert.

Man muß zwischen Lachen und Lächeln unterscheiden. Die Wissenschaft, die sich mit dem Lachen befaßt, heißt Gelotologie. In der Tiefe jedes Scherzes oder Witzes, meinen Gelotologen, liegt eine raffiniert verborgene Aggression. Wir lachen über denjenigen, der den kürzeren gezogen hat, dem ein Blumentopf auf den Kopf fällt oder der in einen offenen Gulli stolpert. Lachen ist aber auch ein Mittel gegen Streß, Haß und Mürrischsein.

Manche Ansichten über die Medizin können aber auch ein Lächeln verursachen. Doch nur wer in der Lage ist, sich über sich selbst lustig zu machen, kann sich auch über sich selbst erheben. *»Die Medizin hat heuzutage solche Fortschritte errungen, daß praktisch niemand mehr gesund ist«*, sagt Aldous Huxley. Es ist also nur derjenige gesund, der nicht weiß, woran er erkrankt ist. *»Die verbreitetste Erkrankung in der Welt ist – die Diagnose«*, schrieb der österreichische Schriftsteller und Arzt Karl Kraus. Und der alte Zyniker Voltaire behauptete zu seiner Zeit, daß die einzige Aufgabe der Medizin darin bestünde, den Menschen ein wenig zu unterhalten, bis die Natur alles getan habe.

Was wären wir ohne Humor?

Nun versuche auch ich, und dies nicht nur im übertragenen Sinne des Wortes, meine Patienten so gut wie nur möglich zu unterhalten. Meine Aufgabe ist nicht nur, die Operation möglichst optimal durchzuführen, sondern auch, dem Patienten die Angst zu nehmen: Ich muß ihm das Gefühl geben, daß er sich auf dem Weg der Besserung befindet. Ich muß ihn aufheitern.

Wie kann man nun dem Patienten helfen, seine trüben, finsteren Tage im Krankenhaus herumzubringen? Wenn er z. B. über harten Stuhl klagt, kann man ihn – mit mildem Lächeln – fragen: »Haben Sie es mit einem weichen Kissen versucht?« Wenn wir gezwungen sind, ihm ein Klistier zu verordnen, können wir ihm erklären, daß dies ein Mittel ist, für das sich schon die französischen Könige begeistert haben, weil Gips, Klistier, Prügelstab und Weib aus dem Paradies stammen sollen. Das Klistier ist demnach ein paradiesisches, königliches Mittel. Auf die Frage, was das beste Mittel gegen Schlaflosigkeit sei, kann man beispielsweise antworten: »Der gute Schlaf.«

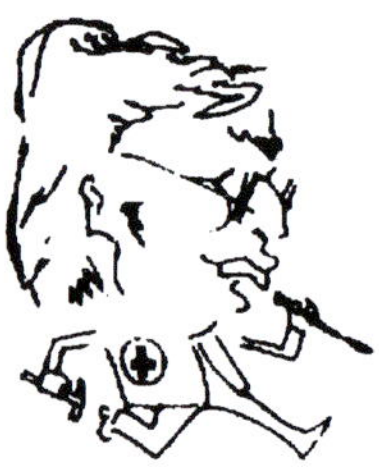

Abb. 106
Trotz unserer Anstrengungen erholen sich unsere Patienten …

Der Sinn für Humor ist Teil einer positiven Lebenseinstellung. Er ermöglicht uns, um unsere Gedanken herumzusehen. Damit meine ich, daß Humor unser Bewußtsein über den Verstand hinaus erweitert. Und eine Kunst des Arztes besteht darin, den Humor des Patienten anzusprechen, um ihn so davor zu bewahren, sich von seiner Krankheit völlig absorbieren und gefangenhalten zu lassen.

Der erste Verbandwechsel

Der erste Verbandwechsel ist für den Patienten in aller Regel der schmerzhafteste und unangenehmste. Das ist verständlich, klebt doch der Mull an der Wunde mit den feinen Blutgerinnseln fest. Die anschließende Wundtoilette wird eher als erfrischend empfunden, auch wenn es ein bißchen prickeln kann. Bei dieser Gelegenheit versucht der Patient verständlicherweise, das Aussehen der Wunde zu beurteilen: Wie ist die Schnittlänge? Wie sieht die Naht aus? Ist die Umgebung der Operationswunde gerötet, und deutet irgend etwas auf eine drohende Infektion hin? Gibt es eine Schwellung? All diese kleinen Fragen münden in einer großen Frage: Wie stellt sich für mich als Patienten der sichtbare Zustand als unmittelbares Ergebnis der Operation dar?

Da der Patient nicht in der Lage ist, sich selbst eine Antwort zu geben, richtet er seinen fragenden Blick auf den Arzt, der den Verbandwechsel vornimmt. Zumeist wird dieser ihn beruhigen können, daß alles in Ordnung ist. Wenn der Patient interessiert ist, wird man ihm skizzenhaft die Technik und den Verlauf der Operation erklären.

Das Zeitprisma des Operateurs

Der Operateur verfügt über ein eingebautes »Zeitprisma«: Aufgrund Tausender solcher Befunde, die er gesehen, und Hunderter, bei denen er die Operation selbst durchgeführt hat, weiß er, wie die Genesung verlaufen wird. Er weiß, wie das operierte Gebiet in 3 Tagen, in 3 Wochen und in 3 Monaten aussehen wird. Meist wird er schon beim ersten Verbandwechsel in der Lage sein, den Patienten zu beruhigen und eine günstige Prognose zu stellen. Die Schwellung wird sich rasch zurückbilden, und das operierte Gesicht, die Brust oder der Bauch wird wieder »normal« aussehen. Solche Worte empfindet der in seiner Ungewißheit gefangene Patient als Trost für die Seele.

Wie bereits gesagt, ist die bange Neugier des Patienten besonders beim ersten Verbandwechsel gegeben. Der Arzt erlebt dieses Empfinden am stärksten beim Entblößen neu gestalteter Brüste oder neuer Konturen nach einer Straffung des Gesichts oder der Bauchdecke, aber auch nach einer Fettabsaugung an den Flanken, Oberschenkeln und Knien.

Die Stunde 0

Psychologisch gesehen ist es am spannendsten, wenn nach einer Nasenoperation zum ersten Mal die Schmetterlingsmaske vom Gesicht genommen wird. Dann betrachtet der Patient im Spiegel seine »neue Nase« – und der Operateur betrachtet nicht nur die

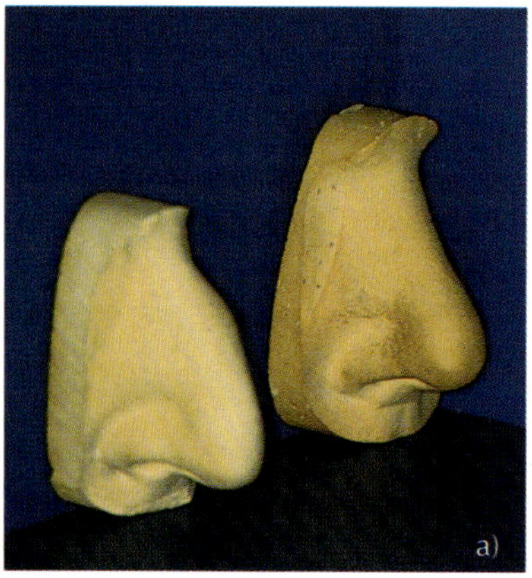

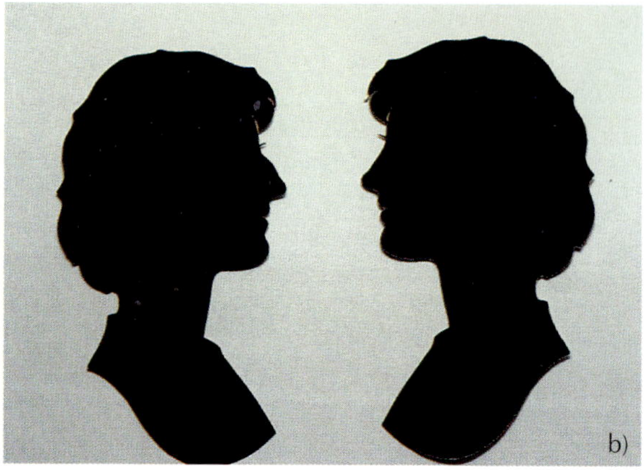

Abb. 107
Patientinnen über die Korrektur ihrer Nase
a) Eine Zahnärztin schenkte mir die Abdrücke ihrer Nase vor und nach der Operation, angefertigt aus Masse für Zahnabdrücke.
b) Scherenschnitte einer anderen Patientin vor und nach ihrer Nasenkorrektur

Nase, sondern die Mundwinkel des Patienten: Wenn sie auseinanderweichen, d. h. sich zu einem Lächeln breiten, dann ist es gut – der Patient ist zufrieden, der Chirurg kann aufatmen (Abb. 107). Dagegen ist es nicht gut, wenn sich die Mundwinkel des Patienten senken und er sich offenbar eine andere Vorstellung gemacht hat. Dann muß man ihn beruhigen und trösten. Nach diesem durchaus mystischen Augenblick, in dem die neue Nase »entschleiert« wird, gibt es bisweilen auch spontane und unerwartete Küsse auf die Wange des Chirurgen, als Ausdruck stummer Begeisterung der Patientin.

Energie und Angst des Chirurgen

»Workoholic« ist die ironische Bezeichnung für einen Menschen, der chronischen Selbstmord durch Arbeit begeht. Die Energie, mit der wir uns unserem Beruf hingeben, strahlt eine zauberhafte Schönheit aus. In der Medizin ist jeder neue Patient eine Premiere: Es gibt keine Wiederholungen, deshalb muß man die Begeisterung für unseren herrlichen und schweren Beruf immer aufs neue aus sich schöpfen können. Es bedarf keiner besonderen Bildung oder Menschenkenntnis, um Routine von begeisterter Hingabe an die Arbeit zu unterscheiden. Wie der Dichter sagt: »Wo ein Begeisterter sitzt, dort ist der Gipfel der Welt.«

Einer meiner chirurgischen Lehrer hat die Entwicklung eines Chirurgen in vier Phasen unterteilt:

1. Phase – Der Chirurg ist berechtigterweise unsicher. Er ist Anfänger und weiß, daß er nichts weiß. Das ist keine geringe Erkenntnis.
2. Phase – Der Chirurg ist unberechtigterweise sicher. Er hat schon vieles gesehen und getan und glaubt, alles zu können. Das ist die gefährlichste Phase.
3. Phase – Der Chirurg ist unberechtigterweise unsicher. Er hat viel gelernt, hat allerlei Komplikationen erlebt und fürchtet sich vor Unvorhersehbarem, das er weder selbst erlebt noch in der Literatur gefunden hat – nur weil die einzige Regel in der Medizin die ist, daß es keine Regel gibt.
4. Phase – Der Chirurg ist berechtigterweise sicher. Es ist der Zustand der Vollkommenheit, der Perfektion. Nur Auserwählte erreichen ihn. Doch auch hier lauert Gefahr: Durch selbstherrliche Kritiklosigkeit oder mit den Jahren kann man unbemerkt in die 2. Phase zurückfallen. Dann könnte der kürzlich verstorbene Chirurg Julius Hackethal recht haben, der vor dem Eingang seiner Klinik folgendes Schild aufgestellt hatte: »Vorsicht – Chirurg!«

Vier Phasen der Entwicklung

Ich persönlich glaube mich in der 3. Phase zu befinden und bin mutig genug, um zuzugeben, daß ich Angst habe vor meinem Können und vor meinem Nichtkönnen. Ich glaube, wenn es dem Chirurgen gelingt, vor sich selbst Angst zu haben, brauchen sich seine Patienten weniger zu fürchten.

Jeder Chirurg wünscht die Heilung seines Patienten

Große oder kleine Klinik?

Fast jeder Patient steht vor der Wahl, sich in einem großen Krankenhaus, vielleicht in einer berühmten Universitätsklinik, behandeln zu lassen oder sich in ein kleines Krankenhaus bzw. eine Privatklinik zu begeben. Man kann diese Frage nicht pauschal beantworten. Vorteile der großen Kliniken sind die Anwesenheit großer Autoritäten und funktioneller Ausstattung. Von Nachteil ist aus der Sicht des Patienten, daß ihn auch Ärzte operieren, die sich noch in der Facharztausbildung befinden (was sicherlich unentbehrlich ist). Oft wird der Patient von einem Arzt operiert und auf der Station von einem anderen Arzt versorgt. In manch einer großen Klinik ist der Patient auf eine Nummer, ein Objekt in der alltäglichen Technologie der Patientenbearbeitung reduziert.

Familienatmosphäre

In kleineren Kliniken herrscht häufig Familienatmosphäre, und der Patient weiß genau, wer ihn operieren wird. Er konnte seinen Operateur näher kennenlernen, hat zu ihm Vertrauen aufbauen können. Auch das Personal hat in solchen kleineren Kliniken oft ein familiäres Verhältnis zum Patienten. Der außenstehende Patient hat jedoch manchmal keine Möglichkeit, die Qualifikation des Operateurs zu überprüfen, weil nach dem Gesetz der Bundesrepublik Deutschland jeder approbierte Arzt operieren darf, auch wenn er keine Facharztausbildung abgeschlossen hat. Solche nicht bestens qualifizierten Ärzte hinterlassen häufiger unzufriedene Patienten, was einen Schatten auf den ganzen Berufsstand wirft. Im Zweifelsfall kann man von den Ärztekammern Auskunft und eine Liste der ausgebildeten Fachärzte erhalten. Das ist eine relative Garantie dafür, daß die Komplikationen auf ein Minimum reduziert werden.

Der Chirurg als Beistand

Wo immer der Arzt arbeitet, muß er sich ganz seinen Patienten widmen. Die Erfahrung lehrt, daß diejenigen Ärzte, die sich besonders um das Schicksal ihrer Patienten sorgen und darum zittern, besonders viel Erfolg im Heilen haben. Es hilft, wenn der Operateur am Abend vor der Operation die operative Technik aufs neue überlegt, wenn er selbst den Patienten verbindet oder die Fäden entfernt, wenn er ihn regelmäßig besucht oder ihm beim Aufwachen aus der Narkose zuflüstert, daß alles gut sein wird.

Diese Regeln hatte ich zunächst nur aus Intuition und ohne wissenschaftlichen Beweis für ihre Wirkung befolgt. Dann erfuhr ich von einer Studie in einer der angesehensten medizinischen Zeitschriften, dem New England Journal of Medicine. Dort wurde mitgeteilt, daß jene Patienten schneller heilen, deren Ärzte für sie zu Gott gebetet haben. Quod erat demonstrandum.

Chirurgisches Wunder

In einer breit angelegten Umfrage in den USA wurde die Frage gestellt: »Welcher Beruf ist in der amerikanischen Gesellschaft am wichtigsten?« Die Reihenfolge war interessant: An erster Stelle stand der des Präsidenten, es folgte der eines Richters am Obersten Gerichtshof und an dritter Stelle – der des Chirurgen.

Oft habe ich mich gefragt, was außer persönlicher Erfahrung das Bewußtsein eines Menschen auf diesen humanen, schweren und zugleich wunderschönen Beruf des Arztes bzw. Chirurgen richten kann. Neben den Erzählungen aus dem Bekanntenkreis über die Heilerfolge der Ärzte, die wir als angesehene und würdevolle Mitbürger kannten, hat mich die Literatur stark beeinflußt.

Viele Bücher berühren den Arztberuf nur am Rande, z. B. bei Tschechow, der selbst Arzt war. Eindrucksvoller waren für mich Romane, in denen die Medizin und gewissenhafte und ein wenig verkannte Ärzte das Hauptthema waren. So haben mich z. B. das Buch »Mikrobenjäger« von Paul de Kruif oder der brilliante Chirurgen-Roman »Nicht wie ein Fremder« von Morton Thompson begeistert. Ähnliche Wirkung auf mich hatte »El Hakim«, ein Buch von John Knittel über einen wunderbaren arabischen Arzt.

Ärzte in der Literatur

Am tiefsten haben mich jedoch die Werke von A. J. Cronin beeindruckt. Nachdem ich zufällig auf seine »Zitadelle« gestoßen war, die ich in zwei Tagen verschlang, habe ich in der Stadtbibliothek alle Bücher von Cronin ausgeliehen und gelesen. Das ist eine wunderschöne Romanserie über Ärzte, die in Armut studiert haben, um sich dann mühevoll und aufopfernd ihren Patienten zu widmen und sie trotz schlecht zugänglicher Wohnsitze und schwieriger Witterung zu retten.

Am Schluß des Medizinstudiums habe ich alle Bücher aufgestapelt, aus denen ich gelernt hatte. Der ganze Stapel war 223 Zentimeter hoch – genau einen halben Meter höher als ich. Als ich im Studium die erste Operation erlebte, spritzte plötzlich aus einer kleinen Arterie das Blut, und ich fiel schlicht in Ohnmacht. Der Blick in eine offene Wunde ist keineswegs natürlich. Heute, nach rund 10 000 Operationen, die ich selbst durchgeführt habe, und ungezählten, bei denen ich assistiert oder zugeschaut habe, handele ich nüchtern wie ein Pilot, der seine Check-Liste überprüft, bevor er die Triebwerke anläßt.

Wenn wir in die Haut schneiden, tun wir dies, weil wir darunter etwas verbessern wollen oder müssen. Ohne diese Absicht wäre die Operation nichts als eine Körperverletzung.

Wunderbarer Heilungsprozeß

Am Schluß der Operation nähen wir die Haut wieder, und nach ein paar Tagen ist die Wunde zugeheilt. In dieser Zeit haben die winzigen, blinden Kapillarsprossen, ohne zu sehen, wohin sie wachsen müssen, die »Schlucht« der Wunde mit Bindegewebe überbrückt. Aus der Wunde ist die Narbe geworden. Dieses Wunder, ohne das jede Chirurgie unmöglich wäre, heißt Wundheilung.

Der chirurgische Alltag (und die »Allnacht«) sind oft von Streß an der unsichtbaren Grenze zwischen Leben und Tod gekennzeichnet.

Bei schweren Verbrennungen ist der ganze Mensch, bei schweren Unfällen und Erkrankungen sind einzelne Körperteile tödlich bedroht. Der Chirurg ist oft in Zeitnot, ißt und schläft unregelmäßig. Der schwierigste Fall vor allem eines noch unerfahrenen Chirurgen ist derjenige, für den er nicht kompetent genug ist. Die wichtigste Kenntnis eines Chirurgen ist die der Grenzen des eigenen Könnens. Der Beruf des Chirurgen ist also schwer und anstrengend. Am größten ist jedoch die Enttäuschung nach einem Eingriff, der trotz aller Anstrengung keinen guten Ausgang hatte.

Das Privileg des Chirurgen

Alle Ärzte und besonders Chirurgen haben jedoch ein Privileg, das andere nicht haben: Das herrliche, lächelnde Gesicht des dankbaren Patienten, das wir fast täglich erleben, wirkt wie eine Droge, die jede Anstrengung und Mühe vergessen macht. Das ist ein großer Vorteil bei gleichzeitig hoher Belastung. Die Genugtuung nach erfolgreicher Arbeit, d. h. wenn wir einem Menschen geholfen haben, ist jedoch mit nichts vergleichbar.

Schönheit verspricht Glück

Es mag verwundern, aber in der Tat lernt man an den medizinischen Hochschulen nichts über Ästhetik und über optimale anthropometrische Proportionen. Wie entwickelt nun ein plastischer Chirurg das Gefühl für das Schöne, das Harmonische? Dieses Gefühl ist zum Teil angeboren, und zwar bei jedem Menschen, und muß zum anderen Teil gelernt und vervollkommnet werden.

In zahlreichen Büchern und Atlanten für plastische Chirurgie befinden sich Angaben, Maße und Grafiken zur menschlichen Anatomie, die für jeden plastischen Chirurgen unentbehrlich sind. So ist z. B. die Entfernung zwischen dem unteren Pol der weiblichen Brustwarze bis zur Hautumschlagfalte unter der Brust stereometrisch konstant, und jeder Chirurg, der es wagt, die Brust zu operieren, muß dieses Maß respektieren.

Schönheit nach Leonardo da Vinci

Leonardo da Vinci hat uns in seinem »Traktat von der Malerei« wichtige anatomische Feststellungen hinterlassen. Nach seinen Regeln sollen Daumen, Nase und Ohr gleich lang sein. Seinen Namen trägt auch das »Leonardo-Viereck«, das Nase und Ohr umfaßt. Die »Frankfurter Linie« verläuft durch die Mitte des Ohres und der Nase und teilt das Gesicht in horizontaler Richtung in zwei Hälften.

Der Bauchnabel befindet sich in der Mitte der Verbindungslinie zwischen den zwei höchsten Punkten der Beckenkämme. Die Außenmaße des Beckens sind nicht nur wegen der ästhetischen Proportionen wichtig, sondern auch für die Gebärfähigkeit der Frau – bei zu engem Becken muß man einen Kaiserschnitt machen. Den schön und harmonisch geformten Beinen gegenüber sind nicht einmal die Frauen gleichgültig, geschweige denn die Männer.

Das allumfassende Gefühl und die Intuition für das Schöne entwickelt man auch beim Fernsehen, beim Durchblättern von Illustrierten, aber auch beim Betrachten des pulsierenden Lebens, ob auf der Straße oder am Mittelmeer, ob in der U-Bahn oder in Polynesien. Man muß nur neugierig genug und fähig sein – diskret –, große Augen zu machen.

Vorbilder aus der Kunst

Persönlich halte ich auch Museumsbesuche und Ausstellungen der bildenden Künste für wichtig, um Kriterien für anthropometrische Details und anatomische Perfektion zu entwickeln. Mich hat das gewöhnliche, aber vollkommene Gesicht von Dalís Gala und ihr Körper mehr entzückt als Goyas Maja. Auch jetzt noch fühle ich göttlich-seelische Begeisterung, wenn ich an den Botticelli-Salon der Uffizien in Florenz zurückdenke, wo ich mich abwechselnd in die »Geburt der Venus« und in »Primavera« (Frühling) vertieft habe. Zauberhaft graziöse, fast durchsichtige Frauenkörper mit angedeutetem Bäuchlein, als würden sie der Mütterlichkeit huldigen.

Im Louvre sollte jeder die Venus von Milo sehen und bewundern, obwohl sie für den heutigen Geschmack zu kleine Brüste hat. Die Grazie ihrer zu Stein geronnenen Bewegung mit ihrer geheimnisvollen Vollkommenheit läßt nicht ahnen, daß es sich um eine uralte Kopie aus dem 2. Jahrhundert n. Chr. handelt.

Das Lächeln der Mona Lisa

Selbstverständlich mußte auch ich versuchen, das Lächeln der Mona Lisa (Gioconda) zu enträtseln. Leonardo da Vinci mußte Unterhalter und Musiker bestellen, während er sie porträtiert hat. Da begreift man, daß auch ein Bild manchmal den Betrachter enträtseln können müßte. Eine unglaublich interessante Typengalerie von Besuchern starrte sie an, fotografierte, manchmal mit schmerzlicher Gleichgültigkeit. Wenigstens für mich hatte Mona Lisa starke Konkurrenz, weil ihre Betrachter fast noch interessanter waren.

Feierlich sind für mich die Augenblicke, in denen ich aus nächster Nähe den unübertroffenen und unübertrefflichen David von Michelangelo oder die wunderschönen Jungen des Carravagio bewundern darf.

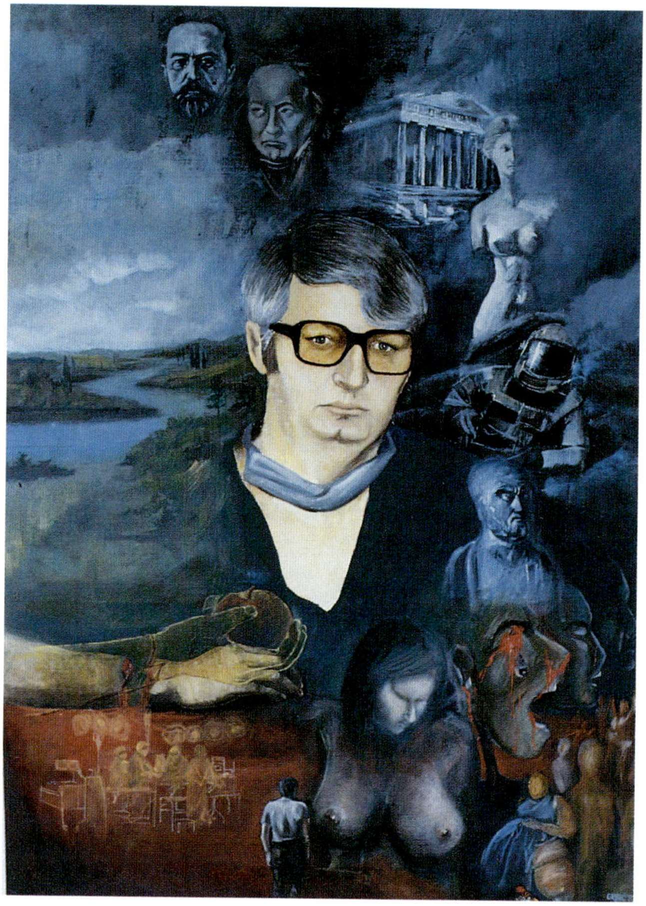

Abb. 108
Ein plastischer Chirurg schöpft seine Inspiration nicht nur aus medizinischen Quellen.

Überaus begeistert mich auch der Zauber impressionistischer Maler und deren sozusagen unvollendete Porträts und Akte, die jeder Betrachter unter Zuhilfenahme der eigenen Phantasie »beenden« kann.

Wenn ich in Berlin bin, versuche ich auch, das Ägyptische Museum zu besuchen, grabe mich vor der Plastik der Nofretete ein und kann nicht aufhören, ihre vollkommen geformte Nase und ihre vollen, harmonischen Lippen ohne billige Sensualität zu bewundern. Das vollkommene Profil der Lieblingsfrau des Pharaos Amenophis IV. – Echnaton – hat nichts von seiner Aktualität verloren, ganze 34 Jahrhunderte nach seinem Entstehen …

Vielschichtiges Phänomen der Schönheit

Die ästhetische Chirurgie, bekannter als Schönheitschirurgie, ist täglich mit dem Begriff der Schönheit befaßt. Was das schöne sei, konnte jedoch bislang niemand definitiv beantworten. Die Lektüre des nun folgenden Kapitels ist ausschließlich der Neugierde der Leserin, des Lesers überlassen. Hier verlasse ich das fast geometrisch-sichere Terrain der Wissenschaft und begebe mich ins Literarisch-Essayistische. Dabei soll das Phänomen Schönheit, das sich allen Definitionsversuchen entzieht, aus mehreren Blickwinkeln beleuchtet werden.

Vorbemerkung

Der ursprüngliche Titel des Buches lautete »Schönheitschirurgie und der Mensch«, in Anspielung darauf, daß nicht nur die ästhetische Chirurgie und chirurgische Prinzipien, sondern auch die Schönheit selbst das Thema sind. Wir alle fühlen uns berufen, zu wissen, was schön ist. Gönnen Sie sich also, wenn Sie möchten, einen Blick hinter den Vorhang der unterbewußten Zusammenhänge!

Die Verführerin aus der Savanne

Die Anfangssequenz des Films »Odyssee 2001« mit dem Crescendo aus »Zarathustra« von Richard Strauss zeigt den Affen-Urmenschen, wie er mit großen, trockenen Knochen mehrere kleine Knochen zersplittert. Macht er dabei Werkzeuge? Ist er wütend, weil ihn das Weibchen zurückgewiesen hat? Oder frustriert ihn die Ungewißheit der Zukunft? Vielleicht überlegt er sich auch einfach nur, wie er seinen Nachbarn Nahrung klauen könnte.

Hat alles ausgerechnet so angefangen? Zur Interpretation der Vergangenheit stehen uns ebenso viele Varianten zur Verfügung wie zur Vorhersage der Zukunft, wenn nicht mehr. Die Archäologie ist ja nur die Futurologie der Vergangenheit, und die Evolutionsforscher haben sich eine sehr phantasievolle Wissenschaft ausgedacht: Soziopsychologie. Nach einer Hypothese stammt das Menschengeschlecht von dem sogenannten Killeraffen ab. Tatsächlich eignet sich unser Gebiß ohne Eckzähne jedoch eher zum Zerkauen von Getreide und Obst als dem Zerreißen von Fleisch. Dafür spricht auch die Länge unseres Darms. Dieser gelernte Fleischesser soll sich dann bei der

Unser Vorfahr, der Killeraffe

Jagd aufgerichtet haben, und sein Gehirn entwickelte er dank des Gebrauchs der Hand.

Affenrebellen

Viel verlockender klingt die Hypothese, daß das Menschengeschlecht von Affenrebellen abstammt, die die Hierarchie ablehnten, der zufolge jeweils der tauglichste Affe die Spiel- und Lebensregeln bestimmt. Die Weibchen verkehren mit dem Ranghöchsten, weil nach dem Evolutionsgesetz nur die Fähigsten überleben, und noch heute kann ein Affe keinen Geschlechtsverkehr ohne Einladung durch das Weibchen erwarten. Unser rebellierender Vorfahr mit seiner neuen »Gesellschaftsordnung« wurde also an den Dschungelrand verbannt. Diese Hypothese wird durch die Tatsache gestützt, daß die Geschichte der Menschheit im Grunde eine Aufzählung von Rebellionen ist, bei denen sich stets der Schwächere gegen den Stärkeren auflehnt.

Kehren wir zu unserem Rebellenaffen am Dschungelrand zurück. Sein Reproduktionstrieb war verkümmert, und das schwächt den Arterhaltungstrieb. Dies erklärt die Leichtigkeit, mit der sich die Menschen heute gegenseitig umbringen, ohne sich um die Zukunft der Menschheit zu kümmern. In eine vergleichbare Kategorie fallen auch Verhütungsmittel und Abtreibungen. Unser vermuteter Vorfahr vermehrte sich ausschließlich aus sexueller Lust heraus. Wie der heutige Mensch genoß er sein Liebesleben zu allen Jahreszeiten Tag und Nacht. Das Weibchen begriff bald, daß sie den Partner nur sexuell binden kann. Tag und Nacht möglicher Geschlechtsverkehr war das einzige Mittel, das die beiden zusammenhielt. So begann die Promiskuität in der Welt der Säugetiere, beruhend auf dem Phänomen der Verführung. Nicht durch den Fortpflanzungstrieb, sondern durch den Zufall sexueller Befriedigung pflanzte sich diese Art fort bis zu den ersten Spuren von Verstand vor etwa 30 000 Jahren. Die Befriedigung war zuerst sexuell, dann sinnlich und führt später durch die kulturelle Entwicklung in der letzten zivilisatorischen Phase der Evolution zu den verschiedensten Vergnügungen.

Der Zufall sexueller Befriedigung

Im Oligozän, 35–25 Millionen Jahre vor unserer Zeitrechnung, lebten die »richtigen« Affen mit unseren Vorfahren, den marginalisierten Affenrebellen, die sich durch Promiskuität fortpflanzten, im klimatisch bedingten Überfluß der Dschungelfrüchte. In der kollektiven Erinnerung der Menschheit, in Mythen und Religionen, wird dies später als Paradies bezeichnet werden. Es befindet sich oben.

Es folgt das Myozän (25–13 Millionen Jahre vor unserer Zeitrechnung) mit katastrophalen Umwälzungen des Klimas sowie einer Verringerung der Nahrungsquellen und des Lebensraums. Durch die Aggression der fähigeren Affenkonkurrenten wurde unser Vorfahr vor 16 Millionen Jahren aus dem Dschungelparadies hinunter in die Savanne vertrieben – ohne Schutz gegen wilde Tiere und unvorbereitet auf die plötzlichen Klimaveränderungen. Dies bleibt in der kollektiven Erinnerung der Menschheit als Vertreibung aus dem Paradies verzeichnet. Aus dem Waldparadies wurde der Urmensch in die Hölle der feindlichen Savanne vertrieben – hinunter.

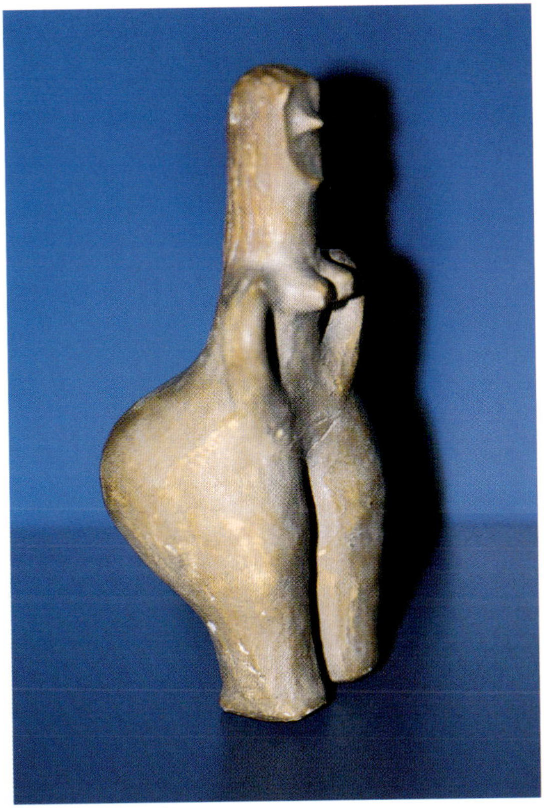

Abb. 109
Die »Venus von Odžak«, 7000 Jahre alt, mit dem überdimensioniert dargestellten Beckengürtel als Symbol der Fruchtbarkeit

Dank seiner Anpassungsfähigkeit war der Urmensch die einzige Lebensform, die trotz veränderter Lebensumstände überlebt hat. Die dazu notwendigen Elemente waren das Spiel als neugierige Erkundung der Umgebung und eine gesteigerte Sexualität.

In der Natur obliegen Initiative und Verantwortung für die Reproduktion dem Weibchen, unter dessen Vorherrschaft sich das Männchen in der Savanne organisierte (Abb. 109). Es zog hinaus, um Nahrung zu suchen und zu jagen, wobei sich sein abstraktes Denken entwickelte, während das Weibchen die Nachkömmlinge aufzog und intuitiver, instinktiver und emotionaler blieb.

Das Bild des Weibchens bzw. der Frau wurde schon in den frühesten Religionen als Fruchtbarkeitsgöttin verehrt. Erst später kommen, etwa im griechischen Pantheon, männliche Götter hinzu. Das Weib ist das Zentrum, der Herd. Immer, wenn der Mann in seinem Spiel die Ernsthaftigkeit der Lage erkennt, flüchtet er zu seinem Weibchen und damit auch zur Mutter, nach Schutz und einer neuen Dosis Kindheit suchend. Auch heute, nach Jahrtausenden des Einflusses von Kultur, Moral, Religion und Gesetz tauscht der Mann alles, was er hat, für das Vergnügen und die Sicherheit, die ihm die Frau bietet.

In der Savanne entwickelt sich das Matriarchat, und die Frau verführt ihren Mann, den Jäger (Abb. 109). Er bringt ihr und den Kindern Nahrung im Tausch gegen Geborgenheit und sexuelles Vergnügen. Die Verteilung der Nahrung überwacht die Frau, weil sie aus ihrer angeborenen Fähigkeit zum Umgang mit Kindern gerechter als der Mann ist.

Matriarchat

Bis vor 5000 Jahren herrschte die weibliche Altershierarchie des Matriarchats. Es war für die Frau nicht schwer, die führende Rolle zu übernehmen, denn der Mann ist ein Abhängiger: In der Kindheit wird er von der Mutter geführt, später wird er von seinen Abstraktionen berauscht, ständig die Kindheit erneuernd. In dieser Hierarchie verzichtet die ältere Frau auf Sex zum Wohlergehen der Gruppe und übernimmt als Ersatz dafür die Autorität in der Gruppe. Die Wiederholung dieser Sitte durch Tausende von Generationen ergab die Menopause.

Die Meuterei des Mannes wird aus der Menopause ein traumatisches Erlebnis machen. Die »neolithische Revolution« entstand aus der Erkenntnis des Mannes, daß auch er beim Zeugen des Kindes eine Rolle spielt und für die Geburt seine sexuelle Teilnahme notwendig ist. Darüber hinaus fiel ihm auf, daß seine Knochen größer und seine Muskeln stärker sind. Die Frau mußte vor dem physisch

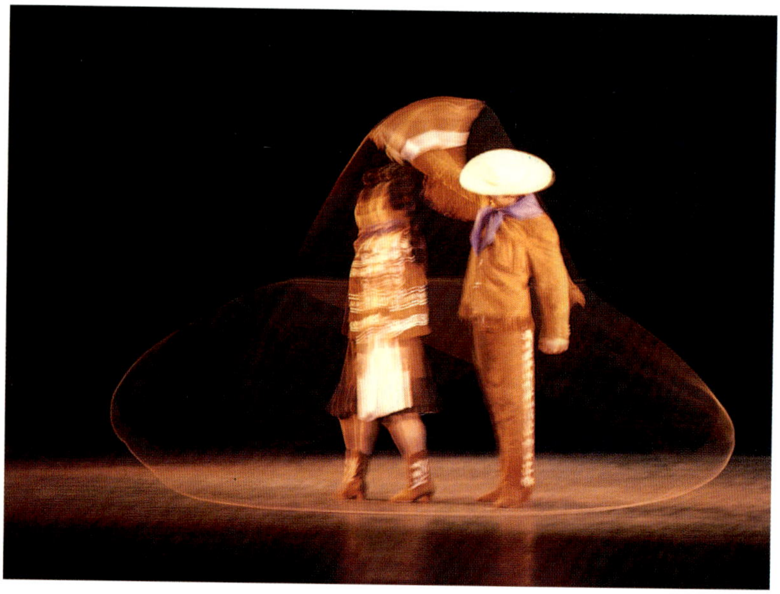

Abb. 110
Es ist eine Illusion des Mannes, seine Partnerin wählen zu können. Das darf er, wenn er auserwählt wurde, wählen zu dürfen.

stärkeren Mann zurückweichen. So entstand das Patriarchat, in dem wir uns heute noch befinden. Die im Vergleich zur Frau um 125 Gramm höhere Hirnmasse des Mannes (Studie von Pakkenberg und Voigt) entwickelte sich aufgrund des Spieles und der Hypertrophie der Abstraktionen. Die Geschichte ist seit dem Eintritt des Patriarchats eine Kette von Aufständen und eine ständige Suche nach neuen Selbständigkeiten.

In seinem brillanten Buch »Anthropologische Psychiatrie« bietet Petar Bokun die Lösung der absurden Patriarchatsprobleme durch die Vererbung der materiellen Güter auf das weibliche Geschlecht. Er schließt sein Kapitel »Ursprung der weiblichen Übermacht« mit dem romantischen Appell: »*Geben wir der Frau die Chance, die Art zu retten, damit der Mann in seinem unreifen Wettbewerb den Erdball nicht in das ›schwarze Loch‹ des Alls verwandelt.*«

Im Patriarchat, der allumfassenden Wandlung der gegenseitigen Beziehungen, versuchte der Mann, auch die Funktion der sexuellen Verführung zu übernehmen. Der Ärmste mit seinen Illusionen tut mir leid, denn noch immer heißt es im Volksmund: Die Frau wählt den Mann, der sie wählen darf (Abb. 110).

Die Frau wählt den Mann …

Körpersprache, Sexualität und Semiotik

Die komplexe Struktur des menschlichen Organismus ist bewundernswert, und die Funktionen einzelner Organe sind harmonisch aufeinander abgestimmt. Trotzdem sind viele mit ihrem Körper unzufrieden, ohne zu fragen, ob sie ihn so, wie er nun mal ist, auch verdient haben.

Der Mensch ist das einzige intelligente Wesen auf dieser Welt, heißt es. Zunächst wurde der Begriff »Intelligenz« unterteilt in linguistisch-verbale und mathematisch-logische Intelligenz.

Die Wissenschaftler der Harvard-Universität haben diese Unterteilung erweitert um die

Formen der Intelligenz

- musikalische Intelligenz (z. B. bei Komponisten, Dirigenten, Sängern),
- Orientierungsintelligenz (z. B. bei polynesischen Seefahrern),
- räumlich-kinetische Intelligenz (z. B. bei Tänzern und Sportlern) und die
- Kommunikationsintelligenz.

Gerade die letzten beiden Begriffe erforscht ein Zweig der Anthropologie, der sich mit Form und Entwicklung einzelner Körperteile in sozioevolutivem Sinne beschäftigt. Mit anderen Worten: Teile unseres Körpers senden Signale. Sie sprechen sowohl statisch durch ihre Form, als auch dynamisch durch ihre Bewegungen. Dem Autor dieser Zeilen erscheint die Entzifferung dieser Signale viel aufregender als z. B. die Dechiffrierung von Radiosignalen aus dem All oder von ägyptischen Hieroglyphen. Das Beobachten von Körpersprache könnte zum interessanten Gesellschaftsspiel werden, weil damit die verbale Kommunikation vervollständigt wird, und jeder kann auch unwillkürlich daran teilnehmen.

Unsere Wirklichkeit enthält die unterschiedlichsten Signale, die der Mensch aufnimmt und im Unterbewußtsein verarbeitet. Dabei wird die genetische Erinnerung eines jeden von Informationen aus der Vergangenheit dieses Planeten beeinflußt – bis zu einem Zeitpunkt vor 4 Millionen Jahren, als es noch gar keine Menschen gab. Wissenschaftler behaupten sogar, daß die Gene des einzelnen mehr »ahnen« als angenommen – bis in die anorganische Vorzeit zurück.

Riechdialoge

Die chemische Kommunikation geschieht durch »Riechdialoge«, die akustische Verständigung schließt alle akustischen Signale ein, jedoch die Mehrzahl der Signale registrieren wir auf optischem Wege.

Anfang dieses Jahrhunderts gründete Charles S. Pierce die Wissenschaft von den Zeichen, die Semiotik. Für diese Disziplin behauptet Umberto Eco, einer der bekanntesten Semiotiker der Gegenwart, sie könne *»all das, womit man lügen kann«* analysieren. Lassen Sie uns also die Analyse der Körpersprache vom Kopf her beginnen.

Das Haar bedeckt das Haupt des Menschen, und würde man es nicht schneiden, würde es bis zu 1 Meter lang. Täglich verlieren wir 50–100 Haare. Schon der Apostel Paulus predigte den Korinthern, daß kurzgeschnittenes Haar männlich sei. Langes Haar bezeichnete hingegen die Verwundbarkeit der Frau, die am Haar gepackt werden konnte. Die Bibel beschreibt, wie Dalila dem Samson die Quelle seiner Kraft raubte, indem sie ihm das Haar abschnitt. Allerdings wird ausgerechnet bei Männern mit hohem Testosteronspiegel das Haar früher ausfallen, sie werden kahlköpfig.

Die Augen sind die Hauptsensoren des Menschen; sie sammeln über 80 Prozent aller Informationen aus der Umgebung. Durch die weiße Lederhaut des Augapfels wird beim Menschen im Gegensatz zu den Primaten die Blickrichtung sichtbar. Jedes Auge hat etwa 200 Wimpern, die nie grau werden. Ein Blinzeln singalisiert dem Gegenüber ein gemeinsames Geheimnis oder einen sexuellen Wunsch. Gegen Ende des 13. Jahrhunderts wurden in Florenz die ersten Brillen produziert, und seitdem prägen Brillen den Gesichtsausdruck, obwohl sie nicht Teil des Gesichts sind. Das ist wichtig bei der Wahl des Brillengestells.

Was die Augen sagen

Die Augenbrauen sind beim Manne üppiger als bei der Frau. Diese zupfen ihre Brauen, um noch weiblicher auszusehen. Ansonsten signalisieren die Augenbrauen mit ihrer Form und Stellung verschiedene Stimmungen. Zusammengezogene Brauen und eine gerunzelte Stirn verraten Besorgnis. Wenn eine Augenbraue gesenkt und die andere gehoben wird, so gleicht diese Stellung einem horizontalen Fragezeichen und bedeutet Verdächtigung. Schräg zusammengeführte Brauen verraten Trauer. Zuckungen der Augenbrauen gelten als Begrüßungssignal der Menschen. Wenn Groucho Marx schnell die Brauen bewegt, ist das als erotisch-komisches Signal zu deuten, während ein Senken der Brauen als Ausdruck unangenehmer Überraschung zu deuten ist. Weitgeöffnete Augen bedeuten echte Überraschung. Zusammengezogene Augen suchen nach Schutz, während zusammengepreßte Augen Abscheu ausdrücken.

Um die Ohrmuschel des Menschen liegen die verbliebenen Anlagen von 9 Muskeln. Säugetiere haben den Reflex, in gefährlichen Situationen die Ohren an den Kopf zu legen. Ansonsten besteht die Hauptfunktion der Ohrmuschel darin, akustische Signale zu sammeln. Die Architektonik des Haut-Knorpel-Reliefs verhindert die akustische Verzerrung dieser Signale. Menschen, die ihre Ohrmuscheln verloren haben, hören grell verzerrte Töne.

Strafe für Ehebruch: Ohren ab!

Im alten Ägypten wurden die Ohren als Strafe für Ehebruch abgeschnitten. Die Erzieher männlicher Schüler im Orient durften ihren Schützlingen die Ohren langziehen, weil geglaubt wurde, daß auf diese Weise auch der Penis wachsen würde. Ungehorsamen Kindern wurden »die Ohren langgezogen«, um »schlafende Intelligenz« zu wecken.

Nur der Mensch hat Ohrläppchen, und bei jedem dritten Europäer sind sie angewachsen. Die Experten der somatologischen Typologie

Nur der Mensch hat Ohrläppchen

behaupten, daß angewachsene Ohrläppchen und abstehende Ohren bei den knochigen, ektomorphen Typen vorherrschen, während gut entwickelte Ohrläppchen und angelegte Ohrmuscheln bei wohlbeleibten, pyknischen, endomorphen Typen zu finden sind. Das Ohrläppchen ist auch eine wichtige erogene Zone. So hat der amerikanische Sexologe Kinsey festgestellt, daß durch das Reizen dieser Zone allein schon ein Orgasmus hervorgerufen werden kann.

Die Wangen sind Signalgeber für eine ganze Reihe von Emotionen: Wut oder Scham lassen sie rot werden. Während des Geschlechtsverkehrs zeigen sie Erregung. Auch wenn die Körpertemperatur ansteigt, entweder infolge von Emotionen oder bei Erkrankungen, erweitern sich die Kapillaren der Wangen und der Ohren, um den Wärmeüberschuß abzugeben: Man wird rot.

Der Mund als sexuelles Signal

Der Mund mit seinen roten Lippen steht in deutlichem Kontrast zur Farbe der umgebenden Haut. Das vergrößerte während der Evolution die mimische Ausdruckskraft der Lippen. Bei erotischer Erregung füllen sich auch die Lippen mit Blut, daher spielen sie auch als sexuelles Signal eine Rolle. Der Mensch ist, sich aufrichtend, auf frontale Kommunikation und Kopulation übergegangen. Die Primaten verkehren dagegen so, daß das Weibchen dem Männchen den Po zukehrt, und brauchen daher keine feuchten und geschwollenen roten Lippen.

Das erklärt vielleicht, warum sich Frauen seit Jahrtausenden die Lippen rot schminken, um aufregender zu wirken. Frauen verlangen häufig eine operative Vergrößerung der Lippen, um sinnlicher auszusehen. Schmale Lippen werden dagegen in der Literatur beispielsweise mit negativen Charakterzügen gleichgesetzt, was natürlich meist falsch ist.

Fütterungsritual

Anthropologen nehmen an, daß die Mutter früher, um das Kind von der Brust zu entwöhnen, das Essen in ihrem Mund aufgeweicht hat und es dann dem Baby von Mund zu Mund verabreichte. Somit würde der Kuß atavistisch den Kontakt zwischen Mutter und Kind imitieren. Außer dem Kuß sind uns auch andere Formen des oralen Trostes bekannt, z. B. Daumenlutschen, Schnuller, warme Getränke, Zigaretten und die Pfeife.

Der Hals ist die Brücke zwischen Hirn und Herz, Mund und Magen, Nase und Lungen, zentralem und peripherem Nervensystem sowie

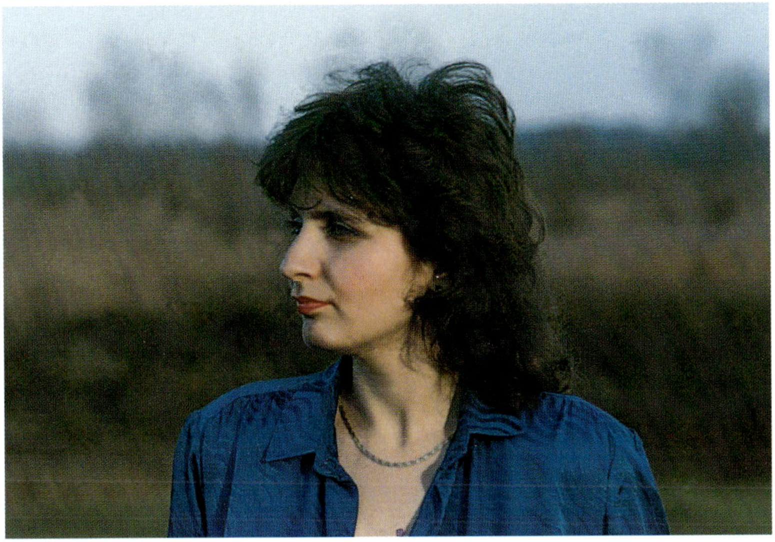

Abb. 111
Der subtilste Teil des weiblichen, aber auch des männlichen Körpers ist der Hals. Hier kreuzen sich die Verbindungen zwischen Hirn und Herz, Mund und Magen, Nase und Lungen, zentralem und peripherem Nervensystem sowie zwischen Augen und Brustwarzen.

zwischen Augen und Brustwarzen. Deshalb ist der Hals auch das subtilste aller Körperteile (Abb. 111). Der männliche Hals ist wegen seiner Muskulatur kräftiger und wird bisweilen zum Beispiel auch mit einem Stiernacken verglichen, während der weibliche Hals aufgrund des kürzeren Brustkorbs länger und schmaler ausgebildet ist, so daß er hin und wieder auch mit einem Schwanenhals verglichen wird. Der englische Anthropologe Desmond Morris unterscheidet 22 Halsbewegungen bzw. Kopfstellungen. Wenn wir z. B. die Schultern heben bzw. den Kopf zwischen den Schultern einziehen, schützen wir ihn vor möglichen Schlägen und Angriffen. Bei Menschen, die ihr Leben eher defensiv verbringen, wird das zur typischen Körperhaltung.

Was Hände und Finger sagen

Die männliche Hand ist im Durchschnitt doppelt so kräftig wie die weibliche, die dafür aber geschickter ist. Während eines Lebens beugt und streckt sich die Hand durchschnittlich 25millionenmal.

Die Bewegungen der Finger haben unterschiedliche Bedeutungen, die sich mit dem kulturellen Kontext und den einzelnen Epochen ändern. So hat der abgespreizte kleine Finger gegen Ende des 19. Jahrhunderts sexuelle Unabhängigkeit signalisiert, um später als übertrieben affektiert zu gelten. Lange Fingernägel bei Frauen bezeugten, daß sie der gehobenen Gesellschaftsklasse angehören: Sie brauchten nicht mit den Händen zu arbeiten.

Einzelne Finger und ihre Stellung dienten schon immer der Zeichensprache. Bekannt ist das von Daumen und Zeigefinger gebildete »O« als O. K oder Churchills »V«-Zeichen für den Sieg (victory).

Eine interessante Entwicklung erlebte der Daumen: Zur Römerzeit bedeutete der aufgerichtete Daumen – das herausgezogene Schwert – Tod für den Gladiatoren. Heute bedeutet er den Sieg. Ein abwärts gerichteter Daumen bedeutete hingegen, das Schwert in die Scheide zurückzustecken, also Gnade für den Gladiatoren. Heute ist er das Zeichen der Niederlage.

Die Hände dienten seit jeher dazu, um unterschiedlichste Stimmungen wiederzugeben. Die gekreuzten Hände auf dem Rücken dienen z. B. dem Ausdruck von Autorität und strahlen das Gefühl der Unantastbarkeit und Dominanz aus. Eine ganz andere Bedeutung haben die Hände auf dem Rücken eines Kindes: Es verschränkt sie hinter dem Körper, wenn es lügt. Wenn jemand die Arme oder Hände vor sich verschränkt, so ist das ein Zeichen der Abwehr, der Distanzierung, der Unsicherheit oder der Schutzlosigkeit. Die in die Seite gestemmten Arme bezeichnen Ablehnung. Die Ellenbogen sind dabei wie Pfeile nach außen gerichtet. Mit dieser »Akimbo-Stellung« sagt ein Wächter oder eine streitende Frau dasselbe aus: »Kommt mir nicht zu nahe.« Wenn ein Mann die Daumen in den Gürtel steckt, während die übrigen Finger in Richtung der Genitalien zeigen, ist das als »Cowboy-Stellung« bekannt und verrät aggressive sexuelle Absichten. Wenn ein Mann in Anwesenheit einer Frau sexuelles Interesse hat, spannt er instinktiv die Bauchmuskeln an und zieht den Bauch ein, um dynamischer zu wirken. Wenn er, im Gegenteil, kein derartiges Interesse hat, bleibt der Bauch schlaff. Wer während eines Gesprächs seine Nasenspitze berührt, will etwas verbergen. Tut er es häufig, spricht er eine Lüge aus. Überhaupt sind Berührungen der eigenen Haare und Ohren sowie des Gesichts ein Zeichen dafür, daß diese Person unangenehme Situationen überbrücken will.

Die Sprache der Arme

Die männliche Brust hat sich im Zeitalter der Jäger und Sammler stärker entwickelt, um dem Wild hinterherlaufen zu können, deshalb kann er sich auch heute noch »in die Brust werfen«.
Während der Stillzeit nehmen die weiblichen Brüste um ein Drittel an Volumen zu. Ungefähr zwei Drittel des Brustvolumens bestehen aus Fettgewebe, und nur ein Drittel ist Drüsengewebe, auch außer-

halb der Stillzeit. Haben die Brüste bei Frauen demnach überwiegend sexuelle Bedeutung, und ist ihre mütterlich-nährende Funktion zweitrangig? Bei Primaten und den übrigen Säugetieren kommen die primären Sexualsignale aus den primären Sexualzonen um das Hinterteil. Durch den aufrechten Gang verkehrt der Mensch gesellschaftlich und sexuell überwiegend frontal. Bei Frauen haben sich während der Evolution halbkugelige Brüste entwickelt, die sowohl visuell als auch taktil starke Sexualsignale darstellen. Im Gegensatz zu den Weibchen der Primaten und den übrigen Affen hat die Frau auch außerhalb der Stillzeit gewölbte Brüste.

Vom Po zur Brust

Die Brüste wachsen während der Evolution auch ohne chirurgische Hilfe. Heute wäre die Venus von Milo wahrscheinlich Kandidatin für eine Brustvergrößerung. Weil sie der Form nach als halbrunde Kugeln das Gesäß imitieren, stellen die Brüste das Gegenstück des ursprünglichen Sexualsignals der Frau dar. Das männliche Interesse für die weibliche Brust ist unterbewußt und instinktiv. Anthropologen halten es für einen der Irrtümer der Psychoanalyse, dieses Interesse als »infantil« oder »Rückschritt in die Kindheit« zu bezeichnen. Bei den Primaten ist die Brustwarze fast so lang wie der Daumen, bei Frauen wegen der prallen Wölbung der Brüste fast flach. Das erschwert das Stillen, so daß Frauen mit kleineren Brüsten hier Vorteile haben.

Veränderungen in der Evolution

Die Form der Brust unterliegt den zyklischen Veränderungen im Leben der Frau. Die kindliche Brust hat nur kleine Brustwarzen. In der Pubertät schwillt die Brust an. Die Brüste erwachsener Frauen werden spitz und fest. Ihre ideale, konische Form hat die Brust im Alter von 25 Jahren bei optimalem Spiegel der weiblichen Hormone. In diesem Alter sind auch die Lippen optimal geformt. Im hohen Alter sind die Brüste relativ schlaff. Bei korpulenteren Frauen verläuft dieser Prozeß schneller.

Auch der Rücken ist besonders bei Frauen eine Zone sexuellen Interesses, etwa in Zusammenhang mit einem Rücken-Dekolleté.

Der Bauch unterliegt bei Mann und Frau unterschiedlichen Kriterien. In früheren Zeiten war der Kugelbauch des Mannes ein Beweis dafür, daß er seine Familie ernähren kann. Im vorigen Jahrhundert wurde die Vorwölbung des Bauches sogar durch die Kette der Taschenuhr betont. Der moderne »Körpergeschmack« verlangt magere Bäuche ohne Rücksicht auf Alter und Geschlecht.

Bauch ist »out«

Das erotische Signal der Taille

»Die weibliche Taille«, schreibt der englische Anthropologe Desmond Morris, *»sendet verschiedene Botschaften: Die erste, allgemeine Mitteilung lautet: ›Ich bin weiblich‹, was gleichzeitig bedeutet, ›und bin nicht schwanger‹. Die zweite Botschaft leitet sich automatisch aus der vorherigen ab: ›Ich könnte schwanger werden.‹ Manchmal, unter bestimmten Umständen«*, schlußfolgert Morris, *»sendet die weibliche Taille die persönliche Botschaft: ›Du könntest mich schwanger machen.‹«*

Periodisch vom 16. bis ins 19. Jahrhundert und auch in den 50er Jahren dieses Jahrhunderts wurde die Taille der Frau durch Korsetts überbetont, und die Hüften und Brüste wurden dabei zusätzlich hervorgehoben. In jüngster Zeit propagiert die Frauenemanzipation das Vergnügen an Sport und Sex mit mädchenhaft-knabenhafter Figur ohne die betonten Hüften, die Fruchtbarkeit und Mütterlichkeit symbolisieren. Das Gebären und Aufziehen von Kindern »versklavt« die Frau, und das ist nicht mehr »in«. Anstatt der Korsetts gibt es nun rigorose Diäten, um das erotische Signal der Taille wieder zu betonen.

Bauchtanz als Sprache

Der Bauchnabel war bei den Frauen im vorigen Jahrhundert zu 92 Prozent rund; heute ist er es nur noch in 54 Prozent. Bei besonders mageren Frauen war er länglich und imitierte somit das äußerliche weibliche Geschlechtsorgan. In den streng islamischen Ländern ist es heute verboten, daß während des Bauchtanzes der Nabel sichtbar wird. Dieser Tanz entstand im Nahen Osten und zeigt ein Phänomen, das als »befruchtende Masturbation« bezeichnet wurde und den Geschlechtsverkehr einer Haremsdame mit ihrem meist desinteressierten und gelangweilten Gebieter wiedergibt. Die Bauchtänzerinnen machen drei Grundbewegungen: stoßend, kreisend und wellenförmig. Besonders für letztere ist es nicht wünschenswert, daß die Tänzerin zu mager ist.

Laut einer anderen Version hat der Bauchtanz seine Wurzeln in den Bewegungen, die früher bei der Geburt in der Hocke gemacht wurden. Ähnliche musikalisch-tänzerisch-erotische Symbolik haben polynesische Hulatänze oder Bühnenauftritte der Rocklegende der 60er Jahre, Elvis Presley, der deswegen »Elvis the pelvis« (Becken-Elvis) genannt wurde.

Drei Eigenschaften des weiblichen Gesäßes senden starke Sexualsignale aus. Wegen des höheren Fettanteils ist das Gesäß bei Frauen größer als bei Männern. Wegen der vorgewölbten Lendenwirbelsäule und der höheren Schuhabsätze der Frauen ist es auch erhabener. Die statomechanischen Eigenschaften des weiblichen Becken- und Beinskeletts bewirken, daß das Gesäß beim Gehen schwingt. Eine Frau kann mit ihrem Becken freilich auch übertrieben kokettieren, aber auch beim normalen Gang senden ihre Hüften erotische Signale aus.

Der »Sultantyp«

Auch das männliche Gesäß gewinnt in der Ära der sexuellen Liberalisierung an Wert für das weibliche Interesse. Der »Sultantyp« des Mannes, mit etwas breiterem Becken und muskulösem Gesäß, findet dabei größeres Interesse. Denn außer Kopf und Schultern ist dies der einzige Teil des männlichen Körpers, den die Frau während des Geschlechtsverkehrs stimulierend anfassen kann. Nach Umfragen unter Frauen scheint es ihnen dabei nicht gleichgültig zu sein, was sie berühren. In diesen Befragungen wird häufig das Gesäß als erregend angesehen. Biologisch steht fest, daß das breite, muskulöse männliche Gesäß eine gute Durchblutung hat. Das garantiert eine erfolgreiche Erektion, die dann bis ins fortgeschrittene Alter gewährleistet ist. Die durchschnittliche Frau kennt diese anatomisch-physiologischen Zusammenhänge nicht, ahnt aber intuitiv, was das knackige Hinterteil des Mannes verspricht.

Der aufrichtigste Körperteil

Es wird behauptet, daß die Beine der aufrichtigste Körperteil sind. Wenn wir uns langweilen oder unangenehm fühlen, klopft der Fuß mit den Zehen oder mit der Ferse auf den Boden, als ob er losgehen wollte. Der bei übereinandergeschlagenen Beinen pendelnde Fuß würde am liebsten von hinten treten.

Beim Sitzen sind drei Grundstellungen der Beine bekannnt: gespreizt, geschlossen und übereinandergeschlagen. Die beiden letztgenannten Stellungen verraten Zurückhaltung, die gespreizten Beine sprechen für Lässigkeit und sexuelles Selbstvertrauen. Geschlossene Beine betonen Anständigkeit und Passivität. Wenn Menschen in einer Gesellschaft nebeneinander sitzen, so werden Gleichgesinnte die Beine einander zugewandt und gegensätzlich Gesinnte oder Gegner voneinander abgewandt kreuzen.

Körperkontakt und Berührung haben große Bedeutung, auch im sozialen Sinne. Verhaltensforscher haben festgestellt, daß es uns schwerer fällt, jemandem eine Forderung abzulehnen, wenn er uns währenddessen berührt. Schulterklopfen ist eine verkürzte Form der Umarmung und drückt Unterstützung und Trost aus.

Verschönerung des Unsichtbaren – Kosmetik und Mode

Wahrscheinlich haben bittere Lebenserfahrungen die nette Filmschauspielerin und Sängerin Doris Day zu der Aussage veranlaßt: *»Die Frauen verschönern sich deshalb, weil das Auge eines Mannes besser entwickelt ist als sein Verstand.«*

Für die Kosmetikerin Hanna Schuster hängt die Schönheit von der Lebendigkeit ab, und für den großen deutschen Philosophen Immanuel Kant ist das Gefallen am wichtigsten für die Schönheit. Der bei Margot Hellmiss erwähnte chinesische Schriftsteller Li Yü schrieb 1671, daß eine Frau für die Vollkommenheit neben der Schönheit auch Anmut braucht. In der Tat ist Anmut ohne Schönheit anziehender als Schönheit ohne Anmut.

Kosmetik wird allgemein definiert als Kunst des Schmückens, der harmonischen Gestaltung und der Vervollkommnung des menschlichen Äußeren. Sie ist eine zusätzliche Quelle erotischer Anziehungskraft und verhilft zu Selbstvertrauen, Sicherheit und Gesundheit.

Kosmetik ist keine Erfindung der Moderne. Archäologische Ausgrabungen aus dem alten Ägypten stellen die Priester als erste Kosmetiker dar, die auch ärztliche Dienste verrichtet haben. Kosmetik war mit religiösen Gebräuchen verbunden. Noch 4200 Jahre v. Chr. haben die alten Ägypter in ihre Gräber Duftbehälter aus Elfenbein und Alabaster hineingelegt. Auf Papyrus wurden geheime kosmetische Rezepte zur Hautverschönerung, zur Beseitigung von Körpergeruch, überflüssigen Haaren und Hautfalten sowie für Haarwuchsmittel entdeckt. Hier werden auch zum ersten Mal Düfte wie Moschus, Ambra und Myrthe erwähnt. In der Bibel finden sich Passagen über die Kosmetik der alten Juden. Im Talmud gibt es Angaben über verschiedene Öldüfte, Massagen, Körperöle, Gesichtswasser, Baden und Balsamieren.

Kosmetik im Altertum und in der Antike

Hippokrates, der »Vater der Medizin« im antiken Griechenland, beschreibt in seinen Werken die Wirkung zahlreicher kosmetischer Mittel zur Verschönerung des Gesichts, gegen Haarverlust und gegen Sommersprossen. Es gab Sklaven, die von Priestern und Ärzten geschult wurden, um der Pflege der Schönheit und des Körpers zu dienen. Sie hießen Kosmeten.

Unter dem allumfassenden Luxus im goldenen Zeitalter der römischen Antike kam es dann zu einer wahren Blüte der Kosmetik: Duftanwendungen, Haarfärbung und -entfernung fanden immer weitere Verbreitung. Der berühmte griechische Arzt Galen schrieb ein Buch über Pflegemittel und Arzneien zur äußeren Anwendung. In seinen Schriften wird auch die erste offizielle Kosmetikerin Roms erwähnt – eine gewisse Cleopatra. Hier finden wir auch die Rezeptur eines Mittels, das noch heutzutage angewendet wird: »Cold cream«.

Verschönerung wird zu Teufelswerk

Das Christentum des Westens erklärt im Mittelalter jede Verschönerung zu Teufelswerk. Gleichzeitig blüht die Kosmetik in den islamischen Ländern richtig auf. Arabische Ärzte erkannten als erste, daß das menschliche Äußere über den Gesundheitszustand Auskunft gibt und daß Schönheit durch Diät (Fasten) und Therapie zurückgewonnen werden kann.

Im 16. Jahrhundert bricht Paracelsus jede Verbindung zwischen Kosmetik und »ethisch erhabener Medizin« ab, obwohl noch im gleichen Jahrhundert die englische Königin Elisabeth in Wein und Milch badet, um eine rosige und helle Haut zu bekommen. Die Entwicklung religiöser Dogmen und medizinischer Restriktion führt zur Ablehnung des Körperbadens in der Spätrenaissance, im Barock und im Rokoko. Aus Angst vor moralischer Unsitte und ansteckenden Krankheiten werden öffentliche Bäder geschlossen, und die abendländische Zivilisation macht eine Ära des Gestanks durch: Im Paris des 17. Jahrhunderts werden Nachtgefäße durchs Fenster auf die Straße geleert. Im Gegenzug werden Parfüms entwickelt, um den Gestank des ungewaschenen Körpers zu neutralisieren. Giovanni Maria Farina stellt 1725 das berühmte und bis heute beliebte »Kölnisch Wasser« her.

Im 20. Jahrhundert, besonders in dessen zweiter Hälfte, sind wir Zeugen der Expansion der kosmetischen Industrie, und »Schönheitsfarmen« schießen überall empor wie Pilze nach dem Regen. Die Verbindung der Begriffe »Gesundheit« und »Schönheit« dominiert derart, daß beide fast im gleichen Atemzug genannt werden, weil »Schönheit ohne Gesundheit« krank und »Gesundheit ohne Schönheit« unattraktiv ist.

Körperkultur

Nur am Rande sei erwähnt, daß in unserem Kulturkreis unter dem Begriff »Körperkultur« die Erhaltung der Gesundheit und der natürlichen Schönheit verstanden wird. Die Gesundheitspflege umfaßt eine gesunde Lebensart und Ernährung, den Wechsel zwischen Arbeit und Erholung, das Vermeiden schädlicher Genüsse und Umwelteinflüsse sowie Bewegung und Sport. Die Pflege einer guten Erscheinung als Kosmetik im engeren Sinne besteht aus Pflege der

Reinheit und Pflege der Schönheit. Für Reinheit sorgt die kosmetische Hygiene, die die Reinheit von Haut, Haaren, Finger- und Zehennägeln und natürlichen Körperöffnungen umfaßt.

Einteilung der Kosmetik

Kosmetik zur Schönheitspflege, d. h. ästhetische Kosmetik, wird unterteilt in:

1. korrektive Kosmetik (entfernt das Überflüssige, verbessert das Ungeeignete, versteckt das Unerwünschte);
2. regenerative Kosmetik (beeinflußt den Stoffwechsel der Haut im Sinne der Regenerationsbeschleunigung und Verjüngung);
3. dekorative Kosmetik (Schminken mit Puder, Rouge, Lidschatten, Krayons, Nagellack u. ä.);
4. therapeutische Kosmetik (Behandlung und Schutz der Haut, z. B. vor schädlichen Einflüssen der UV-Strahlen).

Medizinische Regenerationskosmetologie teilt sich auf in die dermatologische und die pharmazeutische Kosmetologie, die nach wissenschaftlichen Kriterien in der Vorbereitung und Produktion von kosmetischen Präparaten vorgeht. Es ist also klar, daß sich Medizin und Kosmetik gegenseitig nicht ausschließen. Paracelsus soll uns nicht böse sein, aber die Verbindung und gegenseitige Beeinflussung von Medizin und Kosmetik ist schon im alten Ägypten verwurzelt. Heutige Formen von Lotionen, Emulsionen, Cremes, Salben, Aerosol und Gel verdanken ihre Entwicklung der Kosmetik. Sogar bei der Behandlung bestimmter psychischer Erkrankungen werden kosmetische Prozeduren angewendet.

Auch das gehört zur Schönheitspflege

Moderne Ratgeber für Körper- und Schönheitspflege beschränken sich nicht nur auf klassische Make-up-Prozeduren wie Reinigen, Eincremen, Pudern, Lidschatten, Lidstrich, Styling der Augenbrauen und die Auswahl von Rouge. Man findet hier Ratschläge zur Pflege der Haare und Fingernägel. Die kompetenten Ratgeber machen Angaben über eine gesunde Lebensart, Diätetik, körperliche Bewegung und Gymnastik, Solarien und Saunabäder bis hin zur Entspannung und zum Streßabbau.

Ästhetische Chirurgie und Kosmetik sollten sich nicht gegenseitig bekämpfen. Beide Bereiche berühren sich, aber sie gefährden einander nicht. Wo die Macht der Kosmetik schließlich aufhört, beginnt der Indikationsbereich der ästhetischen Chirurgie. Es wäre einerseits falsch, zu früh zum Skalpell zu greifen, anderseits jedoch auch, allzulange vergeblich zu versuchen, die zu tiefen Falten mit Creme zu glätten.

Es gibt sehr kompetente Kosmetikstudios, die die Haut nach Rücksprache mit dem plastischen Chirurgen optimal für eine Operation vorbereiten können. Das bezieht sich auf die Verbesserung der Durchblutung, Elastizität und Vitalität. Segensreich kann die Hilfe einer Kosmetikerin auch nach der Operation sein. Sie kann eventuelle vorübergehende Blutergüsse durch Camouflage tarnen, die frisch operierte Haut mit Regenerationscreme pflegen oder später durch sanfte Massagen dazu beitragen, die Narben weicher zu gestalten.

Ich bin also nicht für Konfrontation zwischen Kosmetik und ästhetischer Chirurgie, im Gegenteil: Ich befürworte die Kooperation dieser zwei Fachgebiete. Alle drei Seiten können davon Nutzen haben, vor allem unsere Patienten bzw. die Kunden der Kosmetikerin.

Mode ist ein Begriff, der eine vorübergehend akzeptierte Lebensform umfaßt. Er bezieht sich auf Kleidung, Frisur, Möbel, Schmuck, Automobile, Vergnügungsarten, aber auch auf künstlerische, literarische und musikalische Trends. Altägyptische Mode ist plastisch dargestellt und gut erhalten in den Funden aus den Gräbern. Sehr interessant ist die Statue der »Schlangengöttin« aus der minoischen Epoche Kretas (1600 v. Chr.). Sie begeistert durch den Stil ihrer Kleidung sowie die Farbenpracht und Phantasie des Schmucks, wobei als schönstes Detail der nackte, durch das Kleid umrahmte Busen erscheint. Schon damals waren also »Oben-ohne-Modelle« bekannt. Im antiken Griechenland spiegeln Tanagrafiguren auf Vasen die Mode wider.

Höfische Mode

Im Mittelalter beginnen die europäischen Höfe, die Mode zu diktieren. Vom 14. Jahrhundert an ist der Hof in Dijon (Herzogtum Burgund, heute ein Teil Frankreichs) führend. Im 16. und 17. Jahrhundert übernimmt der spanische Hof diese Stellung mit der »spanischen Mode«. Ludwig XIV., der »Sonnenkönig« (1661–1715), ist einer der Initiatoren der französischen Mode. Rose Bertin (1744–1813), die Schneiderin von Marie-Antoinette, der Gemahlin Ludwigs XVI. (1774–1792), war die erste bekannte Modeschöpferin. Seitdem ist Paris die modische Hauptstadt der Welt.

Bürgerliche Mode

Im 19. Jahrhundert übernimmt das Bürgertum von Paris die führende Rolle in der Mode. In späteren Zeiten entstehen berühmte Modehäuser wie C. F. Worth, Jeanne Lanvin, Jean Paton, Chanel, Nina Ricci, Mme. Schiaparelli, Maggy Rouff, Christian Dior, Jacques Fath, Pierre Cardin, André Courrega, Yves Saint-Laurent oder Paco Rabanne.

London wird zur führenden Stadt in der Herrenmode, und nach dem 2. Weltkrieg besticht Italien als führende Modenation durch exzellente Designer und Modeschöpfer nicht nur in der Autobranche, sondern auch im Design von Schuhen, Hüten und Bekleidung.

Modejournale

Heute haben Modejournale die Rolle der Firmenvertreter übernommen und bieten Modekollektionen an, und Top-Mannequins zählen zur gesellschaftlichen Oberschicht. Aber auch dieser Berufsstand hat seine Sorgen. Einige meiner Patientinnen haben mich zu Modeschauen eingeladen, und so konnte ich auch »hinter den Vorhang gucken«. Dort drängt der Organisator die eleganten jungen Damen, sich blitzartig umzuziehen. Sie müssen teuflisch aufpassen, daß sie mit ihrer Schminke die wertvollen Modelle nicht beschmutzen. Es herrscht völlige Hektik. Wenn sie aber auf den Laufsteg treten, sind sie selbstsicher, apart und beschwingt.

Auch im Operationssaal – in unseren »blutigen Werkstätten« – sieht für den Laien nicht alles geheuer aus, wenn wir Fett absaugen oder blutende Unterhautschichten straffen. Auch Michelangelo schuf seine Wunderwerke in einer Werkstatt voller Marmorscherben und Staub. Letztlich zählt doch das Endergebnis.

Liebeselixier Amorin

Der französische Dichter und Mathematiker Paul Valéry schlüsselt die »Sprache der Götter« auf: »*Tränen, Lächeln, Seufzer, Ausdruck des Blickes, Kuß, Umarmung, Heiterkeit des Gesichts, spontanes Singen, Tanzen – auch der Geschlechtsverkehr (der unerklärlich in seiner Spannung und Verworrenheit der Zeugung selbst ist).*«

Was für Fäden sind das, die unsere Sinne und Gefühle vernetzen, um in unserem Bewußtsein die Begriffe der Schönheit und Liebe herauszukristallisieren? Platon läßt Sokrates in seinem Werk »Phaidros« sagen, daß die Liebe göttlich inspirierter Wahnsinn ist. Die Götter haben sich also, in verrücktem Spiel, die Liebe für Menschen ausgedacht.

Göttlich inspirierter Wahnsinn

Der schottische Philosoph David Hume schreibt in seiner Studie über die Verschiedenheit der Geschmäcker folgendes: »*Verlangen Sie von einem leidenschaftlich Verliebten, Ihnen die Ausgewählte seines Herzens zu beschreiben; er wird Ihnen sagen, daß er keine Worte findet, die ihre Reize erklären können. Er wird Sie ganz ernst-*

haft fragen, ob Sie jemals einer Göttin oder einem Engel begegnet sind. Sie hat eine so vollkommene Statur, so harmonische Gesichtszüge, so ein anmutiges Verhalten, einen so lieben Charakter, eine so heitere Natur. Aus all diesen Worten werden Sie nur heraushören, daß der arme Teufel verliebt ist ... Dasselbe göttliche Wesen wird von einem anderen Menschen für eine gewöhnliche Sterbliche gehalten, und er wird sie mit äußerster Gleichgültigkeit betrachten.«

Verliebtsein und Schönheit

Diese pessimistische Vivisektion der Verliebtheit mildert der irische Schriftsteller G. B. Shaw mit seiner Beobachtung, daß »*keine Frau so schön ist, daß sie für irgend jemanden nicht auch häßlich wäre, aber es gibt auch keine so häßliche Frau, die jemand nicht schön fände*«. Es läßt sich noch deutlicher ausdrücken: Es gibt keine häßlichen Frauen, es gibt nur Männer, die die Schönheit, die sich in jeder Frau wenigstens in Spuren verbirgt, nicht finden können.

Stendhal hat gesagt, daß »*Schönheit Glück verspricht*«. Nur zu gut wissen wir, daß nicht alle Versprechen erfüllt werden. Doch André Malraux hat mit seiner Feststellung recht: »*Sagt man zu einer unauffälligen Frau, sie sei schön, wird sie zwar nicht schön, aber bezaubernd.*« Ähnlicher Meinung ist auch der indische Dichter Rabindranath Tagore: »*O Du Schönheit, suche Dein Angesicht in der Liebe und nicht im Spiegel, der Dir nur schmeichelt.*«

Diese Bilder helfen uns, das Unbegreifliche zu verstehen. Über Jahrtausende widerstehen die Begriffe Schönheit, Liebe, ja selbst Glück irgendwelchen wissenschaftlichen Definitionen. Wir wissen, daß zuviel des Schmuckes keine Tugend ist. Nur: Wo liegt die Grenze zwischen Schönheit und Häßlichkeit, zwischen Liebe und Leiden, zwischen Glückseligkeit und Verwüstung des Geistes? Das kann uns kein Lebender sagen.

Die Wissenschaft ist absolut hilflos vor solchen göttlichen Kategorien: »*Schönheit ist eines der seltenen Wunder, vor welchen unsere Zweifel an Gott verstummen*«, sagt Jean Anouilh dazu.

Worauf Männer und Frauen aneinander achten

Interessante Ergebnisse brachte eine eigene Untersuchung über die Art, in der ein Mann eine Frau betrachtet, und andererseits, wie die Frau einen Mann wahrnimmt. Befragt wurden 200 Männer und 2000 Frauen. Um beim Mann Interesse zu wecken, muß eine Frau ein Minimum an körperlicher Attraktivität besitzen. Wenn die Männer jünger sind, betrachten sie eine Frau »aufwärts«: Waden, Gesäß, Brust und erst dann das Gesicht. Wenn sie reifer (und klüger) werden, schauen sie zuerst in die Augen – dort steht alles geschrieben. Derselben Untersuchung zufolge heben Frauen selten die anatomischen Details hervor. Sie geben häufig an, sehr wichtig beim Mann seien Charme, Intelligenz, Auftreten, Blick, Stimme, Humor, Handbewegungen usw. Die geistige Schönheit wäre für die Frau eigentlich wichtiger als die körperliche Schönheit. Wenn wir den weiblichen Standpunkt weiter analysieren, können wir feststellen, daß die Frau beim Manne Macht und Fähigkeiten sucht, mit denen er sie vergöttern kann. Das genügt ihr.

Fenster zur Seele

Über die Augen sagt man, daß sie die Seele verraten. Wenn uns jemand sehr gefällt, weiten sich unsere Pupillen automatisch. Im Gegensatz dazu verengen sich unsere Pupillen, wenn wir etwas Unangenehmes erblicken, und schwächen das Bild ab. Unser autonomes Nervensystem schont uns, indem es Ungeliebtes verdunkelt.

Leidenschaftliche Liebe, Schmerz, Leiden, Trauer machen unsere Augen glänzend, unser Blick ist glitzernd. Außer Menschen können nur noch Robben weinen. In Augenblicken der intensivsten Liebe oder des Hasses, wenn wir uns lange in die Augen schauen, prüfen wir unbewußt gegenseitig die Pupillenweite, weil unsere Pupillen nie lügen. Shakespeare drückt es einfach und schön aus: »*Die Liebe wird geboren, lebt und stirbt in den Augen.*«

In einer seinen charmanten Novellen schreibt Anton Tschechow, daß ein Wissenschaftler »*im menschlichen Hirn ein Alkaloid – Idiotin – gefunden hat*«. Auf der Suche nach dem Schönen im Menschen habe ich überlegt, auch nach einem Alkaloid – Amorin – zu suchen. Neulich erfuhr ich jedoch, daß mir andere Wissenschaftler zuvorgekommen sind. Aus dem Hirn Verliebter wurde ein besonderes Endorphin isoliert: Phenyläthylamin, das berühmte »Liebeshormon«, das übrigens auch in Schokolade gefunden wurde.

Allgegenwärtige Erotik

Erotik in der Massenkultur

Der große französische Soziologe der Massenkultur, Edgar Morin, widmet in seinem Hauptwerk »Esprit du temps« (Zeitgeist) ein ganzes Kapitel der modernen Erotik und ihrer Verbindung zur Werbung. Er schreibt: »*Die Erotik gewinnt den vollen Schwung ausgerechnet im Bereich der Massenkultur; nicht nur, daß Filme, Video-Clips, illustrierte Magazine, Veranstaltungen mit immer mehr erotischen Bildern gewürzt werden; wir werden von erhobenen Beinen, vollgepumpten Busen, glänzenden Haaren, halboffenen Lippen alltäglich überzeugt, daß wir bestimmte Zigaretten, Zahnpastas,*

Seifen, Sprudelgetränke und viele andere Produkte brauchen, wobei deren Zweck, offen gesagt, nicht erotisch ist.«

»Das Geld, ewig unersättlich, wendet sich an den Eros, der auch nie satt wird, um den Wunsch, die Befriedigung, das Vergnügen anzukurbeln (...)«

»(...) die erotischen Bilder sind nicht nur an die Männer adressiert, sondern an Frauen und Männer gleichermaßen, und manchmal auch vorwiegend an die Frauen. Diese Bilder unterrichten Frauen im verführerischen Verhalten. Das sind Muster, woraus sie ihre Macht schöpfen (...)«

... nicht nur an Männer gerichtet

»Die Ware nützt geschickt das Bild der wünschenswerten Frau aus, um von der Frau selbst gewünscht zu werden, denn es wird mit ihrem Wunsch gerechnet, dann vom Mann gewünscht zu werden (...)«

»Von 1950 an dreht sich der Striptease um den Busen: Die Blusen widerstehen dem Andrang der großen Brüste nicht. Das ist das Herrschen eines neuen Idols der Massenkultur; das ist nicht die nackte Göttin der antiken Religionen; das ist nicht die bis zum Hals zugeknöpfte christliche Madonna, sondern die halbnackte Frau, die ewige Verführerin (...)«

»(...) Diätetische Produkte sind auch verführerische Mittel geworden, die der Gesundheitstugend die Schönheitstugend hinzufügen, weil sie außer einer gesunden Leber auch Schlankheit für Mollige bewirken (...)«

»(...) Es wäre undenkbar, daß die Frau in die erotische Sklaverei gefallen wäre in dem Augenblick, da sie sich in allen anderen Bereichen emanzipiert hat (...)«

Morin beendet sein Traktat mit der These, daß die oberflächliche (»epidermale«) Erotik die genitale Sexualität schwächt, was zum Anstieg der Homosexualität, der Halbfrigidität und Halbimpotenz führt. Doch die Welt der Massenkultur ist nicht der Seele beraubt, *»das ist eine Welt zwischen dem Wunsch zu verführen und dem Wunsch zu lieben«*.

Gefahren der oberflächlichen Erotik

Der große Denker dieses Jahrhunderts, der Ungar Béla Hamvas, gräbt in seinem Kultwerk »Scientia sacra« noch tiefer in der Phänomenologie der inneren und äußeren Schönheit. Für ihn ist die Schönheit keine Eigenschaft, sondern Ähnlichkeit mit dem Göttlichen, verkörpert in der himmlischen Jungfrau Sophie. Ihre Schönheit und Weisheit sind Liebe, und sie erwecken die Liebe. Ihr wird die irdische Frau Eva gegenübergestellt. Sie hat die Schönheit in der Welt des Geistes verlassen und gegen den Reiz getauscht. Sie ist nicht

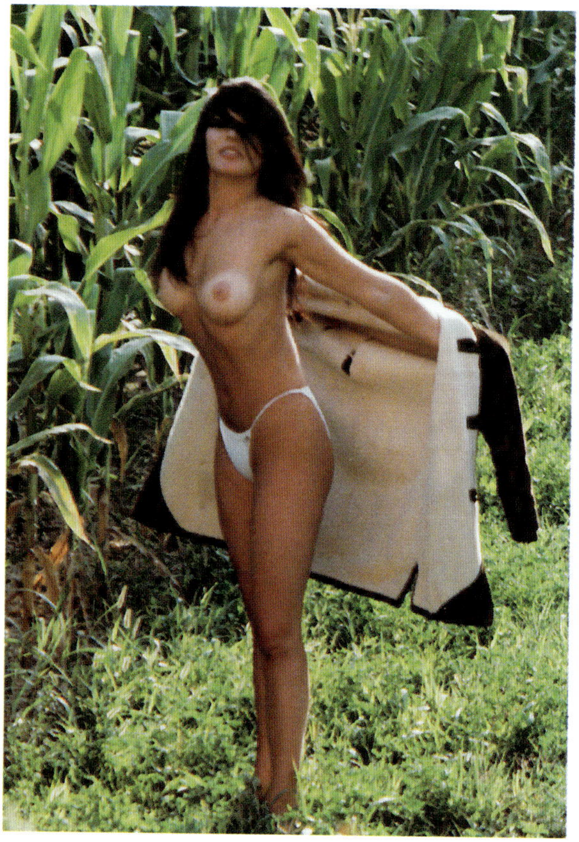

schön, sondern verführerisch. Ihr Hauptziel ist es, feenhaft zu sein.

Wahre Schönheit kann nicht verlorengehen. Was verloren wird, sind Mittel zur Verführung: die Reize. Deshalb ist es die größte Angst der Frau, alt und häßlich zu werden. Opfer der Ursünde (Verführung) ist dabei nicht nur Adam, sondern auch Eva. Wenn man dann aus der Verzauberung erwacht, fühlt man sich betrogen, *»weil man statt des Gesichts die Maske gewählt hat«*, folgert Hamvas (Abb. 112).

Der Mensch der Gegenwart hält, zumindest in der Kultur der westlichen Welt, seinen Körper für sein alleiniges Eigentum. Familiensinn und religiöse Tugenden wurden weitgehend verworfen, was zu einer modernen Form des Narzißmus geführt hat. Dabei ist die Verliebtheit in den eigenen Körper eigentlich die materialisierte Angst vor dem Tod. Für den Menschen der Gegenwart ist die Gesundheit mit einem positiven Körperbild die einzige Form des Glücks, die er kennt, behauptet der amerikanische Futurologe Alvin Toffler. Der englische Schauspieler Peter Sellers hat das einmal folgendermaßen formuliert: *»Der moderne Mensch kennt offenbar kein höheres Ziel, als gesund zu sterben.«*

Abb. 112
Erotik als Lehre von der Verführung deutet mehr an, als sie zeigt, und ewig lockt das Weib …

Es scheint, daß Erotik und Narzißmus dominante Konstanten der modernen Gesellschaft geworden sind. Die Andeutung dieser Vermutung finden wir am Anfang dieses Jahrhunderts in dem imposanten Werk des französischen Bildhauers Auguste Rodin: »Der Denker« und »Der Kuß« sind seine berühmtesten Werke. Mich hat seine Skulptur »Das ewige Idol« begeistert. Ein graziler Frauenkörper lehnt sich nach hinten, der Mann kniet ihr zu Füßen und küßt sie unter die linke Brust, zwischen dem Bauch als der heiligen Stätte, an der die

Erotik und Narzißmus – dominante Konstanten der Moderne

Frucht wächst, und der linken Brust als Nahrungsquelle, die über dem Herzen liegt. Ich kann mich nicht entsinnen, jemals soviel glühende und zugleich unschuldige Erotik gesehen zu haben. Ich wundere mich, daß dieser Marmorblock nicht zusammengeschmolzen ist wie eine Kerze. Und ich habe begriffen: Von der Savanne bis heute hat sich nichts geändert. Die Frau ist Göttin der Fruchtbarkeit geblieben, das »ewige Idol« bleibt.

Mythologie des Alltäglichen

»Schau mir in die Augen, Kleines«, sagt Humphrey Bogart in dem Kultfilm »Casablanca« in einer innigen Szene zu Ingrid Bergman. Diese einfachen Worte sind Millionen Zuschauern unter die Haut gegangen und haben sich eingeprägt.

Die Filmkunst hat in unserem Jahrhundert unter allen Kunstarten den wichtigsten Platz erobert – die »Fabrik der Träume« wurde jedem zugänglich. So kann jeder vom Erfolg träumen, der Erfolg selbst ist etwas ganz anderes. Die Bilder, die sich bewegen und sprechen, prägen das Bewußtsein von jedermann, und so sind globale Engramme entstanden. Schablonen von Typen und Verhaltensweisen werden ins kollektive Unterbewußtsein der Menschen übertragen. Während der Zeit von Brigitte Bardot trugen viele Mädchen Pferdeschwanz, die Jungen imitierten die Gangart von John Wayne oder die Nonchalance von Jean-Paul Belmondo, junge Frauen schaukelten mit den Hüften wie Gina Lollobrigida oder lächelten wie Marilyn Monroe.

Die Macht des Films

Die Filmindustrie diktiert tatsächlich nach eigenen Maßstäben Verhaltensweisen, aber auch Frauen- und Männertypen nach universalem »Über-Geschmack«.

Unter den Frauen symbolisiert Brigitte Bardot als kindlicher Vamptyp eine neue weiblich-provozierende, körperliche Frechheit. Damit und nicht mit ihren eher bescheidenen Proportionen hat sie den Mythos von »B. B.« etabliert. Sie wurde am meisten imitiert. Auch der heutige Star Claudia Schiffer ist nur die gelungenste Kopie der Legende aus Saint-Tropez. Der Sex-Appeal von Marilyn Monroe stand im völligen Widerspruch zu ihrer wahren Natur. Norma Jean Mortenson, wie sie bürgerlich hieß, sehnte sich in Wirklichkeit nach gewöhnlicher, aufrichtiger Liebe. Ihr flehender Blick verrät die reine Sehnsucht. In der Welt der Räuber, Diebe und Werbelügen konnte sie ihre Ideale jedoch nicht finden. Somit stehen auf unserer Topliste weder Liz Taylor noch Sophia Loren oder die »göttliche« Greta Garbo, und noch viele andere Schauspielerinnen mit glänzender Begabung und grandiosem künstlerischem Opus fehlen. Unser Auswahlkriterium ist der Magnetismus der Erscheinung und der massenhaft auftretende Wunsch nach Imitation.

Schauspieler schaffen Männerbilder

Unter den Schauspielern wird die höchste Verehrung dem »Rebellen ohne Grund«, James Dean, zuteil. Seinen Typ des ausgestoßenen Jungen hat man fast hysterisch imitiert. Dazu trugen auch sein Ideal »Schnell leben, jung sterben und eine schöne Leiche sein« und die tragischen Konsequenzen daraus bei. Den zweiten Rang nimmt der bereits erwähnte Humphrey Bogart ein, obwohl auch Marlon Brando keineswegs chancenlos war. Es fällt auf, daß die ausgewählten Männer eher »cool« sind; sie sind nicht so schön wie Apoll. Im Gegenteil: Schauspieler wie Clark Gable oder Errol Flynn sind eher süßlich. Vielleicht hätte Rock Hudson Chancen gehabt, weil er bei Frauen so uneingeschränkt beliebt war. Hätte er bloß nicht ein so trauriges Ende gehabt.

Miß-Wahlen

Ein einzigartiges Phänomen der Gegenwart sind auch die verschiedenen Schönheits- und Miß-Wahlen. Soziologisch gesehen bedeuten sie die Reduktion der Qualitäten der Frau auf die reine Äußerlichkeit, auf die Hülle.

Als plastischer Chirurg wurde ich ein paarmal eingeladen, in der Jury von Miß-Wahlen mitzuwirken. Mich interessierten dabei die Hintergründe und die Motive dieser jungen Frauen, sich selbst so zu exponieren. Meist sind es attraktive und selbstbewußte Frauen, die häufig, entgegen vielen Vorurteilen, klug und intelligent sind. Sie sind entschlossen, die Chance zum »Senkrechtstart« und schnellen Erfolg wahrzunehmen. Diese Absicht ist genauso legitim wie die der jungen Männer, die mit Boxhandschuhen versuchen, sich Erfolg und Ruhm zu erkämpfen.

Prominente Staatsmänner wie Napoleon, Churchill, Kennedy bis hin zu Willy Brandt haben mit ihrer Erscheinung, Gestalt und Gestik Spuren im Bewußtsein der Menschheit hinterlassen. Ein Teil der Jugend trägt heute das Bild von Che Guevara auf dem T-Shirt, ohne überhaupt zu wissen, wer er war. Unter den Sängern imitiert Michael Jackson mit erotischer Pantomime seinen ruhmreichen Vorgänger Elvis Presley, und als erotische Star-Sängerin versucht Madonna mit ihrem exhibitionistischen Outfit den geheimnisvollen Charme des Stars der Vergangenheit, Marlene Dietrich, nachzuahmen – vergeblich, die Kopien sind zu mechanisch, wie computerisiert.

Zwischen Sport und Musik ist es schwer zu entscheiden: Wessen Lächeln war charmanter, magnetischer? Das des Jazz-Stars Louis Armstrong oder das des Königs des brasilianischen Fußballs, Pelé? Die Sportgrößen bekommen entsprechende Titel: Steffi Graf ist die Gräfin, und Franz Beckenbauer ist der Kaiser. Boris Becker erinnert mit seinem Lebenslauf an das Schicksal des unverwundbaren Siegfried aus dem Nibelungenlied, mit Aufstieg, Niedergang und erneutem Aufstieg, obwohl der Held der Gegenwart aus Leimen keineswegs im Blut des besiegten Drachen gebadet hat.

In den Werbespots des Fernsehens betrachten uns Gesichter und Gestalten, die sich mehr oder minder in unser Bewußtsein einprägen. Das Bombardement dieser Eindrücke enthält eine einzige Mitteilung: Verhalten Sie sich so, gestalten Sie sich so. Die Barbie-Puppe ist längst viel mehr als ein simples Spielzeug. Sie ist ein pädagogischer Imperativ. Die Mädchen, die mit ihr spielen, lernen, wie sie auszusehen haben, wenn sie erwachsen werden. Dieses Kulturmedium ist eine weitere Art der Coca-Colisierung der Menschheit. Die Werbefüchse wissen, daß der Mensch ein großer, konsequenter, ja vollkommener Imitator ist.

So wirkt die Barbie-Puppe

Viele Völker haben auf Grund ihrer Vergangenheit, aus Sagen und Legenden mit mehr oder weniger Phantasie fabelhafte Geschichten geschaffen. Schon in der frühen Kindheit werden uns Fabeln und Märchen erzählt und bilden auf der unterbewußten Ebene unsere sozialen Reflexe. Eines der interessantesten Märchen ist »Das häßlichen Entlein«, das so bitterlich über sein Schicksal als häßlicher Sonderling weint. Alle Kinder atmen auf, und ihre Gesichter strahlen, wenn sich schließlich herausstellt, daß es sich in Wirklichkeit um einen wunderschönen Schwan handelt.

Das Erotische im Märchen

»Spieglein, Spieglein an der Wand ...«, mit diesen Worten prüft die böse Königin täglich, ob sie die Schönste im ganzen Land sei. Und so gerät das junge, schöne und unbesorgte Schneewittchen in große Gefahr, weil es plötzlich schöner geworden ist. Die böse Königin ist wahrscheinlich gar nicht häßlich, aber sie gerät außer sich, als sie erfährt, daß sie nur noch die Zweitschönste ist. Der weibliche Konkurrenzkampf der Schönheit wegen kommt in dieser Fabel gut zum Ausdruck. Diese Schablone wiederholt sich im realen Leben unzählige Male. Das Junge und das Schöne hat alle Rechte und Vorteile; das weniger Schöne, das Ältere hat das Nachsehen.

Recht und Unrecht

Jede medizinische Tätigkeit muß im Einklang nicht nur mit dem eigenen Gewissen, sondern auch mit dem geltenden Recht stehen. Seit alten Zeiten gibt es gesetzliche Bestimmungen, die die ärztliche Behandlung regulieren und auch Unsachkundigkeit und eventuell schuldhafte Behandlung bestrafen. Besonders streng in jeder Hinsicht war das Gesetz des Königs Hammurapi (1728–1686 v. Chr.). Dort steht: »*Wenn ein Arzt einen Mann mit bronzenen Lanzetten behandelt, und der Mann verliert das Auge, dann sollen dem Arzt die Hände abgehauen werden (...)*«. Auch damals schien es offenbar gefährlicher, operative als konservative Medizin zu betreiben.

Wie Ärzte früher bestraft wurden

Im alten China war es üblich, daß der Arzt seine Einnahmen von den Gesunden bezog. Wenn die Patienten krank waren, wurden die Abgaben an den Arzt eingestellt. Dann mußte er versuchen, seine Kranken schnell wieder genesen zu lassen.

Die alten Ägypter haben den Arzt von der Schuld für eine erfolglose Behandlung befreit, wenn er nach damals anerkannten Methoden behandelt hatte. Auch zu Hippokrates Zeiten im antiken Griechenland gab es keine Haftung für eventuelle Kunstfehler. Alexander der Große ließ jedoch einen Arzt hinrichten, weil der seine Feldarbeit nicht unterbrechen wollte und daher einem Patienten seine Hilfe verwehrt hatte. Heute würde man dies als »unterlassene Hilfeleistung« bestrafen.

Kirchenrecht für Mönchsärzte

Im Mittelalter regulierte dann das Kirchenrecht die Behandlungsrichtlinien für Mönche. Die Rückständigkeit dieser restriktiven Auffassungen hat u. a. dazu geführt, daß der Vater der europäischen plastischen Chirurgie, Gaspare Tagliacozzi (1545–1599), außerhalb der Stadtmauern von Bologna begraben werden mußte. Seine Nasenrekonstruktion vom Oberarm aus – die »italienische Methode« – muß wohl als Teufelswerk betrachtet worden sein.

In unserem Jahrhundert wird alles, auch die plastische Chirurgie, mit immer mehr Gesetzen reguliert. Es war ein langer, steiniger Weg, bis die plastische Chirurgie in Deutschland als eigenständiges Fach anerkannt wurde. Dieser Erfolg ist den enthusiastischen Pionieren der 60er Jahre zu verdanken, die auch viele jüngere Ärzte ausgebildet haben.

Nach dem Urteil eines Oberlandesgerichtes darf sich jeder Arzt als »Schönheitschirurg« bezeichnen, und da die Ärztekammern die chirurgische Ausbildung als Teil der medizinischen Grundausbildung betrachten, kann jeder approbierte Arzt Operationen durchführen. Als Folge dieser Praxis gibt es einige Ärzte, die im Ausland einige Wochen oder Monate bei den großen Meistern der ästhetisch-plastischen Chirurgie als Gastärzte zugeschaut haben. Und bei großen Chirurgen sieht alles sehr einfach und leicht aus. Nun kehren diese Ärzte nach Deutschland zurück, bezeichnen sich als »Schönheitschirurg« und fangen an, selbständig zu operieren. Es mag sein, daß einige von ihnen talentiert und geschickt sind, doch Komplikationen sind bei ihnen auf Grund mangelnder Erfahrung und lückenhafter Ausbildung viel häufiger als bei einem zum Facharzt für pastische Chirurgie ausgebildeten Mediziner.

Schönheitschirurg – eine ungeschützte Bezeichnung

Ästhetisch-plastische Operationen werden auch von Ärzten anderer Fachgebiete durchgeführt, z. B. operieren manche Gynäkologen Brüste, HNO-Ärzte operieren im Gesicht, und zwar nicht nur Hals, Nase und Ohren usw. Unabhängig von der Fachrichtung sollte die operative Behandlung von einem Arzt vorgenommen werden, der die Vorbereitung, die Operation selbst und die Nachbehandlung gut beherrscht. Auch nicht alle Fachärzte für plastische Chirurgie befassen sich mit der ästhetisch-plastischen Chirurgie. Es ist daher allgemein zu bedenken, ob ein Arzt einer anderen Fachrichtung, der ästhetisch-plastische Operationen nur sporadisch durchführt, über eine ausreichende Routine auf diesem Gebiet verfügt.

All dies sind Gründe, warum immer mehr Schadenersatzprozesse geführt werden. Diese Modeerscheinung kommt aus den USA, wo die Sitten zum Teil so weit entartet sind, daß manche Menschen, die in finanziellen Schwierigkeiten sind, sich nur aus diesem Grund operieren lassen. Ihr Vorhaben steht von vornherein fest: Sie werden mit dem Ergebnis der Operation nicht zufrieden sein und Entschädigung verlangen. Obwohl man, Gott sei Dank, nicht alles aus Amerika nach Europa verpflanzen kann, nehmen auch hierzulande die Prozesse zu, mittlerweile auch zwischen Ärzten. Die Fehler der plastischen Chirurgen sind offensichtlich. Am häufigsten sind Patienten betroffen, die von unseriösen Ärzten mit mangelnder Ausbildung behandelt wurden. Diese Prozesse bringen dann leider den ganzen Berufsstand in Verruf.

Schadenersatzprozeß – Mode aus den USA

Mangelnde oder unterlassene Aufklärung des Patienten vor der Operation ist der häufigste Grund für von Patienten gewonnene Prozesse. Nach Artikel 2, Absatz 2 des Grundgesetzes ist dem Arzt ein körperlicher Eingriff nur dann erlaubt, wenn der Patient seine Einwilligung dazu unterschrieben hat. Zuvor müssen eine gründliche Aufklärung über die Art der Operation und mögliche Risiken und Gefahren erfolgen. In ihrem Buch »Zur Lage der plastischen Chirurgie« schreibt Ursula Schmidt-Tintemann: »*In der plastischen Chirurgie ist beinahe jeder Eingriff ohne die Ergründung der Motive des Patienten, ohne dessen Aufklärung, ohne die ernsthafte und sachkundige Prüfung (...), ob eine Operation auch wirklich das geeignete Mittel ist, die Probleme des Patienten zu lösen, ein Kunstfehler.*«

Menschen mit Entstellungen ihrer äußeren Erscheinung werden häufig von der Gesellschaft abgelehnt, was wiederum zur Isolation und antisozialen Haltung führt. Nach Forschungen von W. Meyer und F. Mras können alle entstellenden Deformitäten und Krankheitsfolgen eine latente in eine manifeste Psychopathie verwandeln, und manchmal sind solche Entstellungen deren Hauptursache.

Deformitäten und Kriminalität

Interessant ist das Ergebnis von Untersuchungen nach chirurgischen Operationen in den Gefängnissen von Texas, beschrieben von Ursula Schmidt-Tintemann. Plastisch-chirurgisch operierte Häftlinge wurden nach 5 Jahren in 17 Prozent Wiederholungstäter. Die nichtoperiert entlassenen Kriminellen wurden hingegen in 31,6 Prozent der Fälle zu Wiederholungstätern. Der Direktor der Gefängnisadministration in Texas, O. B. Ellis, behauptet: »*Körperdefekte, besonders im Gesicht, verursachen zweifellos Minderwertigkeitskomplexe, erschweren die Arbeitssuche und können letztendlich in die Kriminalität führen. Eine Korrektur dieser Defekte verbessert ganz bestimmt die Möglichkeiten der Betroffenen, sich in die Gesellschaft zu reintegrieren. Es wäre jedoch egoistisch und naiv für den Chirurgen, zu glauben, daß die Rückkehr eines Gefangenen in die Gesellschaft direkte Folge einer perfekt ausgeführten Operation sein könnte. Wir sind aber sicher, daß solche Eingriffe einen positiven Einfluß auf seine Moral und Selbsteinschätzung haben.*«

Die Macht der Medien

Die gesamte plastische und wiederherstellende Chirurgie im allgemeinen sowie die ästhetisch-plastische Chirurgie im besonderen haben in den letzten Jahrzehnten enorme Fortschritte gemacht. Immer neue Techniken wurden entwickelt, neue Hilfsmittel kommen zur Anwendung, es wurde »in«, über die plastische Chirurgie Bescheid zu wissen, und die Medien haben das gespürt.

Anfangs wurde über dieses Fach übertrieben schwärmerisch berichtet, und die plastischen Chirurgen waren Zauberer. Die Verjüngung des Gesichts kitzelte die Phantasie der Menschen, jetzt konnte man unter medizinischem Vorwand die Brust zeigen, und später kam noch die Geschlechtsumwandlung hinzu – alles Reizworte am Rande des Sündhaften und Verbotenen. Daß es sich dabei häufig um Prominente handelte, war für die Medien besonders interessant. Jede Illustrierte wollte Fotos der prominentesten Patienten bringen, und die Auflagen stiegen ständig.

Dann wandte sich das Blatt. Man begann, negativ über die plastische Chirurgie zu berichten. Zugegeben, in unserem Berufsstand gibt es – wie in jedem anderen auch – schwarze Schafe. Sie sind jedoch die Ausnahme und nicht die Regel. Aber ausgerechnet deren Mißerfolge finden in den Medien die größte Resonanz. In einer Fernseh-Talk-Show wurden 5 Patienten vorgestellt, von denen 4 mit ihrem Ergebnis (und ihrem Chirurgen) sehr zufrieden waren, und eine Patientin, die sehr unzufrieden war. Alle 4 zufriedenen Patienten bekamen zusammen 15 Minuten Sendezeit, und die einzige unzufriedene erhielt volle 20 Minuten!

Verdrehte Berichterstattung

Es ist leider so, daß für die Medien »bad news« eben »good news« sind. Je schlechter eine Nachricht, um so besser läßt sie sich verkaufen. Wenn 2 Menschen bei einem Verkehrsunfall ums Leben kommen, ist das kaum noch erwähnenswert. Wenn aber ein Flugzeugabsturz 200 Menschenleben kostet, ist das eine Top-Nachricht.

Dabei ist unsere Welt gar nicht so übel, wie sie in den Medien dargestellt wird. Täglich entstehen Lieben und Freundschaften, und viele Menschen vollbringen gute und humane Taten, über die niemand berichtet. Genauso ist es mit der ästhetischen und plastischen Chirurgie. In weit überwiegendem Maß gibt es zufriedene, ja überglückliche Patienten, die nach ihren Operationen regelrecht aufblühen, aber das ist eben nicht interessant, denn es riecht nicht nach Sensation. Deshalb entsteht der falsche Eindruck, daß die Mehrzahl der Patienten unzufrieden ist. Es genügt schon, sich die Titel der verschiedenen Medienberichte durchzulesen, um den negativen Beigeschmack zu spüren:

- *»Das Geheimnis der gekauften Jugend«*
- *»Die falsche Jugend und ihre gemeinen Verräter«*

- *»Schönheitsoperationen: Wunder oder Wahnsinn?«*
- *»Risiko Schönheitsoperation: Pfusch am Körper«*
- *»Kosmetische Chirurgie: Leiden für den schönen Schein«*
- *»Schönheit auf Bestellung«*
- *»Käufliche Schönheit«*
- *»Der Stoff, aus dem die Busen sind«*
- *»Der Schönheits-Wahn«*
- *»Die brutale Schönheitskur«*
- *»Schönheitsfalle«*
- *»Geschnittene Schönheit«*

In einem Ratgeber gibt eine von den zwei Autorinnen an, auch sie habe sich einer ästhetisch-chirurgischen Operation unterzogen, mit einem nicht zufriedenstellenden Ergebnis, was sie unter dem Titel »Wer nicht hören will, muß fühlen« beschreibt. Zumindest ist sie nicht unvoreingenommen. Kein Wunder, daß ein anderes Kapitel in ihrem Buch folgende Überschrift hat: »Eine Schönheitsoperation ist nichts Schönes«. Die andere Autorin beschreibt eigene Erfahrungen bei der Arbeit an diesem Buch unter dem Kapitel »Operation – nein danke!« Der Ratgeber ist eigentlich für Schönheitsoperationen, nicht gegen sie geschrieben. Das Buch selbst ist übrigens viel sachlicher als diese Überschriften, die jedoch die Grundeinstellung der Autorinnen verraten.

»Verdeckte Ermittlungen« durch unlautere Journalisten

Eine andere Journalistin hat sich als Versuchskaninchen getarnt und unter dem Vorwand, sie wolle sich etwas korrigieren lassen, zahlreiche ästhetische Chirurgen besucht. Auch die Überschriften aus ihrem Bericht verraten ihre Grundstimmung:

- *»Heute spiele ich die Frau, die zur Renovierung soll«*
- *»Sie ziehen die Augen glatt«*
- *»Sie ziehen das Gesicht in Form«*
- *»Sie stopfen die Brust aus«*

Am Ende interviewt sie 7 Frauen, von denen 4 unzufrieden sind. Das ist sicherlich weit vom realen Verhältnis entfernt. Mit leicht ironischem Ton beschreibt sie verschiedene Praxen und die dortigen Gepflogenheiten.

Diese Journalistin hat sich aus beruflichen Zwecken »geopfert« und bat um ärztliche Beratung für Probleme, die sie gar nicht hatte. Auf dem Boden von Betrug kann man jedoch keine soliden Verhältnisse schaffen.

Eine kühle blonde Journalistin aus dem Norden kam, als Patientin getarnt, auch zu mir in die Praxis mit einer Liste von 5 Operationen, die sie sich schon seit 5 Jahren wünscht. All dies hat sie im Fragebogen angeführt und unterschrieben. Nach der Aufklärung für die ersten beiden Operationen hat sie sich nur noch für die Preise der weiteren drei interessiert. Das war so fremdartig, daß ich sie am Ende der Beratung fragen mußte: »Sind Sie eigentlich als Patientin hier oder aus einem anderen Grund?« Daraufhin verließ sie fluchtartig die Praxis. Zwei Monate später kam die »Quittung«: In einer Illustrierten ließ sich diese »Patientin« nackt abbilden, um sich auf dem Altar ihres Berufes zu opfern: Seht her, so schön bin ich, und 5 plastische Chirurgen wollten mich operieren. Dabei verschwieg sie, daß sie bei mir die Operationen selbst gewünscht hat. Im Text wurde es so dargestellt, als ob ich ihr diese Operationen aufgeschwatzt hätte. Dann hat sie noch die Preise der 5 Operationen zusammengerechnet ... Nun, wenn man 5 Autos bestellt, kommt auch eine satte Summe dabei heraus! Im ironischen Ton, mit etlichen ungenauen Antworten, wurden dann die ausgewählten plastischen Chirurgen als »Abzocker« abgestempelt. In der Einleitung zu ihrem Artikel gibt die Journalistin zu, daß sie mit erlogenen Angaben auf die Suche nach Wahrheit ging. Auch daß sie sich falsch – als Patientin – vorgestellt hat, hat sie unterschrieben. Ich muß als Arzt meiner Patientin erst glauben, daß sie Probleme hat, und nicht erst mißtrauen: Ist das eine Simulantin oder Spionin? Kann man dagegen vorgehen? Die konsultierten Juristen haben geantwortet: Kaum, wegen der Pressefreiheit. Und die beinhaltet offenbar auch die Freiheit zu lügen.

Simulantin oder Spionin?

Die Menschen erwarten heute in bezug auf ihre Gesundheit eine viel differenziertere Auskunft als noch vor einigen Jahrzehnten. Parolen wie »Sauberkeit ist die Hälfte der Gesundheit«, »Sonnen Sie Ihr Kind« oder »Obst und Sport nützen jedem« sind nicht mehr zeitgemäß.

Gesundheitserziehung obliegt jedem Arzt, daher sind Auftritte der Ärzte in den Medien unentbehrlich. Entsprechende Informationen müssen sachlich, verständlich und interessant gebracht werden. Die Berufsordnung der Ärztekammer verbietet jedoch, daß der Arzt dabei *»werbend herausgestellt wird«*.

Die Ärzteschaft ist nicht ganz frei von Eitelkeit, so daß die ärztlichen Kollegen diese öffentlichen Auftritte häufig sehr aufmerksam verfolgen. Dabei ist es oft nur eine Frage der Interpretation an der imaginären Grenze zwischen »objektiver, sachlicher Information« und »werbender Herausstellung«. Allein der öffentliche Auftritt eines Arztes kann manche Kollegen irritieren.

Sowohl die plastischen als auch die ästhetischen Chirurgen befassen sich mit Körperregionen, die jedem Menschen mehr oder weniger bekannt sind. In diesem Sinne ist die allgemeine Chirurgie geschützt durch die Unkenntnis der Öffentlichkeit über die Anatomie unter der Haut des Menschen. Um so eher ist der Halblaie oder Laie bereit, über die Notwendigkeit der chirurgischen Korrektur einer sichtbaren Körperdeformität, ob angeboren oder erworben, zu diskutieren. Beurteilt wird dabei auch der Erfolg oder Mißerfolg einer solchen Intervention, weil das Ergebnis sowohl für den Patienten selbst als auch für seine Umgebung sichtbar ist. Auf Grund von Vorurteilen und Unkenntnis hört man dabei Halbwahrheiten, irrtümliche Äußerungen, ja sogar böswillige Diffamierungen.

Schönheit berührt jeden, und selbstverständlich darf sich auch jeder ein Urteil über Schönheit erlauben. Auch deshalb ist die Kontroverse über die ästhetische Chirurgie für die Öffentlichkeit so interessant. Andererseits wollen sich die Interessenten für ästhetische Operationen möglichst wenigen Bekannten, aber auch wenigen Ärzten anvertrauen. Sie fürchten, manchmal nicht ohne Grund, daß sie auf Unverständnis oder Ablehnung stoßen werden. Daher suchen sie den direkten Weg zum ästhetischen Chirurgen.

Auf den Dialog mit der Öffentlichkeit angewiesen

Auf diese Weise wird klar, daß der ästhetisch-plastische Chirurg auf den Dialog mit der Öffentlichkeit angewiesen, ja fast dazu verurteilt ist, so daß es sich bei den meisten Kollegen also nicht um Werbung (Selbstdarstellung), sondern um eine einfache Information für mögliche Patienten handelt.

Abschließend muß man sagen, daß es sich bei der großen Mehrzahl der Berichte über ästhetisch-plastische Chirurgie um Artikel handelt, die von sehr gewissenhaften Journalisten nach fundierten Recherchen verfaßt wurden. Wie bei den Ärzten sind es auch bei den Journalisten die »schwarzen Schafe«, die so sehr ins Auge stechen.

Was soll man dagegen tun? Sowohl die Ärzte als auch die Journalisten haben ihre Ethik, ihren Kodex. Wir Ärzte sollten versuchen, gewissenhaft den Menschen zu helfen, und die Journalisten sollten versuchen, gewissenhaft nach Wahrheit zu suchen.

In einer Veröffentlichung der Stiftung Warentest (Nr. 6/1995, »Schöne Versprechungen«) erschien ein Vergleich über die ersten Beratungsgespräche bei verschiedenen ästhetischen Chirurgen. Die

Ergebnisse waren nicht berauschend. Zugegeben, wir Ärzte haben in puncto Qualitätssicherung noch einiges nachzuholen.

Die Medien haben ungeheure Macht. Nachdem ich in Frankfurt am Main bei Pionierarbeiten zu komplexen Gesichtskorrekturen bei mongoloiden Kindern teilnehmen durfte, habe ich in einem anderen Land vier wissenschaftliche Publikationen bzw. Kongreßberichte über dieses Thema verfaßt. Als dann eine Abendzeitung über einen meiner Kongreßberichte zu diesem Thema eine kurze Notiz veröffentlichte, begann der Ansturm der kleinen, unglücklichen Patienten. Ein Arztehepaar leitet ein Zentrum für retardierte Kinder. Die beiden hatten nicht die wissenschaftlichen Publikationen gelesen, sondern eben die Zeitungsnotiz, und schickten mir danach viele mongoloide Kindern zur operativen Korrektur; was in den Zeitungen nicht veröffentlicht wird, so als wäre es nicht geschehen.

Die Macht der Medien

Die Zufriedenen und die Unzufriedenen

Einer der Pioniere der ästhetischen Chirurgie in Deutschland, Herbert Höhler, gründete 1966 an der Goethe-Universität in Frankfurt/M. die Klinik für Plastische und Wiederherstellungschirurgie. Er hat die Lage des häßlichen Menschen als verzweifelt bezeichnet: *»Die Häßlichkeit führt in die Einsamkeit, und außer bei einigen Glücklichen, die mit ihrem natürlichen Charme eine Ausgeglichenheit erreicht haben, kann nur die Chirurgie diesen Zustand der Isolation verändern.«*

Häßlichkeit macht einsam

Das Bewußtsein vom eigenen Körper, das Körperbild, hat die soziale Funktion der Selbstwahrnehmung. Es ist nicht nur das Ergebnis des Bildes, das wir von uns selbst haben, sondern es ist auch das Bild, das sich die anderen von uns machen und das wir dann anhand der Reaktion uns gegenüber übernehmen.

Georg Christian Lichtenberg, Physiker und Philosoph, der seit seiner Jugend verkrüppelt war, behauptete, daß das Weltbild des einzelnen auf entscheidende Weise durch das Bild vom eigenen Körper geformt wird. Die Dimension der äußeren Erscheinung ist das Ergebnis vielfältiger sozialer Erfahrungen, die wir machen. Schönheit und Häßlichkeit sind Phänomene von großer gesellschaftlicher Bedeutung. Noch M. de Montaigne hat geschrieben, daß *»die Schönheit eine bedeutende Empfehlung für den Umgang mit den Menschen* *darstellt«.* Oder Goethe: »*Schönheit ist überall ein gar willkommener Gast.*«

Richard III.

In der gesamten Literatur finden sich unzählige Beispiele, in denen häßliche Körpermerkmale (niedrige Stirn, verunstaltete Nase, schmale Lippen, tückische Narben) mit negativen Charakterzügen gleichgesetzt werden. Typisch ist das Zitat aus Shakespeares »Richard III.«:

»Ich um dieses schöne Ebenmaß verkürzt,
Von der Natur um Bildung falsch betrogen,
Entstellt, verwahrlost, vor der Zeit gesandt
In diese Welt des Atmens, halb kaum fertig
Gemacht, und zwar so lahm und ungeziemend,
Daß Hunde bellen, hink ich wo vorbei.
Ich nun, in dieser schlaffen Friedenszeit,
Weiß keine Lust, die Zeit mir zu vertreiben,
Als meinen Schatten in der Sonne späh'n
Und meine eigne Mißgestalt erörtern;
Und darum, weil ich nicht als ein Verliebter
Kann kürzen diese fein beredten Tage,
Bin ich gewillt, ein Bösewicht zu werden.«

Psychoanalytische Polaritäten

Martin Kahleyss analysiert die soziopsychologische Polarisation der traditionellen Medizin zwischen den Begriffen »krank« und »gesund«. An diesen Definitionen ist der ärztliche Berufsstand maßgeblich beteiligt, sowohl in bezug auf die Diagnose als auch auf die Behandlungsindikation und die Operation. Die plastische Chirurgie bewegt sich im psychoanalytischen Begriffsschema zwischen den Polaritäten »zufrieden« und »unzufrieden«, was sich einer medizinischen Kompetenz entzieht und sich allgemeingesellschaftlichen Kriterien unterordnet.

Ein Mensch mit gravierenden Entstellungen hat große Probleme mit seiner sozialen und emotionalen Anpassung. Wenn wir diese Mängel korrigieren, ermöglichen wir dem Patienten einen ungestörten sozialen Kontakt und somit eine bessere Berufs- und Lebensentfaltung. Die befreite Mimik ermöglicht die Steigerung der individuellen Ausdrucksfähigkeit und damit auch der psychischen Struktur.

Menschliches Leid und »Psychochirurgie«

Der Leser mag sich fragen, was das Thema »Leid« in einem Buch zur ästhetisch-plastischen Chirurgie zu suchen hat. Nun, ich betrachte das Leiden als einzige wahre Indikation für fast jede ästhetisch-chirurgische Operation. Nach meiner Erfahrung wird sich kein Mensch ohne große Not zum plastischen Chirurgen in Behandlung begeben. Meist trägt er sein Leid schon jahrelang in sich. In unseren Besprechungszimmern hören wir oft Geschichten, die mehr als zweimal erzählt wurden. Dieses Zuhören muß besonders geduldig erfolgen. Die häufigsten Fragen, die wir unseren Patienten stellen, sind:

Die häufigsten Fragen des Chirurgen an den Patienten

- »Was stört Sie an Ihrem Aussehen?«
- »Können Sie genau präzisieren, wie das Ergebnis aussehen soll?« Eine klar definierte Vorstellung von der angestrebten Korrektur ist wünschenswert. Erfahrungsgemäß werden solche Patienten am Ende der Behandlung am glücklichsten. Die denkbar schlechteste Antwort auf diese Fragen wäre beispielsweise: »Machen Sie mir einfach eine schöne Nase.«
- »Warum wünschen Sie diese Operation?« Diese Frage soll uns über die Motive des Patienten Auskunft geben.
- »Wie lange spielen Sie schon mit dem Gedanken, diese Operation durchführen zu lassen?«
- »In welcher Weise erwarten Sie, daß sich Ihr Leben ändern wird?«
- »Meinen Sie, daß die anderen Ihren Mangel bemerken oder diskutieren?«
- »Wie wichtig ist die Meinung anderer für Sie?«
- »Wie wichtig ist Attraktivität für Sie?«
- »Wie viele Chirurgen haben Sie schon konsultiert?«
- »Haben Sie berufliche oder familiäre Probleme?«
- »Wie oft sind Sie depressiv, ängstlich, nervös?«
- »Wie verbringen Sie die Freizeit, was sind Ihre Hobbys?«

Psychoanalytische Sondierung

Diese psychologische Sondierung ist sehr wichtig für uns. Manchmal sind die Wünsche und Vorstellungen der Patienten objektiv nicht realisierbar. Die beste Kombination ist eine echte, korrigierbare Deformation und eine stabile Persönlichkeit. Am schwierigsten ist die echte Deformation bei instabiler Persönlichkeit. Bei minimaler, eigentlich kaum korrigierbarer Deformation wird sowohl bei instabiler als auch bei stabiler Persönlichkeit von einer Operation abgeraten.

Body-Image ist das psychologische, dreidimensionale Bild des Betroffenen vom eigenen Körper und beruht im wesentlichen auf der Erfahrung des integrierten Sinnes von sich selbst. Der Psychoanalytiker Sigmund Freud sagt: »*Das Ego ist vor allem körperliches Ego; es ist nicht nur die Oberfläche, aber an sich ist es die Projektion der Oberfläche.*« Für Freud ist das Ego Mittler zwischen Person und Realität.

Empfindliche Menschen leiden unter ihren körperlichen Mängeln. Meist probieren sie alles mögliche, und oft beschäftigen sie sich schon lange mit der Idee, sich einer ästhetischen Korrektur zu unterziehen. Mit dem Alter wird die Anpassung an ein neues Körperbild jedoch schwieriger.

Freie Körperkultur und Saunagewohnheiten haben zu einer wesentlich stärkeren Bewertung von Unvollkommenheiten des Körpers beigetragen. Im Altern werden die Spuren der Zeit als Zeichen von Schwäche gewertet, was wiederum zur Abwertung und Isolierung führen kann. Besonders bedeutsam ist dieses Problem bei Menschen mit publikumsbezogenen Berufen oder in Partnerschaften mit größerer Altersdifferenz.

Ein psychosomatischer Fall

Eine Patientin mit graziler Körperstatur kam zu mir wegen einer zu langen Höckernase in ihrem zierlichen Gesicht. Vier Monate nach der erfolgreich durchgeführten Operation kam sie zur Nachuntersuchung. Sie erzählte dann, wie peinlich es ihr vor der Operation war, fremde Menschen kennenzulernen. Beim Händeschütteln waren ihre Hände schweißgebadet, wahrscheinlich als Ausdruck von Nervosität und Unsicherheit. Nach der Operation verschwanden ihre Schweißausbrüche, und sie wurde selbstsicherer. Wir wissen aber, daß die Schweißdrüsen dem autonomen Nervensystem unterliegen und willentlich nicht beeinflußbar sind. Die Geschichte dieser Patientin hat mich dazu bewogen, die Veränderungen bei ästhetischen Operationen psychometrisch zu messen, denn wir plastischen Chirurgen haben häufig das Gefühl, daß die Mehrzahl unserer Patienten nach der Operation richtig »aufblüht«. Außerdem wollte ich ein psychometrisches »Porträt« dieser Patienten erstellen. Wir wissen sehr gut, daß nicht jeder, der einen körperlichen »Mangel« hat, auch darunter leidet und nach einer ästhetischen Korrektur strebt. Was kennzeichnet also unsere Patienten?

Zur Beurteilung wurden über 100 Patienten mit den 6 häufigsten ästhetischen Korrekturen vor der Operation und 6–12 Monate danach getestet. Es wurden drei Psychotests ausgewertet, die

Charakterzüge, neurovegetative und emotionale Eigenschaften untersuchen. Außerdem wurden prä- und postoperativ Fragebögen ausgefüllt, die speziell für diese Zwecke entworfen worden waren. Insgesamt wurden 44 990 Antworten erfaßt. Diese Arbeit wurde auf dem letzten Weltkongreß für plastische Chirurgie in Japan vorgestellt.

Typische Patienten

Unsere typische Patientin bzw. unser typischer Patient ist
- extrovertiert, d. h. weltoffen,
- sozial aktiv,
- kontaktfreudig,
- emotional empfindlich,
- sehr kritisch und selbstkritisch und
- strebt nach Perfektion.

Solche Menschen gibt es in der Durchschittsbevölkerung weniger als 5 Prozent. Sie werden von den übrigen über 95 Prozent nicht verstanden, und wenn sie eine operative Korrektur wünschen, stoßen sie sogar bei Ärzten manchmal auf Unverständnis. Am besten werden sie von ihresgleichen verstanden, und die sind in der Minderzahl. Das ist der Grund, warum diese Patienten den direkten Weg zum plastischen Chirurgen suchen und warum sie ihre ästhetische Operation verschweigen. Sie ahnen richtig, daß sie sich dann dauernd vor Menschen rechtfertigen müssen, die sie ohnehin nicht verstehen.

Psychische Auswirkungen der Operation

Interessant waren auch die Ergebnisse nach der Operation bei diesen Patienten:
- Bei 40 Prozent findet man ein gestiegenes Selbstwertgefühl und eine erhöhte Konzentration im Beruf.
- Bei 22 Prozent verbesserte sich der berufliche Erfolg und bei 20 Prozent die soziale Akzeptanz.
- 30 Prozent gingen neue emotionale und 19 Prozent neue sexuelle Verbindungen ein.
- Bei 20 Prozent erhöhte sich die Anzahl der Treffen und bei 9 Prozent die Häufigkeit der Sexualkontakte.
- Es wurden keine negativen Änderungen beobachtet.

Bei dieser Studie wurden nur die operierten Personen berücksichtigt, nicht aber diejenigen, denen von der Operation abgeraten wurde.

Julien Reich analysierte 750 Patienten, die eine Korrektur ihrer Erscheinung verlangten. Er stellte fest, daß 36 Prozent normale Personen mit realistischer Vorstellung vom Operationserfolg waren; 2 Prozent hatten unrealistische Vorstellungen, und 62 Prozent waren

Gründe für eine Operation

emotional labil. Reich fand unter den Motiven nicht nur ästhetische, sondern auch psychische und psychosoziale Faktoren. Folgende Motive sind in dieser Studie vertreten:

- 59 Prozent wünschen die Beseitigung eines hemmenden Mangels, der unerwünschte Aufmerksamkeit und Kommentare verursacht.
- 16,5 Prozent wünschen die Beseitigung eines Hindernisses der sozialen Akzeptanz für Freundschaft und Eheschließung.
- 5,6 Prozent wollen einen neuen Lebensabschnitt beginnen.
- 4,1 Prozent wollen Bewunderung hervorrufen oder wünschen sich, wieder bewundert zu werden.

L. Ohlsen stellte fest, daß seine Patienten, bezogen auf ihr Erscheinungsbild, ästhetisch sehr empfindlich sind. Nach seiner Studie haben 81 Prozent der Patientinnen die Idee zur Brustvergrößerung durch Artikel in Wochenmagazinen bekommen. Robert Schipley, zitiert nach Frau Schmidt-Tintemann, fand, daß Frauen mit zu kleinen Brüsten betonten Wert auf ihre Kleidung legen, um attraktiver zu erscheinen. Meyer und Ringberg aus Schweden, ebenfalls zitiert nach Frau Schmidt-Tintemann, fanden, daß 43 Prozent der Frauen nach einer Brustvergrößerung das Berühren der Brust akzeptieren, was sie vor der Operation nicht erlaubten, und 36 Prozent hatten häufiger Geschlechtsverkehr.

Körperhaben und Körpersein

Die Psychologen unterscheiden zwischen den beiden Gegensätzen »Körperhaben« und »Körpersein«. Dazwischen gibt es 8 Arten des Verhältnisses zum eigenen Körper, wie W. Blankenburg in seiner Arbeit »Der Leib als Partner« schreibt. Der Leib kann sein:

1. Bedingung zur psychopathologischen Existenz
2. Nullpunkt der psychologischen Subjektorientierung
3. Quelle der Spontaneität bzw. als Erlebnis »Ich kann«
4. Mittel der Beobachtung
5. Ort des Leidens und der Übelkeit
6. Ausdrucksorgan
7. Ort der Artikulation zwischen sich und der Welt
8. Gleichwertiger Partner.

Besonders die letzte Variante ist natürlich positiv zu bewerten. Wenn man den Körper aber als ausschließlichen Aspekt seiner selbst betrachtet, kann dies zu Hypochondrie und Narzißmus entarten. Eine zu starke Instrumentalisierung der Körperlichkeit kann zu neurotischer Manipulation der Körperfunktionen als Mittel der Beziehung zur Umwelt führen.

Eine Operation kann dem Patienten letztlich nur dann empfohlen werden, wenn der Operateur aufgrund seiner Erfahrungen voraussetzen kann, daß nach der Operation wenigstens eine einigermaßen bedeutende Verbesserung eintreten wird. Der erfahrene plastische Chirurg wird zurückhaltend mit der Indikationsstellung sein,

Hier ist Vorsicht geboten

- wenn es sich um minimale Deformitäten und größere psychische Überlagerungen handelt,
- wenn die Erwartungen unrealistisch überhöht sind,
- wenn für beruflichen Mißerfolg ausschließlich die äußere Erscheinung verantwortlich gemacht wird,
- wenn ein männlicher Patient fraulicher aussehen will oder
- wenn man den Partner zufriedenstellen oder eine nicht intakte Ehe retten will.

Bei übertriebener »Geheimhaltung« der Motive wird der Operateur genauso vorsichtig sein wie bei übertriebener Eile. Akute Ereignisse können im Leben des Patienten Kurzschlußreaktionen hervorgerufen haben, die er später bereuen könnte. Solchen Patienten sollte man lieber ein paar Wochen Zeit zum Nachdenken lassen.

Psychisch kranke Patienten

Es gibt auch Patienten, die psychisch krank sind. Die verschiedenen Autoren stimmen nicht darin überein, ob Neurotiker oder Psychotiker operiert werden dürfen, auch wenn sie psychiatrisch behandelt werden. Die Befürworter der psychiatrisch-chirurgischen Koordinierung nennen folgende Gründe:

1. Dem Patienten wird noch eine Alternative außer der Operation angeboten.
2. Bei schweren psychischen Störungen kann der Psychiater begründen, warum eine Operation nicht in Frage kommt.
3. Für einige Patienten könnte die Erläuterung ihrer psychischen Situation eine ruhigere postoperative Phase bringen.
4. Patienten, die eine Psychotherapie benötigen, sind nach einer ästhetischen Operation eher dazu bereit.

Aus dem Gesagten wird deutlich, daß sich plastische Chirurgen auch mit psychologischen und psychiatrischen Erkenntnissen befassen müssen, um ihren Patienten optimal helfen zu können. Diese sollen nach der Behandlung zufriedener, selbstsicherer, ja glücklicher werden. Wenn eine junge Frau nach erfolgreicher Nasenkorrektur kein nervöses Händeschwitzen mehr hat, haben wir ihr auf dem psychischen Umweg geholfen, ihr autonomes Nervensystem zu bändigen. Deshalb sagt Rosner: »*Der plastische Chirurg ist ein Psychiater mit dem Messer.*« Einige Psychoanalytiker spotten über uns, wir seien

Psychiater mit dem Messer

»Psychochirurgen«. Ich glaube, daß wir die Anführungszeichen bald ablegen können.

Geister und Götter

Ein metaphysisches Problem plagt den Menschen seit 200 000 Jahren: »Gibt es ein Leben nach dem Tod?« Homo neanderthalensis hat diese Frage bejaht, und seither gibt es eine ununterbrochene Kette von Zeugnissen dafür, daß die menschliche Existenz und sein Werk nicht mit dem Grab enden.
Die Menschheit geht durch verschiedene Phasen:

- Animismus, die Vorstellung von belebter Materie und beseelten Gegenständen,
- Polytheismus, die Verehrung vieler Götter, und
- Monotheismus, die Verehrung eines einzigen Gottes.

Die Fortpflanzung und die Nahrungsproduktion waren die wichtigsten Sorgen des Menschen, und deshalb waren sie durch Jahrtausende hindurch auch die wichtigsten Bereiche für Magie und Religion.

Die Schönheit eines religiösen Rituals wird durch Musik verstärkt und von Worten begleitet. Die menschliche Seele übergibt sich der übernatürlichen Kraft, und die magische Macht der Worte liegt oft mehr in ihrem Klang als in ihrer Bedeutung.

Das Wort der Propheten

Kult war die Antwort des Geschöpfes auf das Rätsel des Ewigen. Einprägsam kommentiert Eduard Meyer das Wort der alten Propheten: »*Der Schritt voran, den die Propheten Osia, Amos und Isaia gemacht haben, ist eine der wichtigsten Veränderungen in der Geschichte der Menschheit. Die allmächtige Stärke des Bewußtseins, oder genauer gesagt, des Bewußtseins eines Individuums im Konflikt mit seiner Umwelt, ist in Gang gesetzt worden und hat sich zum ersten Mal behauptet. Die Folgen dieses Kampfes aus dem achten und siebten Jahrhundert vor Christi im kleinen Gebiet von Palästina spürt man immer noch in unserer ganzen Zivilisation.*« Begriffe wie Bewußtsein, Konflikt und Umwelt, wie sie in diesem Abschnitt zum Ausdruck kommen, sind auch bei fast jeder ästhetischen Operation im Spiel.

Der englische Anthropologe Sir James George Frazer erklärt in seiner Studie »Folklore im alten Testament«, daß der Lebenszyklus des Menschen auf ewige Jugend angelegt wurde und daß ein zufälliges

Ereignis ihm dann dieses Geheimnis entzog. Bis heute kennen wir die Legende vom »Jungbrunnen«, die manchmal nicht ohne Ironie mit der ästhetischen Chirurgie in Zusammenhang gebracht wird. E. O. James zufolge war früher die Sitte sehr verbreitet, den göttlichen König zu töten, wenn er in seiner Männlichkeit Zeichen von Schwäche zeigte. Später wurden statt dessen Opfer gebracht, um ihm diese Kraft zurückzugeben.

Die Religion unserer wilden Vorfahren war nicht durchdacht, sondern durchtanzt. Die modernen Tänze imitieren die alten, als seien die Tanzenden von Geistern besessen; nur die Geister sind nicht mehr anwesend. Mit der Zeit spaltete sich die Poesie von der Magie ab, die Literatur von der Mythologie, und vor einigen Jahrhunderten spalteten sich Musik, Malerei und Bildhauerei von der Religion ab.

Der moderne Schriftsteller schreibt nach dem Diktat seiner Romanhelden mit der gleichen Grundhaltung, die früher ein von Geistern besessener Zauberer oder ein Medium hatte. Der Austausch zwischen realer und imaginärer Welt auf ästhetischem Niveau ist der gleiche Austausch wie zwischen dem Menschen und dem Jenseits bzw. zwischen dem Menschen einerseits und den Geistern oder Göttern andererseits, der früher mittels eines Zauberers vollzogen wurde. Die Quintessenz liegt gerade in diesem Übergang vom Magischen oder Religiösen zum Ästhetischen. *»Die Massenkultur der Gegenwart ist die erste in der ganzen Geschichte, die ausschließlich der ästhetischen Zweckmäßigkeit unterliegt«*, sagt der französische Soziologe Edgar Morin.

Ästhetische und plastische Chirurgie im Verhältnis zur Religion

Wie verhalten sich die verschiedenen Religionen zur ästhetischen und plastischen Chirurgie?

Die Bibel befiehlt: »Liebe deinen Nächsten, denn er ist wie du!« Für Katholiken gilt das totalitäre Prinzip, wonach jeder Teil des physischen Wesens dem Wohl des physischen Ganzen dient. Diese Religion hat keine Einwände, wenn durch die Veränderung einzelner physischer Teile eine Verbesserung des physischen Ganzen bewirkt wird. Der römisch-katholische Mensch steht vor drei Fragen:

1. Ist der Eingriff moralisch vertretbar?
2. Ist das Risiko nicht zu groß?
3. Bestehen vernünftige Motive?

Eingriffe sind nicht erlaubt, wenn sie aus purer Eitelkeit, ausschließlich zur Erhöhung des sexuellen Reizes oder zur Tarnung einer kriminellen Vergangenheit durchgeführt werden. Papst Pius XII. erläu-

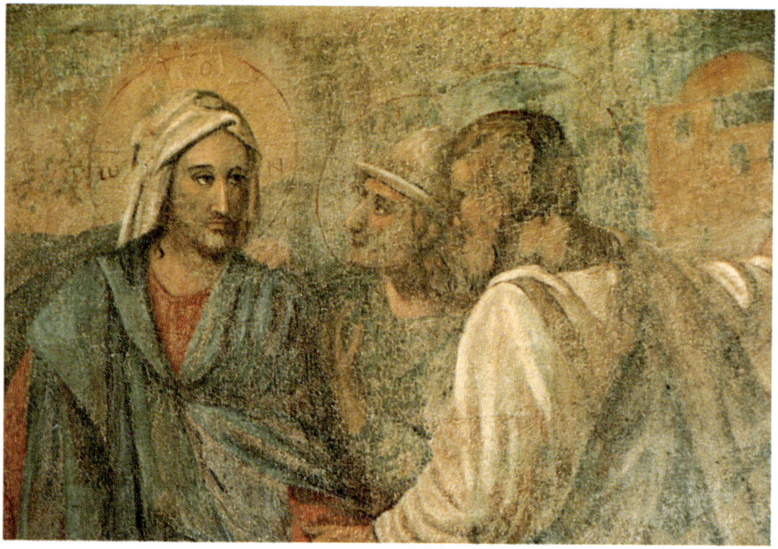

Abb. 113
Christus auf dem Rückweg von Golgata (Fresko im Kloster Panteleimon, Athos). Die hier fast sündhafte männliche Schönheit wird in der Kunst sonst nur in Ausnahmen gepriesen.

tert den katholischen Standpunkt in seiner Schrift: »Um Sinn und Berechtigung der ästhetischen Medizin«. Er schreibt: »*Wenn wir körperliche Schönheit aus christlicher Sicht sehen und wenn wir die von unserer Morallehre aufgestellten Bedingungen respektieren, dann steht die ästhetische Chirurgie nicht im Widerspruch zu Gottes Willen, insofern sie die Perfektion des größten Werkes der Schöpfung wiedergibt, des Menschen.*« (Abb. 113)

Für gläubige Juden sind ästhetische Operationen problematisch. Der Körper ist ein heiliger Besitz, und niemand hat das Recht, ohne zwingenden Grund Leben zu gefährden. Der Körper wird nur zur Aufbewahrung übergeben und darf nicht ohne medizinischen Grund verändert werden. Die Welt wird durch göttliche Vorsehung gelenkt, somit wäre jede Änderung des Werkes Gottes als Insubordination zu verurteilen. Andererseits ist jüdischen Frauen das Streben nach körperlicher Schönheit erlaubt. Die Männer sollen sich diesbezüglich zurückhalten.

Weder Evangelischen noch Orthodoxen noch den Moslems werden in bezug auf ästhetische Operationen Regeln auferlegt. Übrigens tauchen religiöse Einwände auch außerhalb der Religionen als moralische Überlegungen auf. Das Leben in der Gesellschaft beinhaltet stets viele geistige und moralische Tugenden und ethische Prinzipien aus alten Zeiten.

In der altgriechischen Mythologie wird der Schönheit große Bewunderung gezollt. Aphrodite, die Göttin der Schönheit und der Liebe, ist die schönste unter den Göttinnen. Noch heute sagt man »Schön wie Apollo«, obwohl der goldhaarige Bogenschütze eigentlich der Gott des Lichtes, der Kunst und der Heilkunst war. Pygmalion schuf eine so schöne weibliche Statue, daß er sich hoffnungslos in sie verliebte. Es gelang ihm dann, die Götter dazu zu bewegen, sie zum Leben zu erwecken.

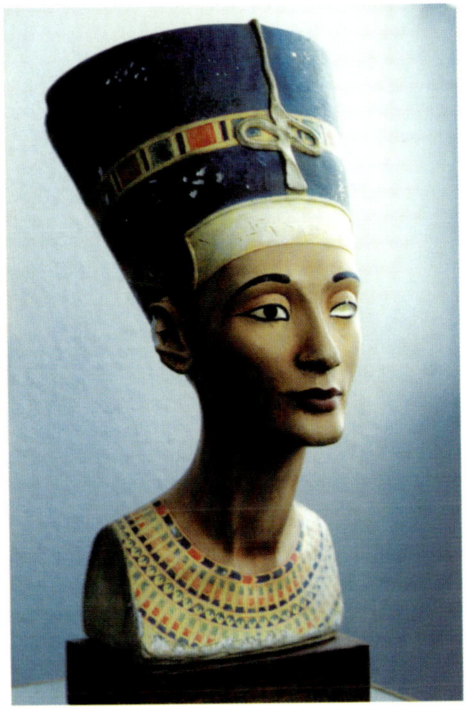

Abb. 114
Nofretete – mystische Harmonie seit 34 Jahrhunderten

Adonis, Sohn des zypriotischen Königs und Liebling der Aphrodite, war schöner als die Götter. Einmal jährlich kommt er aus dem Totenreich des Hades auf die Erde, und dann jauchzt die gesamte Natur: Es wird Frühling.

Ein besonderes Schicksal traf Narziß, der sich in sein eigenes Spiegelbild verliebte, das er als Spiegelung im Wasser einer Quelle gesehen hatte. Hochmütig lehnte er die Liebe der Nymphe Echo ab und wurde dafür von Aphrodite mit dem Tode bestraft. Weiße Blumen des Todes wuchsen an seinem Grab und heißen noch heute Narzissen.

Die Homerischen Götter der altgriechischen Mythologie waren übermenschlich schön und mächtig, aber sie besaßen auch typisch menschliche Eigenschaften. Eines der erhabensten hellenischen Gebete gibt Platon in »Phaidros« wieder: »*Oh lieber Pan und alle anderen Götter – laßt mich von innen schön werden und erlaubt, daß alles, was ich an äußeren Gütern haben werde, im Einklang mit dem, was in mir ist, sein möge.*«

Zweifelsfrei hat die hellenische Kultur neben der römischen den größten Einfluß auf unsere abendländliche Zivilisation ausgeübt. Aber auch andere Kulturen, z. B. die ägyptische, haben ihre Spuren hinterlassen. Nofretete, das altägyptische Schminkwunder (Abb. 114), ruft auch heute noch, nach 34 Jahrhunderten, universelle Bewunderung hervor. Ihre rasierten und gezeichneten Augenbrauen, ihre absolut harmonische Nase, ihre göttlich geformten und geschminkten Lippen, ihr subtiler Schwanenhals strahlen einen geradezu magnetischen Reiz von ungewöhnlicher Intensität aus. Das milde und geheimnisvolle Gesicht der fatal-schönen Nofretete läßt noch etliche Fragen offen.

Das Gute, das Schöne, das Wahre

Die eher philosophischen Begriffe der Schönheit und des Schönen sind mit der ästhetischen Chirurgie nicht unmittelbar verbunden, sind jedoch in der allgemeinen Betrachtung dieser Problematik relevant.

Seit der Urzeit ist die Schönheit Objekt philosophischer Überlegungen. Wir empfangen Eindrücke von der Außenwelt, und aufgrund von Erfahrung erwerben wir einen Begriff des Schönen, und zwar vor allem durch Sehen und Hören. Schließlich sagen wir nicht: »Dieses Essen schmeckt schön.« Auch der Tastsinn vermittelt das Gefühl des Schönen nicht. Und obwohl man über einen Duft sagen kann, er sei schön, werden wir ihn wohl eher als angenehm bezeichnen. Danko Grlić meint, daß einige Denker gar an einen sechsten Sinn für das Empfinden der Schönheit geglaubt haben.

Von der antiken griechischen Zivilisation haben wir die Kriterien für höchste Werte geerbt. Für Sokrates zum Beispiel sind das Mäßigkeit, Weisheit und Tapferkeit. Platon dagegen schreibt im »Gastmahl«, das Schöne sei eine der drei erhabensten Ideen, nämlich des Guten, des Schönen und des Wahren.

Sokrates

Laut Sokrates ist die Schönheit *»ganz einfach und braucht keine Reichhaltigkeit und Vielfältigkeit«*. Für Platon besteht die Schönheit vor uns, ohne uns und außer uns. Er schreibt im »Staat«: *»Wenn man das Wesentliche der Schönheit erfaßt, so wird es mit dem Glanz euer Gold und eure Kleidung übertreffen.«*

Aristoteles

Für Aristoteles ist die Einheit in der Masse schön. In seinem »Organon« schreibt er, daß das Gute und das Schöne keine Relationen sind, sondern Qualitäten. In seiner »Metaphysik« schreibt Aristoteles: *»Das Schöne und das Gute unterscheiden sich darin, daß das Gute nur in der Aktivität erscheint und das Schöne auch im Ruhezustand. Die Güte ist vor allem die Schönheit der Tat, die von der Persönlichkeit durchgeführt wird. Die Hauptcharakteristiken des Schönen sind: Symmetrie, Bewegung und Begrenzung.«*

Cicero

Marcus Tullius Cicero, der berühmte römische Redner, Denker und Politiker des 1. Jahrhunderts v. Chr., schreibt: *»Es bestehen zwei*

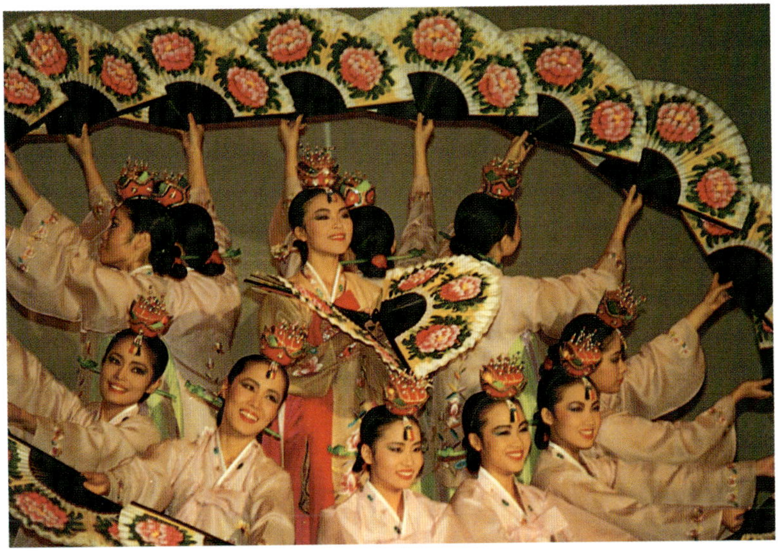

Abb. 115
Zwar glauben die meisten Menschen, genug Verstand zu haben, aber von Schönheit kann niemand genug bekommen.

Arten von Schönheit: In einer finden wir die Anmut, in der anderen die Würde; Anmut halten wir für etwas Weibliches und Würde für etwas Männliches.«

Thomas von Aquin

Thomas von Aquin, der berühmte Scholastiker des späten Mittelalters, paßte die Lehre von Aristoteles den katholischen Dogmen an. Für ihn hat Schönheit im wesentlichen visuellen Charakter und ist selten hörbar. Er hinterließ uns drei Kennzeichen der Schönheit:
1. Vollkommenheit,
2. Proportionalität und Einklang,
3. Glanz und Klarheit.

Michelangelo

Der Maler, Bildhauer, Architekt, Dichter und Denker Michelangelo schreibt: »*Das edelste und ausgezeichnetste Malwerk wird dasjenige sein, daß das edelste Objekt nachahmt. Welch ein Barbar würde nicht begreifen, daß der Menschenfuß edler ist als sein Schuh und seine Haut edler als Leder, das er angezogen hat.*«

William Hogarth

In seiner »Analyse der Schönheit« schreibt der englische Maler und Kunsthistoriker William Hogarth (1697–1764), daß die gerade Linie im Gegensatz zur schlangenförmigen nicht schön ist: Schwein, Bär und Schildkröte seien häßlich, weil sie diese gewundenen Linien ungenügend oder gar nicht hätten. Er zieht daraus den Schluß, daß aus diesem Grund der weibliche Körper schöner ist als der männliche (Abb. 116).

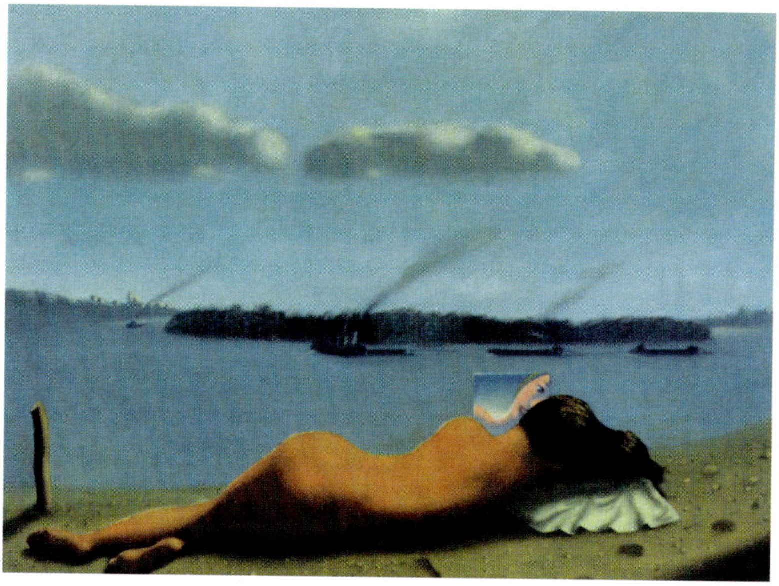

Der weibliche Körper ist schöner als der männliche, weil er geschwungene Linien hat – hier die »Meerjungfrau an der Donau« von Vojo Stanić.

Der große deutsche Philosoph und Dichter Friedrich Nietzsche (1844–1900) beschwört den Himmel: »*Oh großer Stern! Was wäre Dein Glück, wenn es uns nicht gäbe, die – auf die Du scheinst?*« Er hat ansonsten geglaubt, daß wir Kunst haben, um »*an der Wahrheit nicht zugrunde zu gehen*«.

Denis Diderot

Der französische Denker und Enzyklopädist Denis Diderot (1713–1784) hat die Wahrnehmung der Verhältnisse als Grundlage der Schönheit erachtet. Ohne moralische Begleitideen bestünde das Schöne nicht. Er hebt die Rolle der Erfahrung hervor: »*Es ist verständlich, daß es notwendig war, viele Rosen gesehen zu haben, um eben diese Rose als schön oder häßlich zu bezeichnen.*«

Voltaire

Sein Zeitgenosse, der französische Dichter, Schriftsteller und Satiriker François Marie Arouet (Voltaire/1694–1778), der von Königen beliebt und verbannt, geschätzt und geächtet war, schreibt in seinem »Philosophischen Wörterbuch«: »*Fragen Sie die Kröte, was ist die Schönheit, das große Schöne, und sie wird antworten, daß das die Grindigkeit ist.*«

Der deutsche Philosoph Alexander Gottlieb Baumgarten (1714–1762) gab ein zweibändiges Werk »Ästhetik« heraus, in dem dieser Begriff zum ersten Mal in diesem Sinne angewandt wird. Seitdem bezeichnet der Begriff Ästhetik nicht nur einen Teil der Theorie der Wahrnehmung, sondern bedeutet vereinfacht »die Wissenschaft von der Schönheit«. Baumgarten behauptet, daß die Schönheit »*der Ausdruck der gelungenen Wahrnehmung im Bereich der Sinnlichkeit sei*«. Für ihn ist die Ästhetik auch »*die Kunst des schönen Denkens*«.

Joachim Winckelmann

Der deutsche Kunsthistoriker und Archäologe Joachim Winckelmann (1717–1768) behauptet, daß die menschliche Figur die Verkörperung der höchstmöglichen irdischen Schönheit sei. Die Schönheit der menschlichen Figur besteht ihm zufolge vor allem im Einklang ihrer Teile zueinander und in der Anordnung ihrer Beziehungen mittels der funktionellen elliptischen Linie, die schon die antiken Künstler gekannt und in ihren Statuen und Vasen umgesetzt haben. Winckelmann schreibt: »*Die edle Gleichmäßigkeit und ruhige Größe der griechischen Statuen kennzeichnen die griechischen Schriften der besten Zeiten – Schriften der Schule von Sokrates.*«

Immanuel Kant

Der deutsche Philosoph Immanuel Kant (1724–1804) glaubt, daß der Sinn für das Schöne auf Gefühlen und nicht auf Argumenten beruht. Wenn jemand einen Gegenstand als schön empfindet, muß zwischen seiner Phantasie und seinem Verstand Harmonie bestehen.

Der deutsche Schriftsteller und Philosoph Johann Gottfried Herder (1744–1803) schreibt: »*Die Schönheit gefällt uns keineswegs ohne Sehnsucht und ohne Wollen.*« Herders Zeitgenosse und Bekannter aus Weimar, der Dichter, Denker und Arzt Friedrich Schiller (1759–1805) hat gesagt, daß die Schönheit durch die Freiheit bestimmt sein soll, und zwar durch die »*Freiheit in der Erscheinung*«.

G. W. F. Hegel

Georg Wilhelm Friedrich Hegel (1770–1831), der große deutsche Philosoph, betrachtet Schönheit als sinnliche Wahrnehmung der absoluten Idee: »*Der Geist findet in einer schönen Erscheinung sein eigenes gestaltetes Inneres.*«

Theodor Adorno

Der moderne deutsche Philosoph, Soziologe und Musikwissenschaftler Theodor Adorno (1903–1969) schreibt in seinem Werk »Ästhetische Theorie«: »*Die ästhetische Verurteilung des Häßlichen beruht auf der Tendenz, das Häßliche mit dem Ausdruck des Leidens gleichzusetzen.*« *(...)* »*Das Gesetz der Formalisierung des Schönen war der Augenblick des Gleichgewichts, progressiv gestört durch das Verhältnis zum Nichtähnlichen.*« *(...)* »*Die Unwiderstehlichkeit des Schönen, die im Sex sublimiert wird, erreicht die höchsten Kunstwerke und wird durch ihre Reinheit ausgedrückt*«. *(...)* »*Die Schönheit ist Zauber vom Zauber, der in ihr beerbt wird.*« Im persönlichen Gespräch mit der plastischen Chirurgin Schmidt-Tintemann gibt auch Adorno zu: »*Sie verkaufen besser, wenn sie eine angenehme äußere Erscheinung haben.*«

Nach den Existentialisten wie Heidegger und Sartre untersucht auch Luc Ferry, der zeitgenössische französische Philosoph und Soziologe, die ästhetischen Probleme der Gegenwart. In seinem Buch »Homo Aesteticus« schreibt er über die Entdeckung des Geschmacks im demokratischen Zeitalter. Es kommt zu einem beängstigenden Anstieg des demokratischen Individualismus mit blühenden hedonistischen und narzißtischen Ideologien. Die Ethik der Authentizität, das »Recht auf Anderssein« rechtfertigt den Narzißmus. Die Ode dieser »Ära der Leere« beendet Ferry mit folgender Feststellung: »*Die Authentizität wird gewertet, nur wenn sie begleitet wird von der Tapferkeit, der Tugend oder von der Macht der Verführung. Es handelt sich also um Eigenständigkeit mit innerem Reichtum, dessen Zurschaustellung die Zustimmung oder Bewunderung des anderen herausfordert.*«

Das Recht auf Anderssein

Von Sokrates über die deutschen Philosophen des 18. und 19. Jahrhunderts bis Ferry haben wir unzählige Definitionen der Schönheit und des Schönen. Am Ende müssen wir zugeben, daß wir uns nicht von Sokrates und seinem »Ich weiß, daß ich nichts weiß« entfernt haben. Vielleicht bringt uns die Zukunft eine umfassende Definition der Schönheit. Inzwischen können wir uns an das italienische Sprichwort halten: »Es ist nicht schön, was schön ist, sondern was mir gefällt.«

Wenn der Verstand des Menschen ein Garten wäre, so wären geistvolle Gedanken die schönsten Blumen darin. Ich hoffe, daß Ihnen der folgende Strauß gefällt:

Paracelsus – *Die gesamte Medizin ist Liebe.*

A. P. Tschechow – *Beim Menschen soll alles schön sein: Gesichtsausdruck und Kleidung, aber auch seine Taten und Gedanken.*

Albert Einstein – *Wenn der Mensch jung ist, gehören alle Gedanken der Liebe – später gehört alle Liebe den Gedanken.*

Wolfgang von Goethe – *Der Chirurg widmet sich dem göttlichsten aller Geschäfte, ohne Wunder zu heilen, und ohne Worte Wunder zu tun.*

Aldous Huxley – *Es gibt nur einen Winkel des Weltalls, den man sicher verbessern könnte, nämlich sich selbst.*

De la Rochefoucauld – *Was immer man Schönes über uns sagt, wird für uns nichts Neues sein.*

Galen – *Arbeit ist die beste Medizin.*

Italienisches Sprichwort – *Die Männer haben so viele Jahre, wie sie fühlen, und die Frauen so viele, wie sie zeigen.*

Ralph Waldo Emerson – *Obwohl wir die Welt bereisen, um Schönheit zu suchen, müssen wir sie mit uns bringen, sonst werden wir sie nicht finden.*

Gustave Flaubert – *Die Schönen sind schön nur deshalb, weil sie von Häßlichen umgeben sind.*

Immanuel Kant – *Das Schöne ist das Symbol des moralisch Guten.*

Carlo Goldoni – *Die Frauen verschönern sich nicht so sehr für die Männer, sondern gegen die anderen Frauen.*

Dimitrije Panfilov – *Es ist unanständig, einer schönen Frau das verdiente Kompliment vorzuenthalten.*

Marcello Mastroianni – *Liebe ist die zeitweilige Blindheit für die Reize anderer Frauen.*

Coco Chanel – *Wir Frauen brauchen die Schönheit, damit die Männer uns lieben, und die Dummheit, damit wir die Männer lieben.*

Karl Frakas – *Die Frauen verlangen von uns Unmögliches: Man soll ihr Alter vergessen, aber sich immer an ihren Geburtstag erinnern.*

Dean Swift – *Schönheit sollte besteuert werden, und jede schöne Frau sollte ihre Steuer selbst festsetzen. Eine solche Steuer würde gerne gezahlt und hätte die besten Wirkungen.*

Steve McQueen – *Am schwierigsten zu meistern sind die Kurven, neben denen man sitzt.*

George Bernard Shaw – *Die Schönheit ist nach drei Tagen genauso langweilig wie die Tugend.*

Sigmund Graff – *In der Schönheit gibt es etwas Statisches. Charme blitzt am stärksten in einer augenblicklichen Bewegung.*

Ninon de Leclos – *Der Wunsch zu gefallen entsteht bei den Frauen vor dem Bedürfnis zu lieben.*

Pierre Weber – *Schöne Frauen sind geschaffen für Männer ohne Phantasie.*

Französisches Sprichwort – *Sagen Sie einer Frau nur einmal, daß sie schön ist, der Teufel wird ihr das zehnmal pro Tag wiederholen.*

Kurt Tucholsky – *Eine Frau ist häßlich nur wenn sie keine andere Wahl hat.*

Ralph Waldo Emerson – *Schönheit ohne Anmut ist wie eine Angel ohne Köder.*

Remmy de Garmon – *Schönheit kann auch die härtesten Herzen rühren.*

Paolo Montegazza – *Alles Lebende sucht nach Schönheit, aber der Mensch sucht und schafft sie.*

Susanne Weber – *Unsere äußere Schönheit hat großen Einfluß auf unsere innere Schönheit.*

Friedrich Hebbel – *Schönheit ist die Tiefe der Oberfläche.*

Sir Frederick Treves – *Der gute Chirurg muß ein flinker, gewandter Handwerker sein und zugleich ein Meister des Einfühlungsvermögens.*

Heinrich Heine – *Die Herrlichkeit der Welt ist immer adäquat der Herrlichkeit des Geistes, der sie betrachtet.*

Roger Vadim – *Die Schönheit ist das, was am wenigsten wichtig ist und am meisten gesucht wird.*

Maurice Chevalier – *Wenn von Liebe die Rede ist, kann eine Frau schneller zuhören, als ein Mann zu sprechen imstande ist.*

Olga Tschechowa – *Make-up ist die Kunst, sich selber zu plakatieren.*

Arthur Schopenhauer – *Schönheit ist ein offener Empfehlungsbrief, der die Herzen für uns im voraus gewinnt.*

Françoise Rosay – *Jede Frau möchte lieber schön als klug sein, weil es so viele dumme Männer gibt und so wenig blinde.*

Peter Altenberg – *Eine Hand wird zusehends schöner, wenn man sie streichelt.*

Galen – *Die Schönheit des Körpers auf Grund der Symmetrie seiner Teile im Verhältnis aller zueinander ist ebenso Sache von Ärzten wie von Philosophen.*

Aryan – *Schönheit ist nur hauttief – aber Häßlichkeit geht bis auf den Knochen.*

Gerda Henninger – *Man restauriert ja auch ein altes Kunstwerk – ist der Mensch denn keines?*

Hermann Solz – *Der Gesunde hat viele Wünsche, der Kranke nur einen.*

Hans Kieser – *Dekolleté ist ein Kältegerät zum Aufwärmen.*

Sigmund Freud – *Anatomie ist Schicksal.*

Gotthold Ephraim Lessing – *Reiz ist Schönheit in der Bewegung.*

Fjodor Dostojewski – *Schönheit wird die Welt retten.*

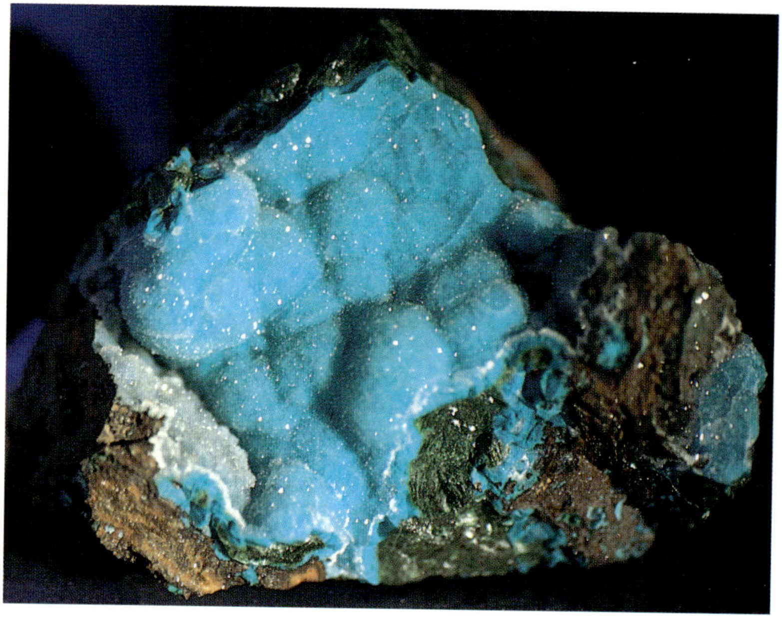

Abb. 117
Chrysocoll, ein Stein, dem heilende Kräfte zugesprochen werden, ist auch für die Schönheit zuständig.

Schönheit war schon immer eines der Hauptmotive der Dichtung – von alters her und in allen Perioden dichterischen Schaffens. So finden wir z. B. in der Bibel das Hohelied von Salomon, in dem auch männliche Schönheit gespriesen wird, was in der Dichtung eher selten ist.

Der persische Dichter Hafis (gestorben 1389) schreibt: »*Im Uranfang sprach Deiner Schönheit Strahl: Ich will begonnen sein!*«

Berühmt sind auch die Verse des italienischen Dichters der Renaissance Francesco Petrarca (1304–1374), die seine Geliebte Laura verewigen:

»*Gesegnet sei mir Jahr und Tag empfangen,*
und Mond und Jahreszeit, Minut' und Stunden,
Das schöne Land, der Ort, wo mich gefunden
Die schönen Augen, welche mich gefangen.«

So wie Petrarca seine Laura hat Dante Alighieri seine Beatrice in unsterblichen Versen verewigt – hier im 13. Sonett:

»In meiner Herrin wohnt die Liebe,
liebreizend wird darum, was sie betrachtet,
und wer sie wandern sieht, muß ihrer achten,
von ihrem Gruß nicht ungerührt er bliebe.«

Auch Michelangelo (1475–1564) der Renaissancemaler und Bildhauer, schrieb Sonette. In einem heißt es:

»Als sie, zu der sich meine Wünsche sehnen
Hinwegging, weil der Himmel so gewaltet,
Stand die Natur, die Schöneres nie gestaltet,
Beschämt, und wer sie sah, der weinte Tränen.«

Der Romantiker George Gordon Noel Lord Byron (1788–1824) schwärmt:

»O diese Wang, o diese Braun,
Wie sanft, wie still, und doch beredt,
Was wir in ihrem Lächeln schaun!
Ein frommes Wirken früh und spät,
Ein Herz voll Frieden und Vertraun,
Und lieb, unschuldig wie Gebet.«

Der französische Dichter und Mathematiker Paul Valéry (1871 bis 1945) schreibt in seinem »Friedhof am Meer«:

»Der Mädchenschrei und Kitzligsein der Glieder,
die Augen, die Zähne, feuchte Augenlider,
die süße Brust, die glüht und sich erfrischt,
das Blut, das glänzt in Lippen, die sich geben,
und Finger, die sich vor das Letzte heben –
hinab mit allem und ins Spiel gemischt!«

In seinem »Lied des Harfenmädchens« schreibt der deutsche Dichter Theodor Storm (1817–1888):

»Heute, nur heute
bin ich so schön;
morgen, ach morgen
muß alles vergehen!«

Der in Paris begrabene deutsche Dichter Heinrich Heine (1797 bis 1856) sah die ganze weibliche Schönheit in ihren Augen:

»Saphire sind die Augen dein,
Die Lieblichen, die Süßen,
Oh, dreimal glücklich ist der Mann,
Den sie mit Liebe grüßen.«

Auch der jugoslawische Dichter Oskar Davičo (1909–1990) drückt mit seinen Versen die vielschichtige Dynamik der weiblichen Schönheit aus:

»Bist Du Schwesterchen gewachsen an der Küste
daß Deine Augen wie das Meer schäumen
daß wie zwei Wellen Deine rhythmischen Brüste
das Miteinanderspielen nie säumen.«

Räumen wir dem monumentalen deutschen Dichter Johann Wolfgang von Goethe (1749–1832) das Recht ein, den Abschluß zu bilden. Die Schönheit wird nicht ausdrücklich erwähnt, scheint jedoch aus jedem Wort:

»Sonne kann nicht ohne Schein
Mensch nicht ohne Liebe sein.«

Danksagung

Danken möchte ich allen meinen Patienten, die mir erlaubt haben, ihre Bilder vor und nach der Operation zu veröffentlichen, auch wenn sie darauf erkannt werden können. Sie taten es, damit künftigen Patienten, Leidensgenossinnen und -genossen, der Weg zur Entscheidung leichter fällt.

Mein Dank gilt auch all den Kollegen, Freunden und guten Menschen, die mein Manuskript gelesen und mir sehr gute Verbesserungsvorschläge gemacht haben. Das sind: Dr. Franz Gsell, Dr. Hans Kieser, Frau Marianne Weg, Frau Birgit Schwarze, Prof. Dr. Gottfried Lemperle, Prof. Dr. Dr. Ulrich Hinderer, Dr. Udo Fiege, Prof. Dr. Detlev Schröder, Frau Rita Koppers, Frau Andrea Strunz, Frau Marianne Modjarrab, Mr. Roger Boyes, Frau Merte Bosch, Frau Jutta Rahm, Frau Dr. Irina Erhardt, Frau Marion von Boxberg, Herr Lutz Besnard, Frau Gudrun Jänisch und Herr Michael Herrmann. Meine Frau Sanja hat das Manuskript mehrfach gelesen, und mein Sohn Denis hat unermüdlich die Änderungen und Verbesserungen der Grafiken vorgenommen. Auch ihnen gilt mein höchstes Lob und tiefster Dank. Wenn dieses Buch weniger Unvollkommenheiten aufweist, so ist das auch ihr Verdienst.

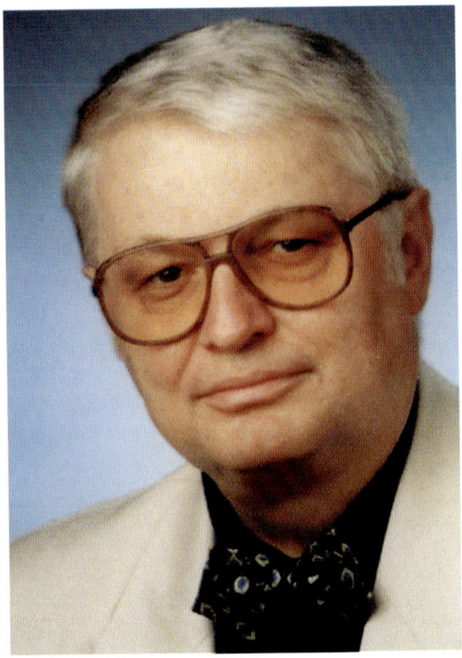

Auch den Künstlern, deren Werke ich wiedergeben durfte, gilt mein Dank: Vojo Stanić, Dimitrije Popović, Peter Lenk, Bustamante, Slobodan Grbić und etlichen Künstlern der Vergangenheit, deren Werke ich zitieren durfte.

Außer in Australien tra-

Außer in Australien tragen in allen anderen Erdteilen rund 10 000 Menschen meine Narben oder haben sie getragen. Die Last dieser Verantwortung erscheint mir manchmal im Traum: Ich stehe in der Mitte einer verdunkelten Sporthalle. Man fühlt aber, daß die Zuschauerränge voll sind. Langsam kommt das Licht: Aus der Dunkelheit erscheinen Gestalten, sie winken mir zu. Ich erkenne wieder das operierte Gesicht, Brust, Nase ... All das sind meine Patienten, und ich verbeuge mich tief vor ihnen.

Nicht nur im Traum, auch in Wirklichkeit verbeuge ich mich vor meinen Patienten. Wegen des Vertrauens, das sie mir geschenkt haben, widme ich ihnen dieses Buch. Und ich widme es meinen Lehrern, die mir ihr Wissen geschenkt haben.

Dimitrije E. Panfilov

Literatur

Abecassis, M.: Penis Augmentation and Elongation. Vortrag auf dem II. Internationalen Symposium für ästhetisch-plastische Chirurgie, Bonn, 1998

Adorno, T.: Probleme der Moralphilosophie. Thomas Schröder, Frankfurt, 1997

Aiach, G.: Atlas of Rhinoplasty – Open and Endonasal Approaches. Quality Medical Publishing Inc., St. Louis, Missouri, 1996

Andrić, D.: Graffiti International. Plato, Beograd, 1995

Angell, M.: Science on Trial – The Clash of Medical Evidence and the Law in the Breast Implant Case. W. W. Norton & Company, London – New York, 1996

Arndt, Travis, Lefebvre, Niec, Munro: Beauty and the Eye of the Beholder: Social Consequences and Personal Adjustment for Facial Patients. British Journal for Plastic Surgery, London 1986

Baker, T. J., Gordon, H. L., Stuzin, J. M.: Surgical Rejuvenation oft the Face. Mosby Year Book Inc., St. Louis, 1996

Barron, J. N. & Saad, M. N.: Operative Plastic and Reconstructive Surgery 1–3, Churchill Livingstone, Edinburgh – London – Melbourne – New York, 1980

Berger, K., Bostwick III, J.: What Women Want to Know about Breast Implants. Quality Medical Publishing Inc., St. Louis, Missouri, 1995

Berlien, H.-P., Müller, G.: Angewandte Lasermedizin – Lehr- und Handbuch für Praxis und Klinik. ecomed, Landsberg – München – Zürich, 1988

Biemer, E.: Endoscopic Forehead and Browlift. Vortrag auf dem II. Internationalen Symposium für ästhetisch-plastische Chirurgie, Bonn, 1998

Blankenburg, W.: Der Leib als Partner, Psychotherapie, Psychosomatik. Medizinische Psychologie. G. Thieme, Stuttgart, 1983

Blumenthal, P. J.: Leib und Seele – sind sie Freund oder Feind? P.M. Perspektive – Der Mensch und sein Körper, München 8/1989

Böttger, T.: Mit Georg Christoph Lichtenberg. Arkana Steidl Verlag, Göttingen, 1988

Bokun, P.: Antropološka Psihijatrija. Vojna štamparija, Split, 1988

Bornemann, E.: Sex im Volksmund. Rowohlt, Reinbek bei Hamburg, 1991

Bostwick III, J., Eaves III, F. F., Nahai, F.: Endoscopic Plastic Surgery. Quality Medical Publishing Inc., St. Louis, Missouri, 1995

British Association of Cosmetic Surgeons: Basic Account of Cosmetic Surgery, 17, Harley Street, London W1 N1 DA, 1993

Brody, H. J.: Chemical Peeling, Mosby Year Book Inc., St. Louis, 1992

Cavendish, R., Ling, T. O.: Mythology – an Illustrated Encyclopedia. Macdonald & Co. (Publishing) Ltd., London, 1980

Cohen, M.: Mastery of Plastic and Reconstructive Surgery 1–3. Little, Brown and Company, Boston – New York – Toronto – London, 1994

Coleman III, W. P., Hanke, C. W., Alt, T. H., Askens, S.: Cosmetic Surgery of the Skin. B. C. Decker Inc., Philadelphia, 1991

Coleman, S.: Long Term Results Using Autologous Fat – a New Philosophy. Vortrag auf dem II. Internationalen Symposium für ästhetisch-plastische Chirurgie, Bonn, 1998

Condrau, G.: Der Mensch und sein Tod. Kreuz Verlag, Zürich, 1991

Converse, J. M.: Reconstructive Plastic Surgery 1–7. W. B. Saunders Company, Philadelphia – London – Toronto, 1977

Čechov, A. P. (Tschechow): Sabrana dela 1–12 (Gesammelte Werke). Jugoslavijapublik, Beograd – Zrinski, Čakovec, 1990

Cronin, A. J.: The Citadel. Victor Gollawcz Ltd., London, 1937

De Mey, A.: Vertical Mammareduction. Vortrag auf dem I. Internationalen Symposium für ästhetisch-plastische Chirurgie, Bonn, 1996

Didro, D.: O poreklu i prirodi lepoga (Diderot, D.: Von Herkunft und Natur des Schönen). Rad, Beograd, 1962

Dieffenbach, J. F.: Chirurgische Erfahrungen besonders über die Wiederherstellung zerstörter Teile des menschlichen Körpers nach neuen Methoden. Berlin, 1890

Dostojevski, F. M.: Izabrana dela 1–35 (Ausgewählte Werke 1–35). Glas-crkve-Valjevo, 1994

Eckert, P.: Silikon-Brustimplantate. Karl Müller Verlag, Erlangen, 1992

Erian, A.: New Concepts of Facial Cosmetic-Surgery incl. Botulinum Toxin A. Vortrag auf dem II. Internationalen Symposium für ästhetisch-plastische Chirurgie, Bonn, 1998

Exner, K.: Aesthetic Breast Contouring. Vortrag auf dem II. Internationalen Symposium für ästhetisch-plastische Chirurgie, Bonn, 1998

Ferry, L.: Homo Aestheticus – L'invention du goût à l'âge démocratique. Editions Grasset & Frasquelle, Paris, 1990

Fintsi, Y.: Exoderm Lift – Non-Surgical Lifting by Own Developed Method. Vortrag auf dem II. Internationalen Symposium für ästhetisch-plastische Chirurgie, Bonn, 1998

Focus (redaktioneller Artikel): Die Macht der Schönheit. München, 26/1995

Fox, M.: Mitfühlen, Mitdenken, Mitfreuen. Scherz, München, 1994

Frazer, J. G.: The Golden Bough – a Study in Magic and Religion I–II. Macmillan & Co. Ltd., London, 1922

Freud, S.: Einige Charaktertypen aus der psychoanalytischen Arbeit (1916). In: Bildende Kunst und Literatur. S. Fischer Verlag, Frankfurt/M., 1996

Frey, W., Grün, H.: »Nasenbuch«. Eichborn Verlag, Frankfurt/M., 1994

Gardener, H.: Die befristete Zeit. IN-Verlag, Innsbruck, 1978

Gasparotti, M., Lewis, C. M., Toledo, L. S.: Superficial Liposculpture – Manual of Technique. Springer Verlag, New-York – Berlin – Heidelberg, 1993

Gesellschaft für Strahlen- und Umweltforschung: Laser in der Medizin. Richard Thierbach, Mühlheim an der Ruhr, 1988
Goethe, J. W. von: Faust I–II. Verlag C. H. Beck, München, 1986
Gogolj, N. V.: Petrogradske pripovetke (Gogol: Petersburger Erzählungen). Rad, Beograd, 1964
Graefe, C. F. von: Rhinoplastik oder die Kunst, den Verlust der Nase organisch zu ersetzen. Berlin, 1818
Graefe, C. F. von: Neue Beiträge zur Kunst, Teile des Angesichts organisch zu ersetzen. J. Chir. Augenheilk., 1821, 2
Grammer, K.: Signale der Liebe. Hoffmann und Campe Verlag, Hamburg, 1993
Greer, D.: Psychiatric Consultation in Plastic Surgery: The Surgeons Perspective. Psychosomatics, Juni 1984
Grlić, D.: Estetika 1–4. Naprijed, Zagreb, 1983
Gruber, R. P., Peck, G. C.: Rhinoplasty – State of the Art. Mosby Year Book Inc., St. Louis, 1993
Guggenberger, G.: Einfach schön – Schönheit als soziale Macht. dtv, Hamburg, 1995
Hamvas, B.: Scientia Sacra. Übersetzung aus der ungarischen in die jugoslawische Sprache: S. Babić, Centar za geopoetiku, Beograd, 1994
Haseltine, H.: Das wichtigste ist, daß man seinen Körper akzeptieren lernt. Interview in »Essen und Trinken«, P.M. Perspektive, München, 15/1990
Hauskeller, M.: Was das Schöne sei – Klassische Texte von Platon bis Adorno. dtv – Wissenschaft, München, 1994
Hellmiss, M.: Natürlich Schönsein. Gräfe & Unzer, München, 1996
Hinderer, U.: Sub-SMAS-Rhytidektomie, Blepharoplastik, Profiloplastik, Langzeitergebnisse nach 8–12 Jahren. Vortrag auf dem I. Internationalen Symposium für ästhetisch-plastische Chirurgie, Bonn, 1996
Hinderer, U.: Indikation und Bedeutung der ästhetisch-plastischen Chirurgie. Zeitschrift Handchirurgie – Mikrochirurgie – Plastische Chirurgie, 16. Hippokrates Verlag, Stuttgart, 1984
Höhler, H.: Persönliche Mitteilung, Frankfurt, 1977
Hoffmann, A.: Einsatz der Hochfrequenz-Schneidetechnik (Radio-Surgery) in der ästhetisch-plastischen Chirurgie. Vortrag auf dem I. Internationalen Symposium für ästhetisch-plastische Chirurgie, Bonn, 1996
Holle, J.: Plastische Chirurgie. Hippokrates Verlag, Stuttgart, 1994
Hume, D.: O merilu ukusa (Of the Standard of Taste). Izdavačka knjižarnica Zorana Stojanovća, Sremski Karlovci, 1991
James, E. O.: Comparative Religion. Methuen and Co. Ltd. London, 1961
Joseph, J.: Nasenplastik und sonstige Gesichtsplastik. Curt Kabitsch, Leipzig, 1931
Kahleyss, M.: Persönliche Mitteilung an Frau Schmidt-Tintemann; 12 seiner Thesen zitiert in ihrem Buch »Zur Lage der Plastischen Chirurgie« (siehe dort)

Kneissler, M.: Macht Sex fit oder macht Fitness sexy? P.M. Perspektive – Fitness, München, 22/1991

Kneissler, M.: Die 46 Unterschiede zwischen Mann und Frau. P.M. Perspektive – Der Mensch und sein Körper, München, 9/1989

Kneissler, M.: Jeder Körper läßt sich »in Form bringen«. P.M. Perspektive – Der Mensch und sein Körper, München, 9/1989

Koch, R.: Camouflage – Make up für die Seele. Verlag Gesundheit, Berlin, 1997

Kokott, R.: Microhair-Transplantation. Vortrag auf dem II. Internationalen Symposium für ästhetisch-plastische Chirurgie, Bonn, 1998

Kruif, P. d.: Mikrobenjäger, Orell Füssli Verlag, Zürich, 1927

Krupp, S.: Plastische Chirurgie – Klinik und Praxis. ecomed, Landsberg, 1994

Kundera, M.: Nepodnošljiva lakoća postojanja (Die unerträgliche Leichtigkeit des Seins). Veselin Masleša, Sarajevo, 1984

Lec, S. J.: Das große Buch der unfrisierten Gedanken. Carl Hanser Verlag, München, 1971

Lejour, M.: Vertical Mammaplasty and Liposuction. Quality Medical Publishing Inc., St. Louis, Missouri, 1994

Lemmon, M. L.: Color Atlas of SMAS Rhytidectomy. Georg Thieme Verlag, Stuttgart – New York, 1993

Lemperle, G.: Midface-Lift Versus Classical Face-Lift. Vortrag auf dem II. Internationalen Symposium für ästhetisch-plastische Chirurgie, Bonn, 1998

Lemperle, G.: Verschiedene Methoden der Faltenbehandlung. Vortrag auf dem I. Internationalen Symposium für ästhetisch-plastische Chirurgie, Bonn, 1996

Lemperle, G.: Plastische Mammachirurgie. Springer Verlag, Berlin – Heidelberg, 1989

Lexer, E.: Die gesamte Wiederherstellungschirurgie. J. A. Barth, Leipzig, 1931

Loven, A.: Zadovoljstvo-Kreativni pristup životu (Pleasure, A Creative Approach to Life). Bata, Beograd, 1991

Luczak, H.: Das Gesicht – Der Schlüssel zu uns selbst. GEO-Wissen, Hamburg, 1994

Luczak, H.: Das Rätsel vom Zerfall. GEO-Wissen Nr. 1, Hamburg, 1991

Lützner, H., Million, H., Hopfenzitz, P.: Fasten. Gräfe & Unzer, München, 1992

McGregor, I. A.: Plastische Chirurgie. Springer Verlag, Berlin – Heidelberg – New York, 1992

Mehring, M.: Zitate und Sprichwörter von A bis Z. Basserman'sche Verlagsbuchhandlung, 1992

Minker, M., Scholz, R.: Alles über Schönheitsoperationen. Humboldt-Taschenbuch-Verlag, Jacobi KG, München, 1992

Mohl, P.: Psychiatric Consultation in Plastic Surgery: the Psychiatrist's Perspective. Psychosomatics, Juni 1984
Montaigne, M. de: Essais. Diogenes, Zürich, 1992
Morin, E.: L'ésprit du temps. Editions Grasset & Frasquelle, Paris, 1962
Morris, D.: Körpersignale – Bodywatching. Wilhelm Heyne Verlag, München, 1986
Münker, R.: Schönheitschirurgie. Trias – Thieme, Hippokrates, Enke, Stuttgart, 1991
Murphy, J.: Die Macht Ihres Unterbewußtseins. Ariston Verlag, München, 1991
Museum Ludwig, Köln, Cinemathek Köln, Kölner Philharmonie: Die Kunst der Filmfotographie – Traumfabrik, 1990
Neuhann-Lorenz, C.: Mitteilung über eigene Enquête unter plastischen Chirurginnen weltweit. Tagung der VDPC, Leipzig, 28.–30. 9. 1995
Neumayr, A.: Musik & Medizin 1–3. Sachbuch Jugend und Volk, Wien, 1992
Nolst-Trenité, G. J.: Rhinoplasty – A Practical Guide to Functional and Aesthetic Surgery of the Nose. Kugler Publications, Amsterdam – New York, 1993
Nordström, R. E. A.: Tissue Expansion. Butterworth-Heinemann, Boston – Oxford, 1996
Ohlsen, Lennart: Augmentation Mammoplasty – a Surgical and Psychiatric Evaluation of the Results. Annals of Plastic Surgery 2, S. 42, 1979
Olbricht, I.: Die Brust. Kreuz Verlag, Stuttgart 1985
Olbrisch, R. R.: Brustvergrößerung – verschiedene Möglichkeiten. Vortrag auf dem I. Internationalen Symposium für ästhetisch-plastische Chirurgie, Bonn, 1996
Osterhaus, A.: Ultra Pulse Skin Resurfacing Laser in der Gesichtschirurgie. Vortrag auf dem I. Internationalen Symposium für ästhetisch-plastische Chirurgie, Bonn, 1996
Pakkenberg, H., Voigt, J.: Brain Weight oft the Danes. Acta anat., Copenhagen, 1964
Panfilov, D.: Aesthetic Rhinoplasty – Rules and Requirements, Panel Lecture at Second European Congress of Advances in Cosmetic Surgery, London, 1998
Panfilov, D.: Misaonica i po(l)etilište (Gedanken- und Gedichtesammlung). Prometej, Novi Sad, 1998
Panfilov, D.: Ultrasonolipocontouring – Refinement of Liposuction. Vortrag auf dem 8. Europäischen Kongreß der Weltkonföderation (IPRAS), Lissabon, 1997
Panfilov, D.: Evaluation of Psychic Changes after Aesthetic Operation for Body Deformities, Plastic, Reconstructive and Aesthetic Surgery – Transactions of the 11th Congress of the International Confederation, Yokohama, 1995. Kugler Publications BV, Amsterdam – New York, 1995

Panfilov, D.: Tajne plastične hirurgije (Geheimnisse der plastischen Chirurgie). Književna radionica Rastka Zakića, Beograd, 1985
Panfilov, D.: Vermeidung der zirkulären Narben an den Extremitäten. Handchirurgie – Mikrochirurgie – Plastische Chirurgie, Hippokrates Verlag, Stuttgart, 1982
Papst Pius XII.: Grundfragen der ärztlichen Ethik. Wort und Werk GmbH, Köln, 1953
Peck, G. C.: Nasenplastik – Ein Operationsatlas. Georg Thieme Verlag, Stuttgart – New York, 1986
Platon: Odbrana Sokratova, Kriton, Fedon, Bigz. Beograd, 1976
Playboy-Report: Busen, Büste, Brust und Titten. München, 4/1985
Puljo, J.: Biseri mudrosti (Perlen der Weisheit). Hobisport, Beograd, 1994
Puntsche, E.: Das neue Zitaten-Handbuch. Bechtermünz-Verlag, Augsburg, 1997
Radović, D.: Beograde, Dobro Jutro 1–3 (Guten Morgen, Belgrad). BIGZ, Beograd, 1981
Reiners, L: Der ewige Brunnen – Ein Handbuch deutscher Dichtung. Verlag C. H. Beck, München 1955
Ronner, M. M.: Die besten Pointen des 20. Jahrhunderts. Gondrom Verlag GmbH & Co. KG, Bindlach, 1990
Roth, E.: Alle Rezepte vom Wunderdoktor. Carl Hanser Verlag, München – Wien, 1986
Rueger, C.: Die musikalische Hausapotheke. Ariston Verlag, Genf – München, 1992
Scheppach, J.: Das Geheimnis der alltäglichen Dinge. P.M. Magazin, München, 1994
Scheppach, J.: Was »weiß« der Körper von der Seele und die Seele vom Körper? P.M. Perspektive – Der Mensch und sein Körper, München, 9/1989
Schmidt-Tintemann, U.: Zur Lage der plastischen Chirurgie. Springer Verlag, Berlin – Heidelberg – New-York, 1972
Schmitt, W.: Aphorismen, Sentenzen und anderes – nicht nur für Mediziner. J. A. Barth, Leipzig, 1990
Schöne, L.: Hier sagen sechs Menschen ohne ein einziges Wort das gleiche! P.M. Perspektive – Der Mensch und sein Körper, München, 9/1989
Schöne, L.: Mein Arzt und ich. Pamminger & Portner, Leonberg, 1988
Schweitzer, R. A.: Kultur und Ethik. Verlag C. H. Beck, München, 1990
Semenzato, C.: Die große Kunstgeschichte der Welt. Südwest Verlag, München, 1991
Shakespeare, W.: The Complete Works. Oxford University Press, Oxford, 1988
Shakespeare, W.: König Richard III., Übersetzung August Wilhelm v. Schlegel. Hoffmann und Campe, Hamburg
Sheen, G. H., Sheen, A.: Aesthetic Rhinoplasty I–II, Quality Medical Publishing Inc., St. Louis, Missouri, 1988

Smeijsters, H.: Musiktherapie als Psychotherapie. Gustav Fischer Verlag, Stuttgart – Jena – New York, 1994
Strömbeck, J. O.: Plastic Surgery – Memories and Reflections. Vortrag auf dem II. Internationalen Symposium für ästhetisch-plastische Chirurgie, Bonn, 1998
Tardy, Jr., M. E., Thomas, J. R.; Brown, R. J.: Facial Aesthetic Surgery. Mosby Year Book Inc., St. Louis, Missouri, 1995
»Test«: Schöne Versprechungen. Stiftung Warentest, 6-1995
Thompson, M.: I ne kao stranac (Not as a Stranger). Otokar Keršovani, Rijeka, 1956
Toellner, R.: Illustrierte Geschichte der Medizin 1–6. Andreas & Andreas Verlag, Vaduz, 1992
Toledo, L: Video-Endoscopic Facelift and CO_2-Laser Blepharoplasty. Vorträge auf dem I. Internationalen Symposium für ästhetisch-plastische Chirurgie, Bonn, 1996
Tolstoi, L. N.: Put u život (Der Weg ins Leben). Kultura, Beograd, 1990
Unger, W.: Hair Transplantation. Marcel Dekker Inc., New York, 1995
Valéry, P.: Werke – Dichtung und Prosa. Insel Verlag, Frankfurt 1992
Velika Epohina Enciklopedija Aforizama. Epoha, Zagreb, 1968
Vilhar, A.: Latinski citati (Lateinische Zitate). Matica Srpska, Beograd, 1991
Da Vinci, L.: Traktat o slikarstvu (Trattato Della Pittura). Kultura, Beograd, 1964
Welpe, I.: Selbst- und Fremdwahrnehmung in der Plastischen Chirurgie der weiblichen Brust – Interaktion auf dem Prüfstand. VDPC-Mitteilungen, 2. Heft 3, Demeter Verlag, Gräfelfing, 1995
Wilber, K.: Mut und Gnade. Wilhelm Goldmann Verlag, München, 1996
Wölfl, N.: Schönheitskorrekturen mit und ohne Operation. Journal für die Frau im Mary Hahn Verlag, München, 1990
Wolf, C.: Kassandra. Luchterhand Literaturverlag, Frankfurt/M. 1983, 1990
Zeiss, E.: Handburch der Plastischen Chirurgie. G. Riemer, Berlin, 1838

Sachwörterverzeichnis

Make-up für die Seele

Camouflage ist eine bislang noch wenig bekannte Möglichkeit, Hautanomalien mit Erfolg zu überschminken. Hautprobleme können Selbstbewußtsein und Selbstsicherheit erheblich beeinträchtigen. Mit diesem Buch legt der Autor einen unterhaltsamen und hilfreichen Ratgeber für all diejenigen vor, die nicht von Natur aus mit einem makellosen Teint gesegnet sind und große und kleine Schädigungen der Haut »tarnen« möchten. Ob Augenringe, Aknenarben, Schlupflider, Feuermale, Tätowierungen oder Pigmentstörungen – sie alle lassen sich mit einer Camouflage gekonnt verstecken. Dazu gibt der erfahrene Kosmetologe Schminktips und reichlich Beispiele aus seinem kosmetischen Alltag.

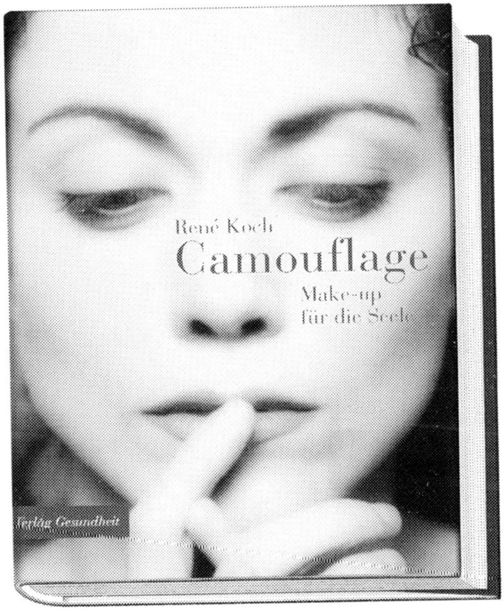

René Koch
Camouflage
Make-up für die Seele
184 Seiten
zahlr. Abbildungen
lam. Pappband
DM 29,90
ISBN 3-333-01001-1

Verlag Gesundheit

Umschlaggestaltung: Klaus Meyer
Zeichnungen: Denis Panfilov
Fotos: Dimitrije Panfilov
Satz: VerlagsService Dr. Helmut Neuberger & Karl Schaumann GmbH, Heimstetten
Druck und Verarbeitung: Westermann Druck Zwickau GmbH

Printed in Germany 1998

ISBN 3-333-01026-7

Gedruckt auf alterungsbeständigem Papier
mit chlorfrei gebleichtem Zellstoff